トップ専門医の「家庭の医学」シリーズ

スーパー図解

慢性腎臓病（CKD）

病気の進行を防ぐ生活と治療

【監修】
富野康日己
順天堂大学医学部腎臓内科教授

法研

はじめに ―― ＣＫＤ（慢性腎臓病）を透析に行かせないために

ＣＫＤは一つの病気の名前をいうのではなく、慢性に移行する腎臓病の総称です。つまり、長期にわたって腎臓が悪くなっていく病気をＣＫＤといいます。

腎臓病にはさまざまな種類がありますが、その多くはＣＫＤとなり、徐々に腎臓の機能が低下していき、ついには末期腎不全を経て透析に至ります。

またＣＫＤは、心血管疾患の重大な危険因子でもあります。心血管疾患とは、血管壁が硬くもろくなり脳卒中や心筋梗塞などをもたらす病気のことで、ＣＫＤの患者さんは末期腎不全に進むよりも、むしろ心血管疾患を発症して死に至るケースのほうが多いとさえいわれています。

かつては、いったん腎臓が悪くなると透析治療は避けられないと考えられていました。しかし最近は治療が進歩し、早期に腎臓の異常を見つけ治療を始めれば、腎臓の機能を回復させることができますし、またある程度ＣＫＤが進行していても、適切な治療を受け生活スタイルを改めることで、透析をせず生涯をまっとうすることが可能になってきています。

しかし、からだがだるい、息切れがするなどの症状で受診したのでは、すでに透析治療が必要なほど腎臓の機能が低下していることがめずらしくありません。検診による早期発見と早期治療が大変重要です。

腎臓は、尿をつくって不要なものを排泄するだけでなく、血圧のコントロール、赤血球の造血、血液のpHバランスの調整、ミネラルバランス・骨代謝の調整など、八面六臂の働きをしてくれている臓器です。それは、腎臓が悪くなることによりからだ全体が不調におちいることを意味しています。ＣＫＤの治療は、それらの損なわれた機能をひとつひとつ丁寧に修理する作業に似ています。

またＣＫＤは高血圧、高血糖、脂質異常、肥満といった生活習慣病と密接に影響し合っているので、適切な食事をとり、適度な運動をし、ストレスを溜めず、からだ全体の環境を整えることが肝心です。

本書では、ＣＫＤの原因となる病気の治療と、患者さんご自身でおこなう食事などの生活療法をやさしく解説しています。ＣＫＤの治療に取り組むうえで一助になればこのうえない喜びです。

２０１４年初冬　神田川のほとりにて

富野　康日己

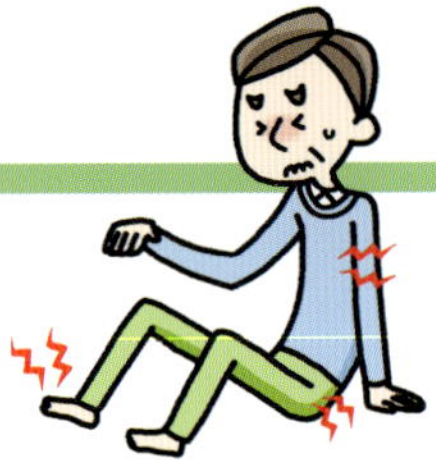

第1章 CKDとは

The first chapter

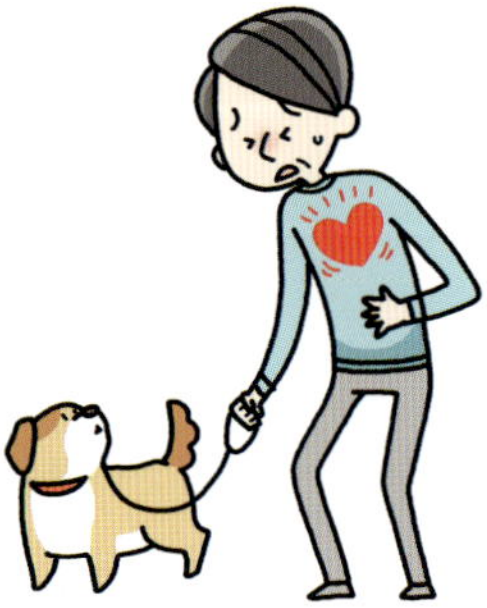

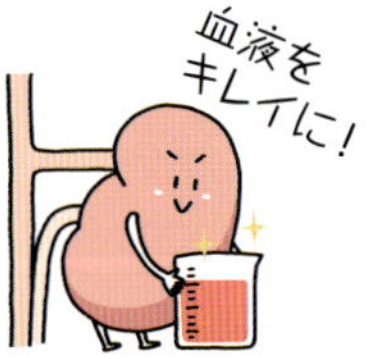

血液をろ過する

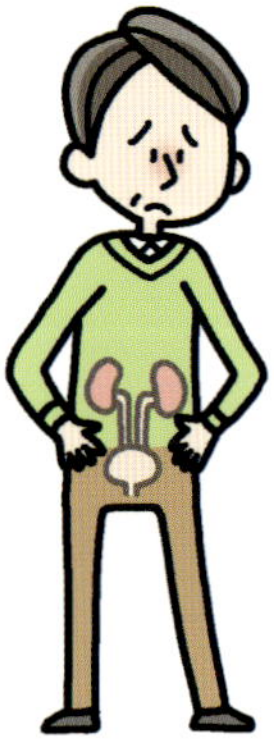

第2章 CKDの検査と診断

The second chapter

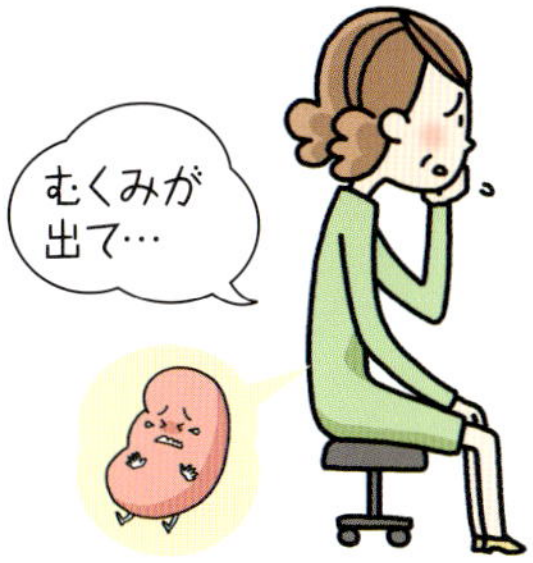

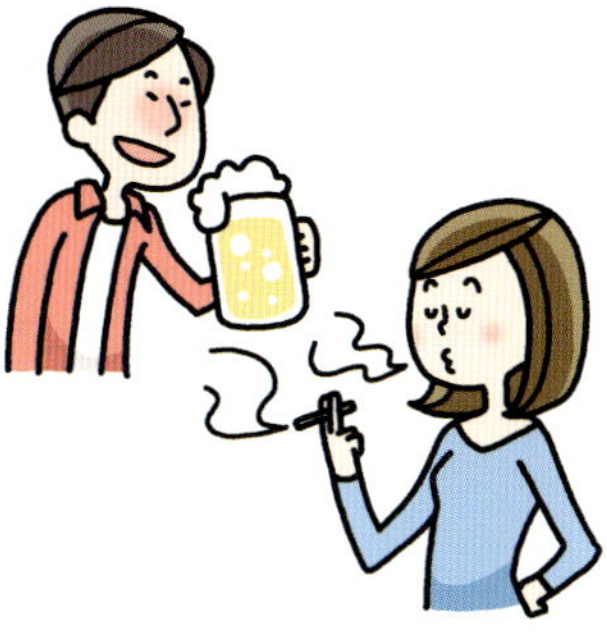

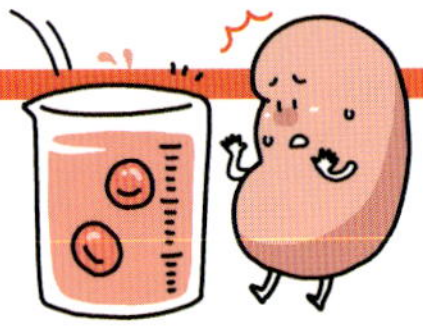

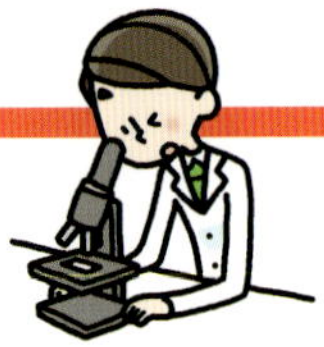

血液検査　50

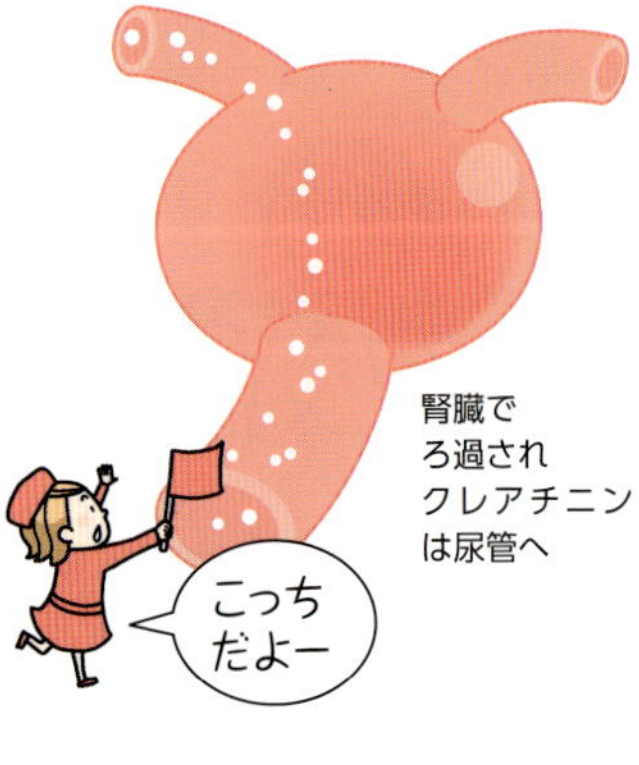

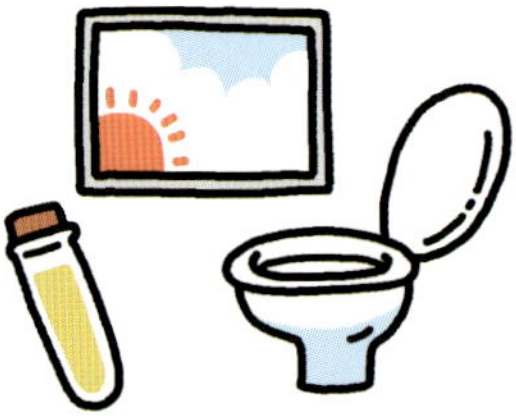

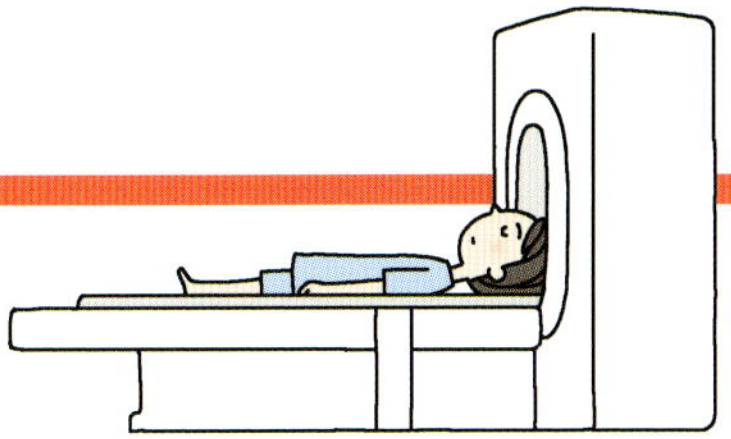

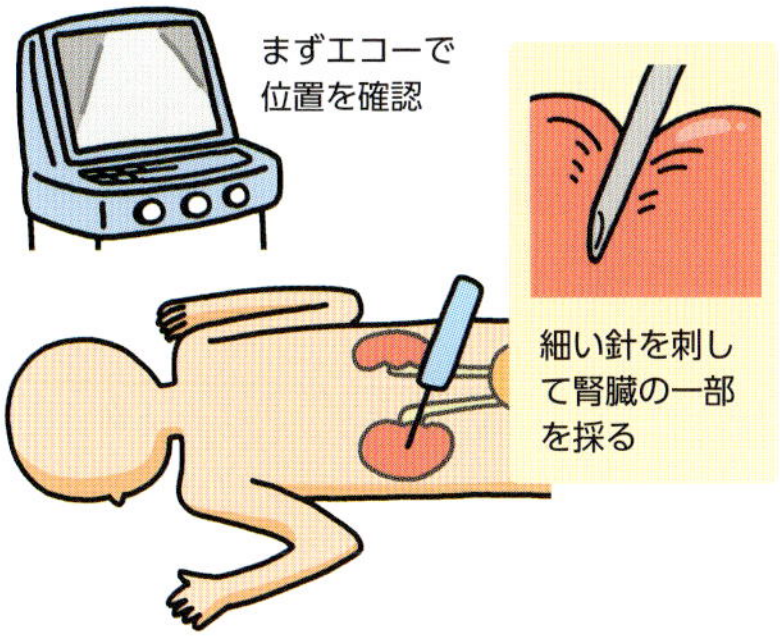

まずエコーで位置を確認
細い針を刺して腎臓の一部を採る

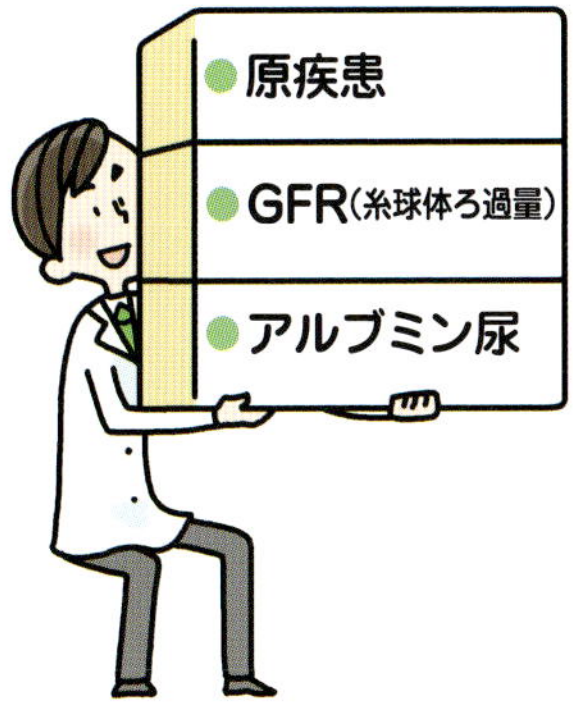

原疾患
GFR（糸球体ろ過量）
アルブミン尿

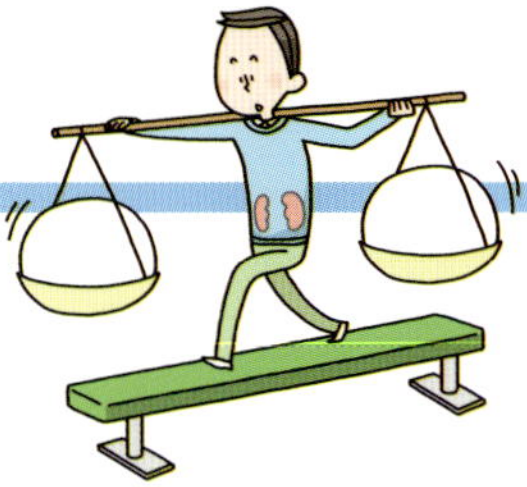

第3章 CKDの治療
The third chapter

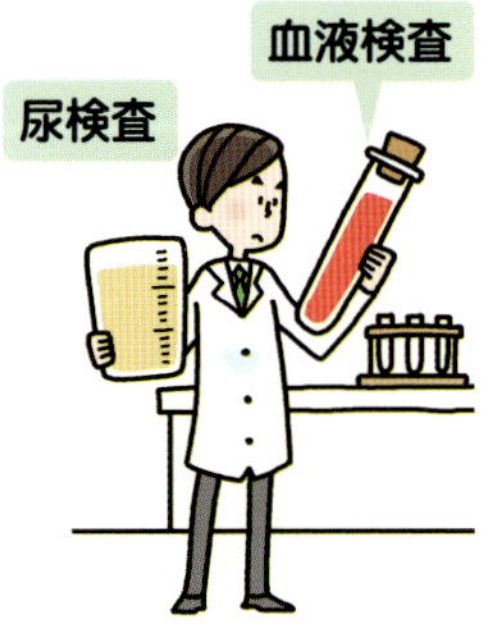

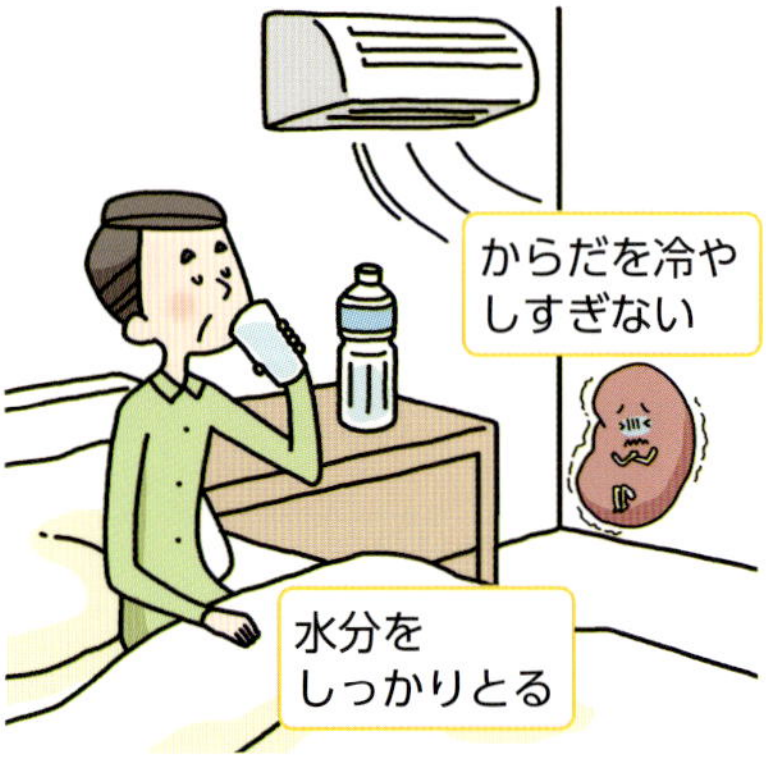

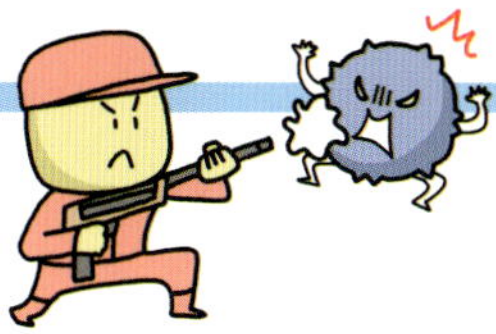

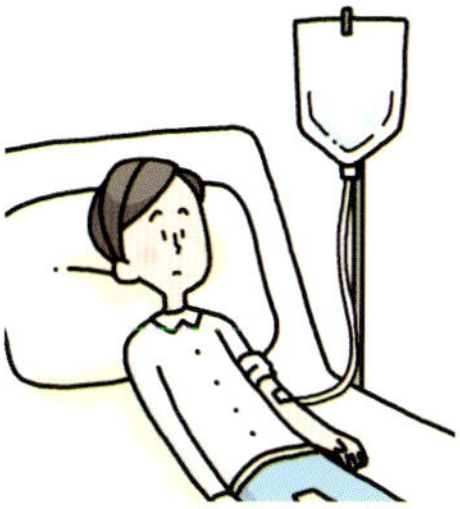

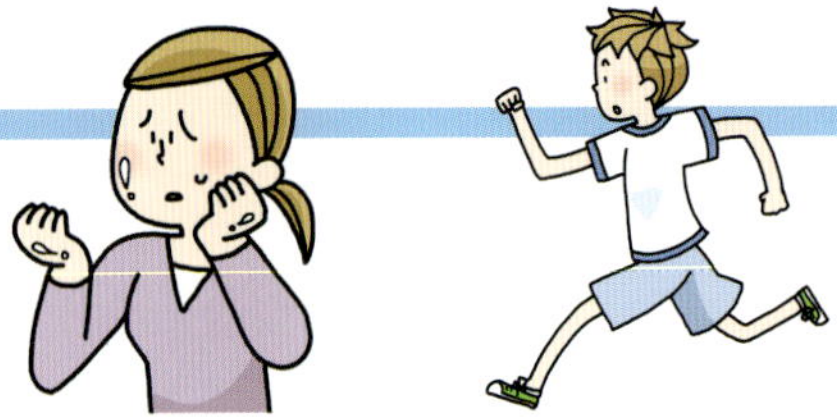

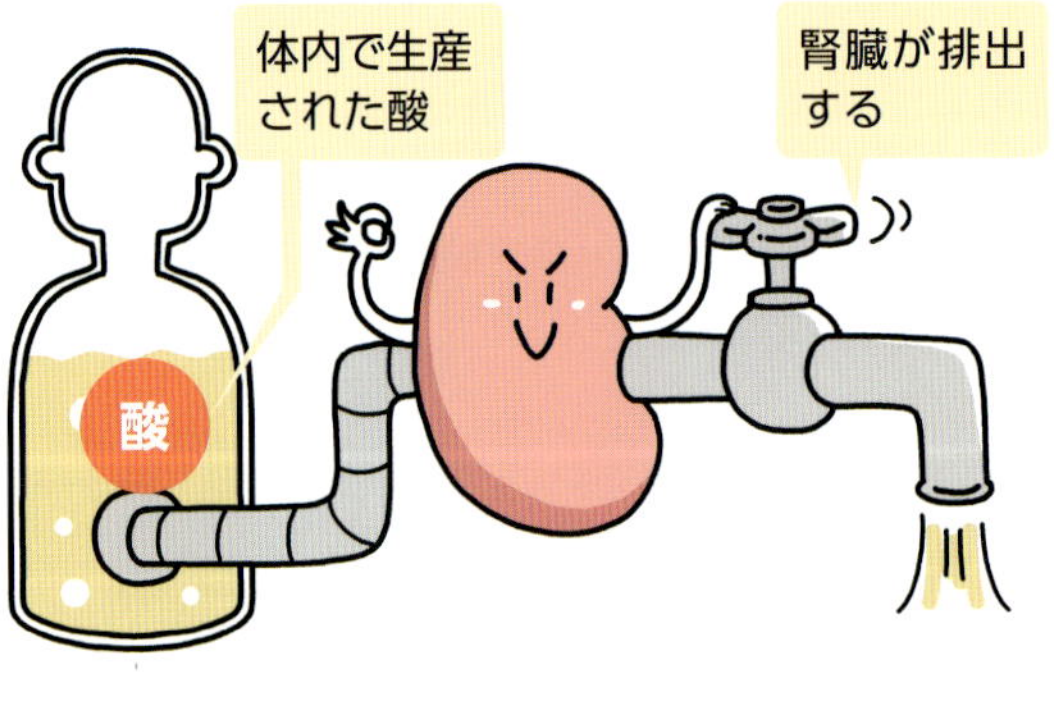
体内で生産された酸
酸
腎臓が排出する

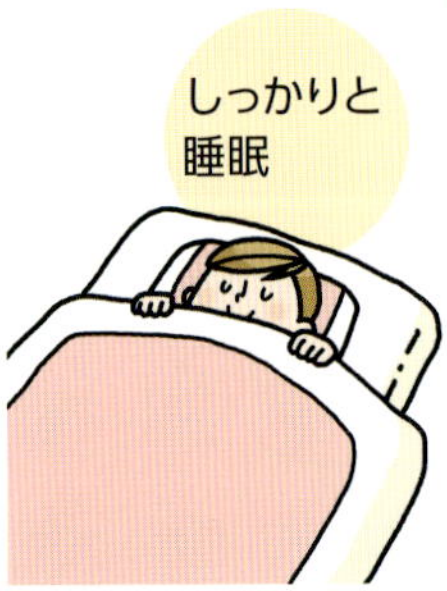
しっかりと睡眠

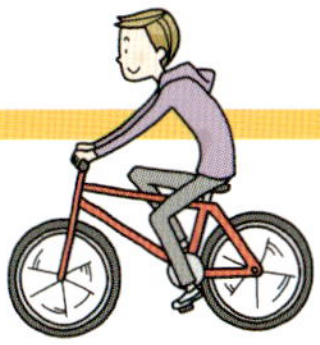

第4章

透析が必要になったら

The fourth chapter

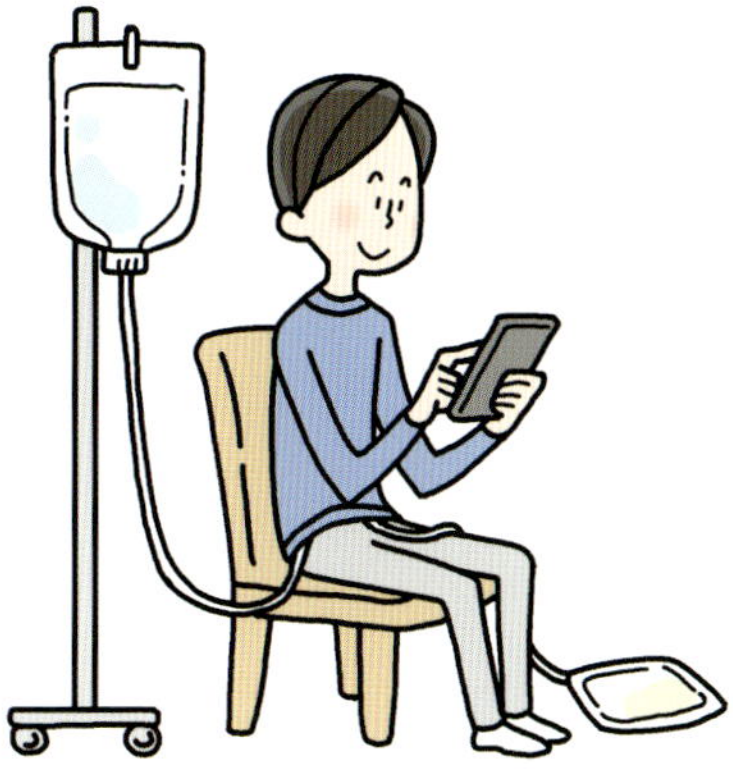

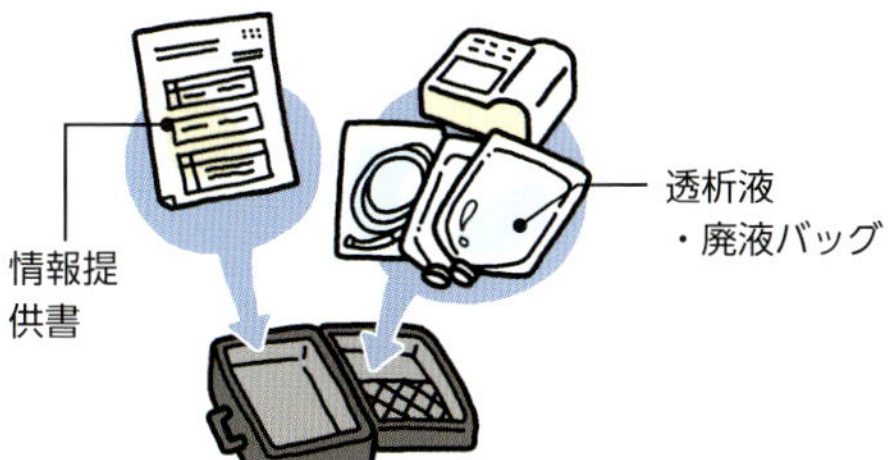

装丁　石原雅彦

カバー／本文イラスト

瀬戸奈津子　坂上七瀬（ＨＯＰＢＯＸ）

本文デザイン・ＤＴＰ・カバーＣＧ　ＨＯＰＢＯＸ

編集協力　株式会社ウェルビ　山下青史

第1章

The first chapter

CKDとは

ＣＫＤってどんな病気？

慢性に進行する腎臓病《じんぞうびょう》をまとめてＣＫＤという

私たちは、からだに取り込んだ栄養を体中に巡らせ、利用した後、さらに再利用したり、老廃物としてからだの外に排出したりします。腎臓は、栄養成分の排出や再利用に重要な役割を担っています。

腎臓の役割のひとつは、からだを流れる大量の血液をろ過し、からだの中にとどめるものと排出するものを分別し、からだのバランスを整えることです。ですから、この腎臓がうまく機能しないと、からだは不要なものをうまく排出することができなくなります。この状態が長く続くと、病気になり、命に関わることにもなります。

腎臓の病気にはさまざまなものがあり、その原因や病状も違い、治療方法も異なります。しかしどんな腎臓病でも、進行すると重い症状や深刻な合併症をともない、ついには腎臓の機能を失ってしまいます。腎臓の働きを回復させ、あるいはこれ以上の進行を食い止めるためには、元となる病気の原因そのものを取り除く「個別の治療」と、それに並行して腎臓にやさしい環境を整える「共通した治療」も同時におこなっていかなければなりません。いわば治療の総力戦が必要なのです。

ＣＫＤは、日本語で「慢性腎臓病」といい、長期的に続く腎臓病の総称です。

治療の総力戦をより積極的に実践するため、ＣＫＤという病名を用い、治療に臨みます。

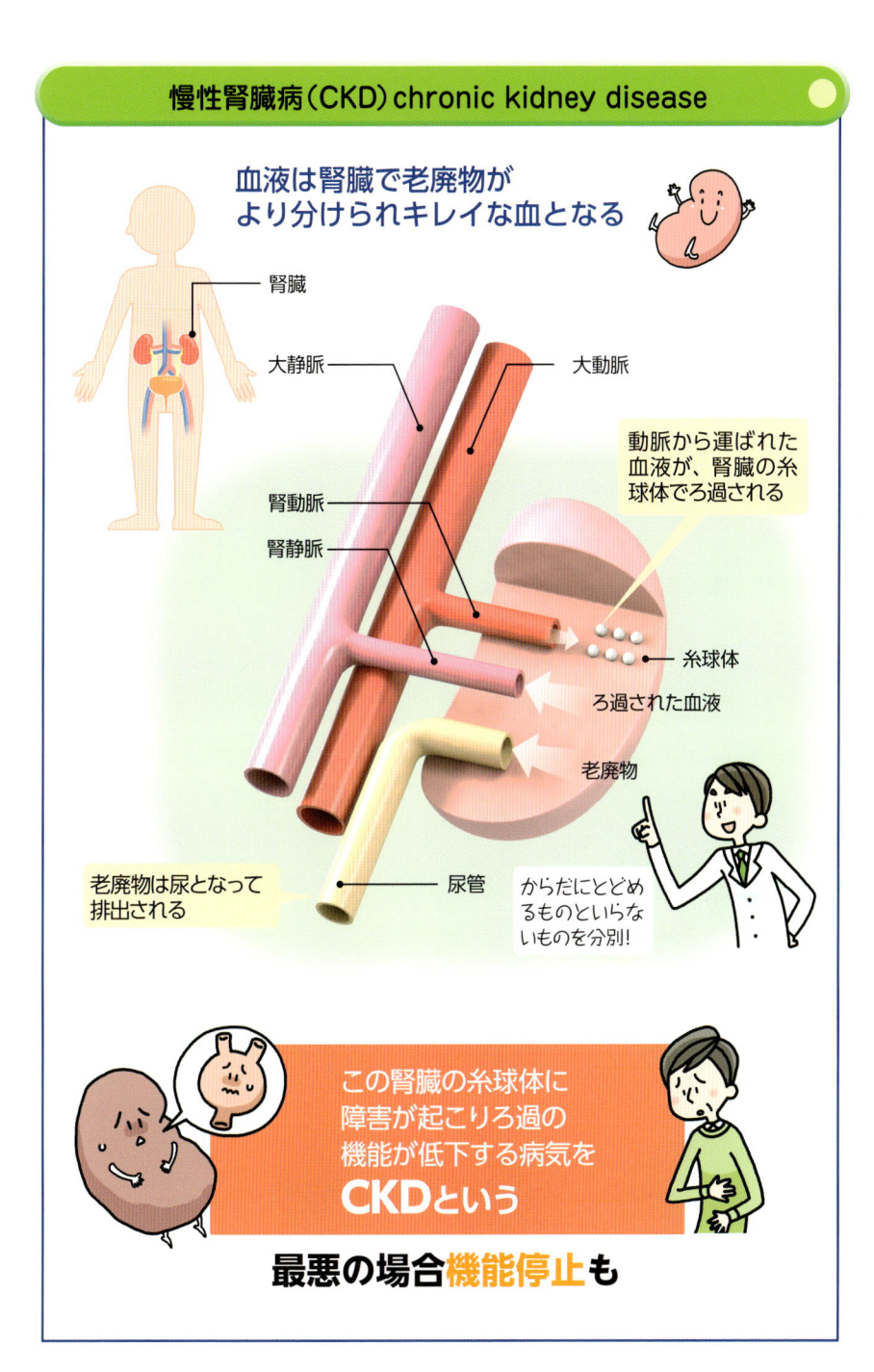

慢性腎臓病（CKD）chronic kidney disease

血液は腎臓で老廃物が より分けられキレイな血となる

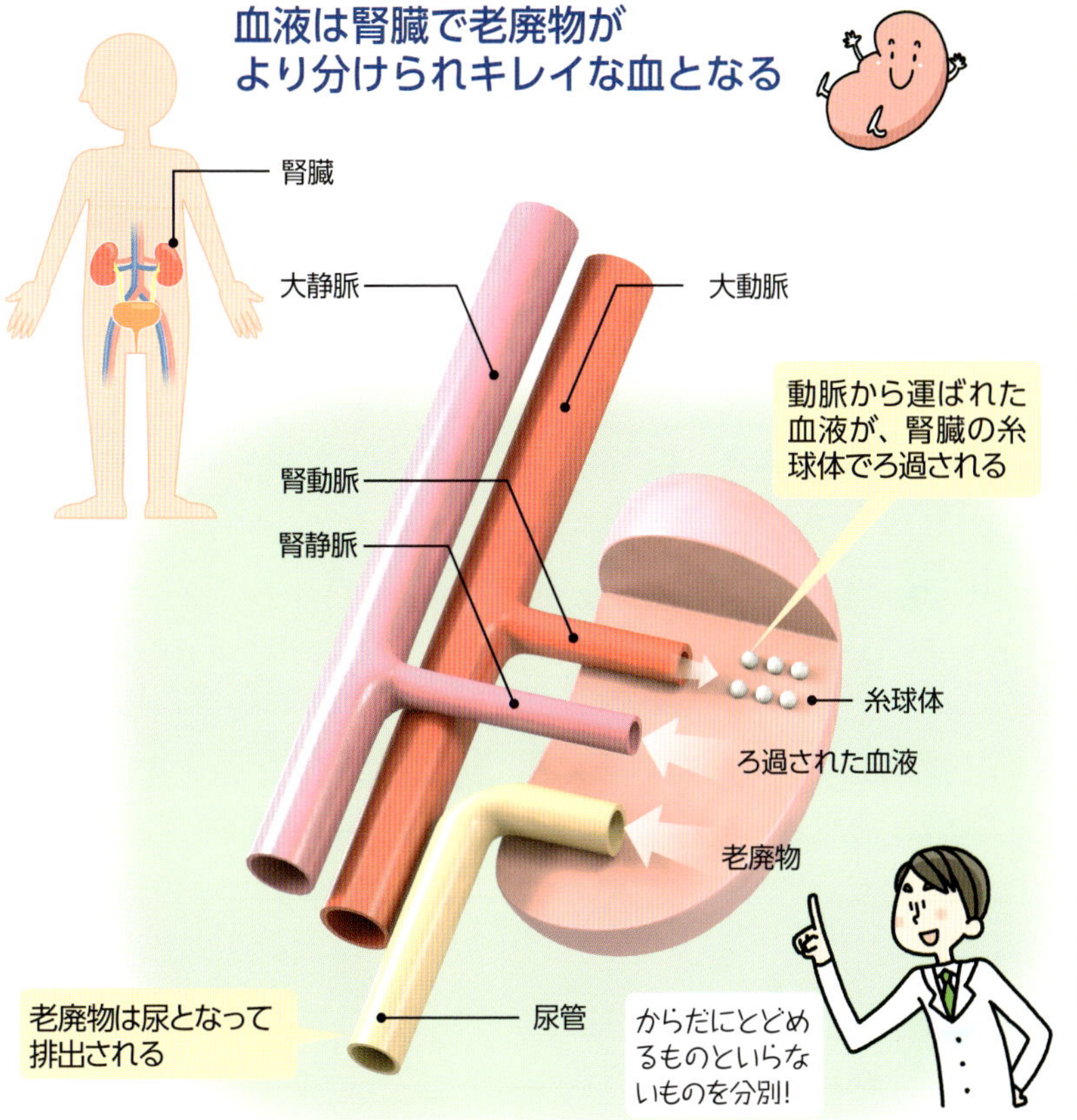

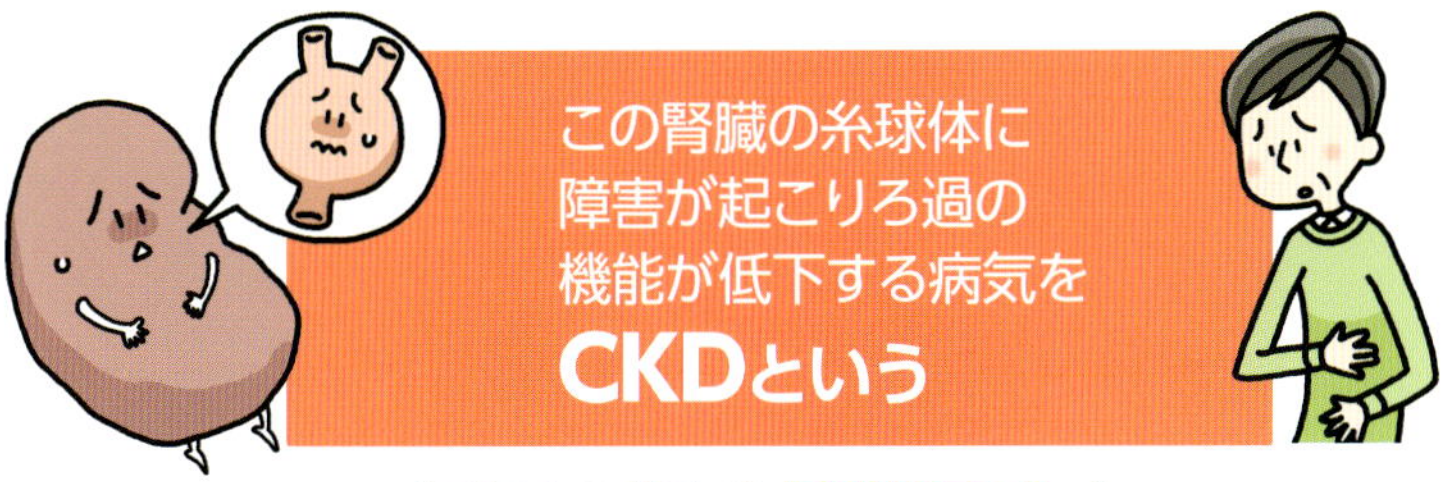

この腎臓の糸球体に障害が起こりろ過の機能が低下する病気を**CKDという**

最悪の場合機能停止も

予備群は１３３０万人

ＣＫＤは、腎臓の働きが、健康な人のおよそ６割以下に低下した状態、あるいは腎臓に何らかの障害がある状態を指す言葉です。２００５年の調査では、日本のＣＫＤ患者はたいへん多く、推定１３３０万人で、成人人口の約13％にもなります。

ＣＫＤが進行することで怖いのは、末期腎不全におちいり、腎臓の働きが失われてしまうことです。こうなると、透析療法《とうせきりょうほう》（140ページ）や腎移植《じんいしょく》（148ページ）にたよらざるを得ません。

日本で透析療法を受けている患者さんは、20年前は13・4万人でしたが、２０１３年には31・4万人。現在、毎年約３万８０００人が新たに透析療法を導入しています。

世界的にも末期腎不全による透析患者数は増加しています。１９９０〜２０００年の10年間で、末期腎不全の患者数は42・6万人から１０６・５万人に増加しました。２００８年には、少なくとも１６５万人程度に増加していると推計されます。

日本の透析患者数は、人口100万人当たりでは２１２６人（２０１１年）で、これは台湾に次いで多く、世界第２位です。世界の中でも高い水準です。

この他にも、ＣＫＤが進行すると、心臓病や脳卒中などの心血管疾患になりやすいことがわかっています。ＣＫＤが進行するほど、心血管疾患の発症率が高くなります。

同時にＣＫＤは生活習慣病と相互関係にあり、メタボリックシンドロームがＣＫＤの引き金となったり、進行を早めてしまったりすることもあります。

増えている透析患者

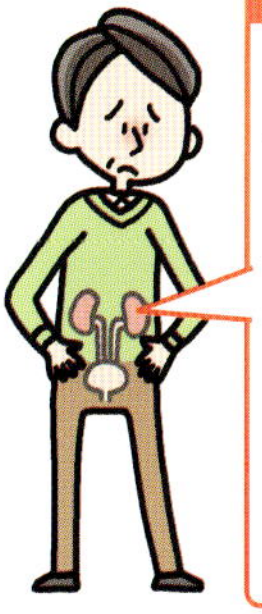

CKDとは

腎臓の働きが健康な人の6割以下に低下した状態

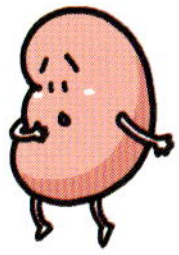

日本国内では1330万人がCKD患者。8人に1人以上！

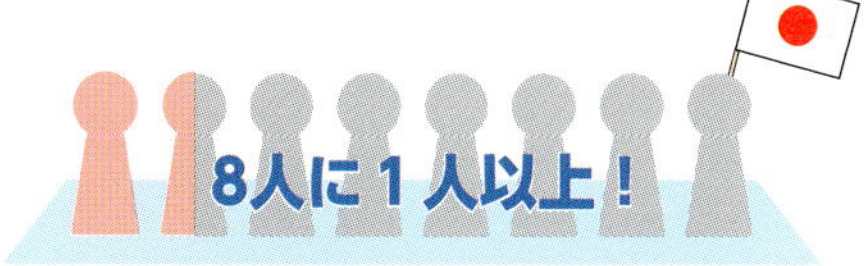

透析を受けている人数は増え続けている

現在31万人以上!!

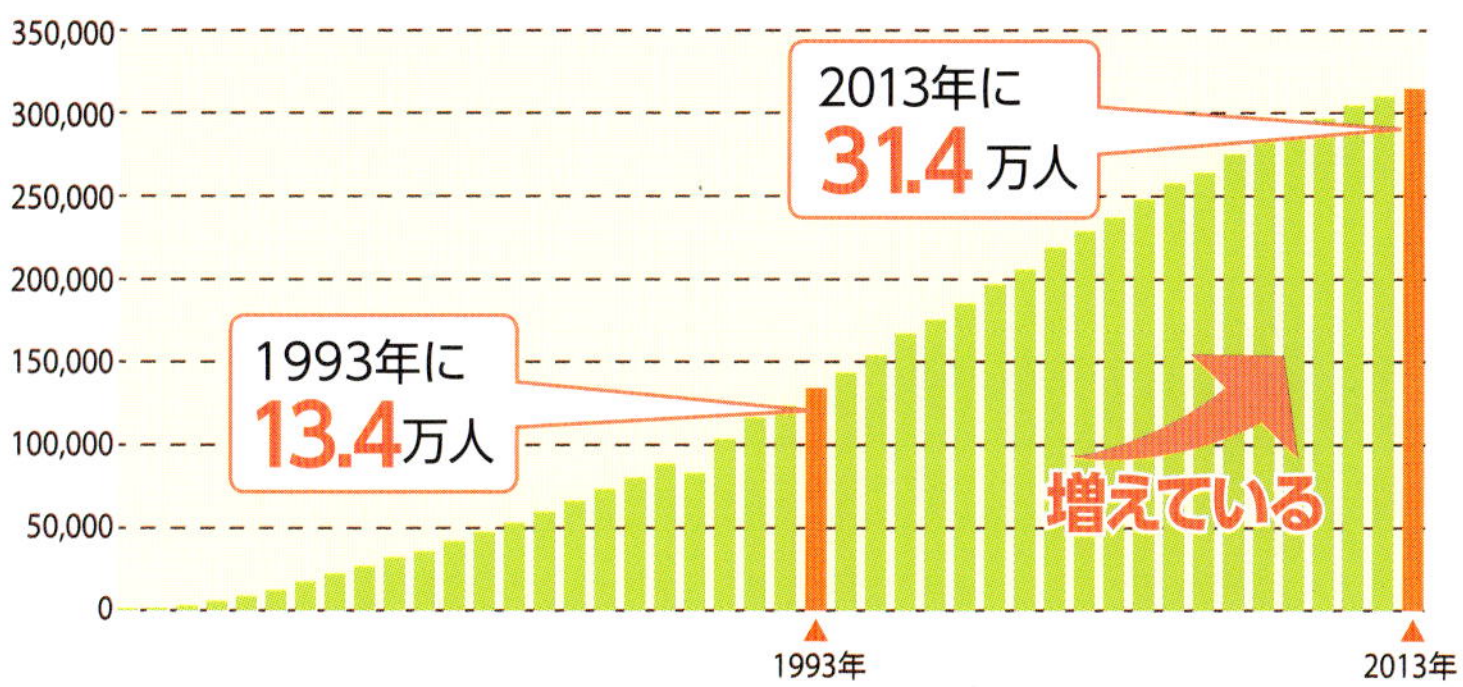

「図説　わが国の慢性透析療法の現況」2013年末（一般社団法人日本透析医学会編）より改変

新たに始める人が毎年3万8000人

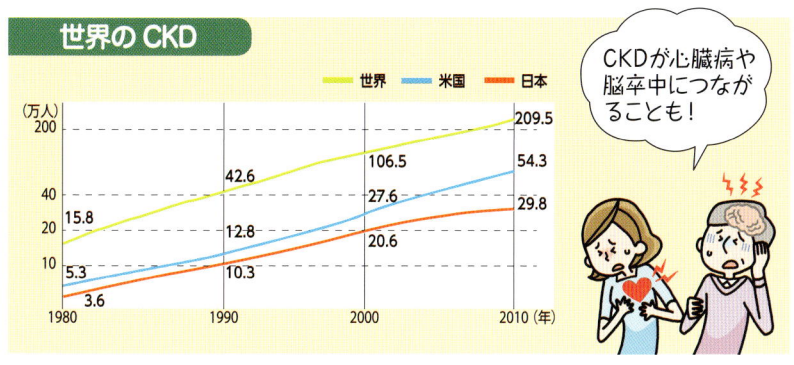

世界のCKD

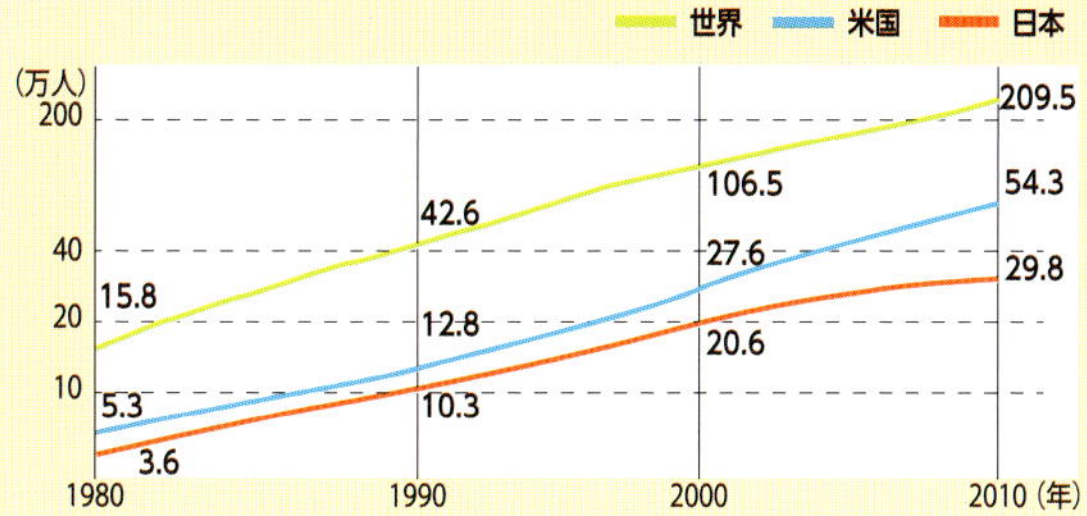

（Lysaght MJ: *J Am Soc Nephrol* 2002 Jan;13 Suppl 1:S37-40. より改変、
「図説　わが国の慢性透析療法の現況」2013年末（一般社団法人日本透析医学会編）より改変

初期には自覚症状に気づきにくい

ＣＫＤになりやすい要因と初期症状

メタボリックシンドロームは、おなかの内臓のまわりに脂肪が蓄積した肥満（内臓脂肪型肥満）に加え、高血圧、高血糖、脂質代謝異常のどれかが2つ以上ある状態です。このメタボリックシンドロームは、ＣＫＤを引き起こす最大の要因です。とくに、高血圧と糖尿病は単独でもＣＫＤを発症する非常に大きな原因です。肥満、運動不足、飲酒、喫煙、ストレスなどの生活習慣は、ＣＫＤの発症と深いつながりがあります。ですから、ＣＫＤを悪化させないためにはこうした生活習慣を改善する必要があります。

また、家族に腎臓病の人がいる人、高齢の人、非ステロイド性抗炎症薬（NSAIDs）の使用、尿路結石や尿路感染症も要因として指摘されています。

ＣＫＤは進行性の病気なので、早期に発見することが重要なのですが、初期には自覚症状が少なく発見しにくい病気です。健康なときに比べて、腎臓の働きが6割くらいに低下しないと自覚できる症状は少ないと言われています。

たんぱく尿は、尿の中にたんぱくが異常に含まれている状態ですが、腎機能の低下が原因であらわれる場合があります。健診で尿たんぱくによって、気づくことができることもあります。

血尿、尿の泡立ち、頻尿《ひんにょう》（尿の回数が多い）、夜間尿、尿量が少ない・多い、むくみ、こうした症状が続くこともあるので、思い当たる場合は早めに受診しましょう。

CKDとメタボの深い関係

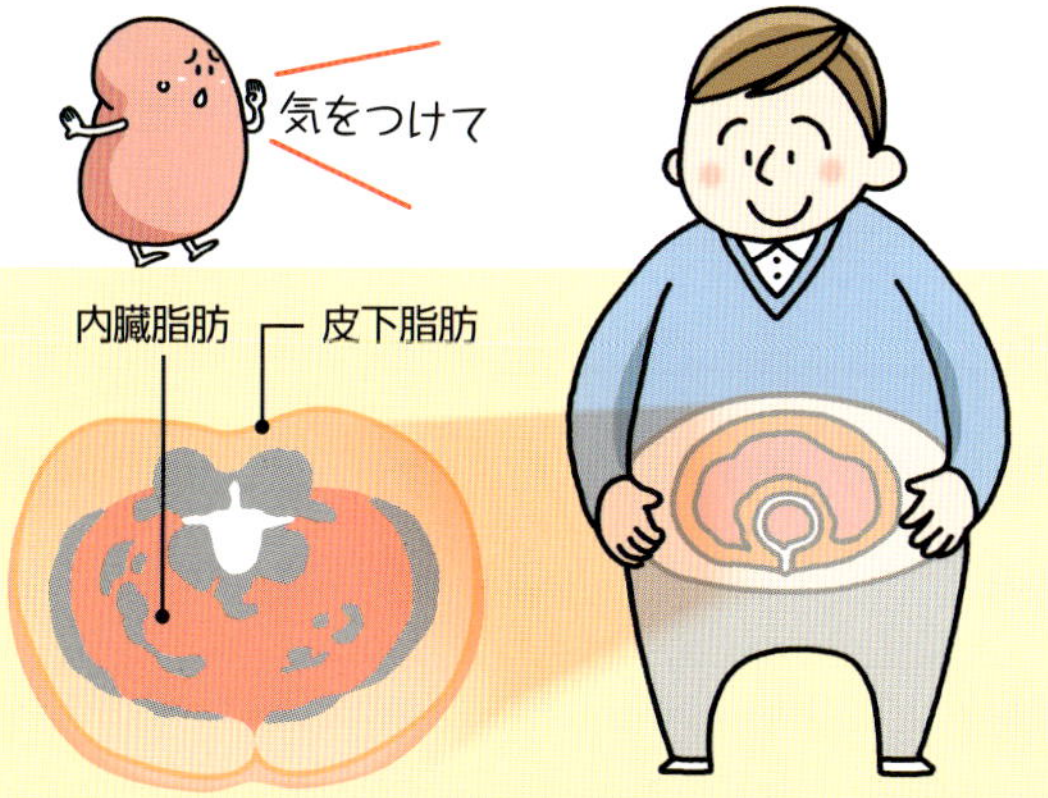

内臓脂肪型肥満に加え

メタボリックシンドロームは…

CKDを発症させる非常に大きな原因となる

以下の異常が２つ以上ある状態

高血圧　高血糖　脂質代謝異常

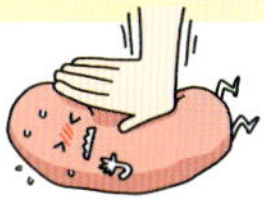

メタボはCKDを発症、進行させてしまう！

その他の主なCKDの原因

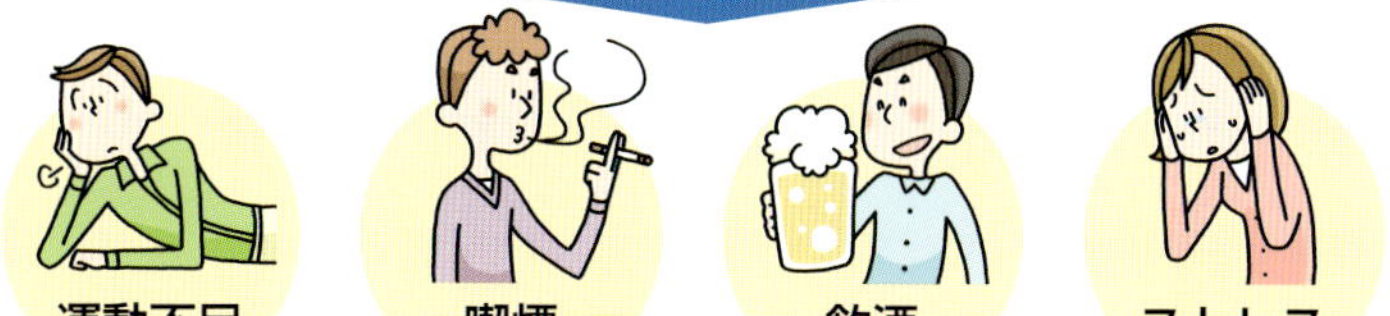

運動不足　喫煙　飲酒　ストレス　など…

生活習慣を見直す必要が！

Point！
自覚症状がほとんどない

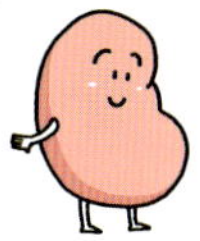

まれにみられる自覚症状

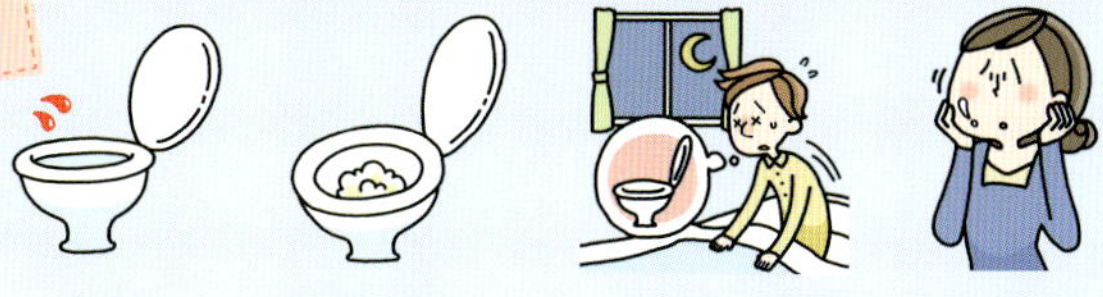

- 血尿
- 尿の泡立ち
- 頻尿・夜間尿
- むくみ

腎臓のしくみと働き

腎臓の働きは糸球体で決まる

ここで、腎臓のしくみについてご説明します。腎臓は、腰の上方、胃《い》や肝臓《かんぞう》に隠れるように背中側に左右に一つずつある、そら豆のような形をした臓器です。右側のほうが、左側より少し低い位置にあります。腎臓一つは約１２０ｇ、人の握りこぶしくらいの大きさです。

腎臓は、ネフロンという単位で構成され、一つの腎臓に100万ものネフロンがあります。ネフロンは、糸球体《しきゅうたい》とそれを包むボウマン嚢《のう》という袋、そして、ボウマン嚢から出る尿細管から成り立っています。糸球体は、まるで糸が丸まったような形をした直径0.2mmくらいの毛細血管のかたまりで、たえず流入してくる血液をろ過しています。この糸球体がろ過してできたものを原尿といいます。尿細管は、この原尿からからだに必要な物質を吸収し、あるいは不要な物質を排出して、最後には尿として送り出します。１日に約１５０Ｌ（リットル）も作られた原尿は、99％が尿細管で吸収され、わずか１％の1.5Ｌが尿となります。

腎臓は、こうして尿をつくる以外にも、ホルモン分泌、体液の水分や電解質の調節、血液のpH（ペーハー）値の調整、血圧の安定、赤血球の産生など、さまざまな仕事を担っています。

また、血液中の酸素が足りなくなると、腎臓が感知して、貧血を防いでくれます。骨のカルシウムの代謝を助けるのも、腎臓の重要な働きの一つです。

腎臓のしくみとおもな働き

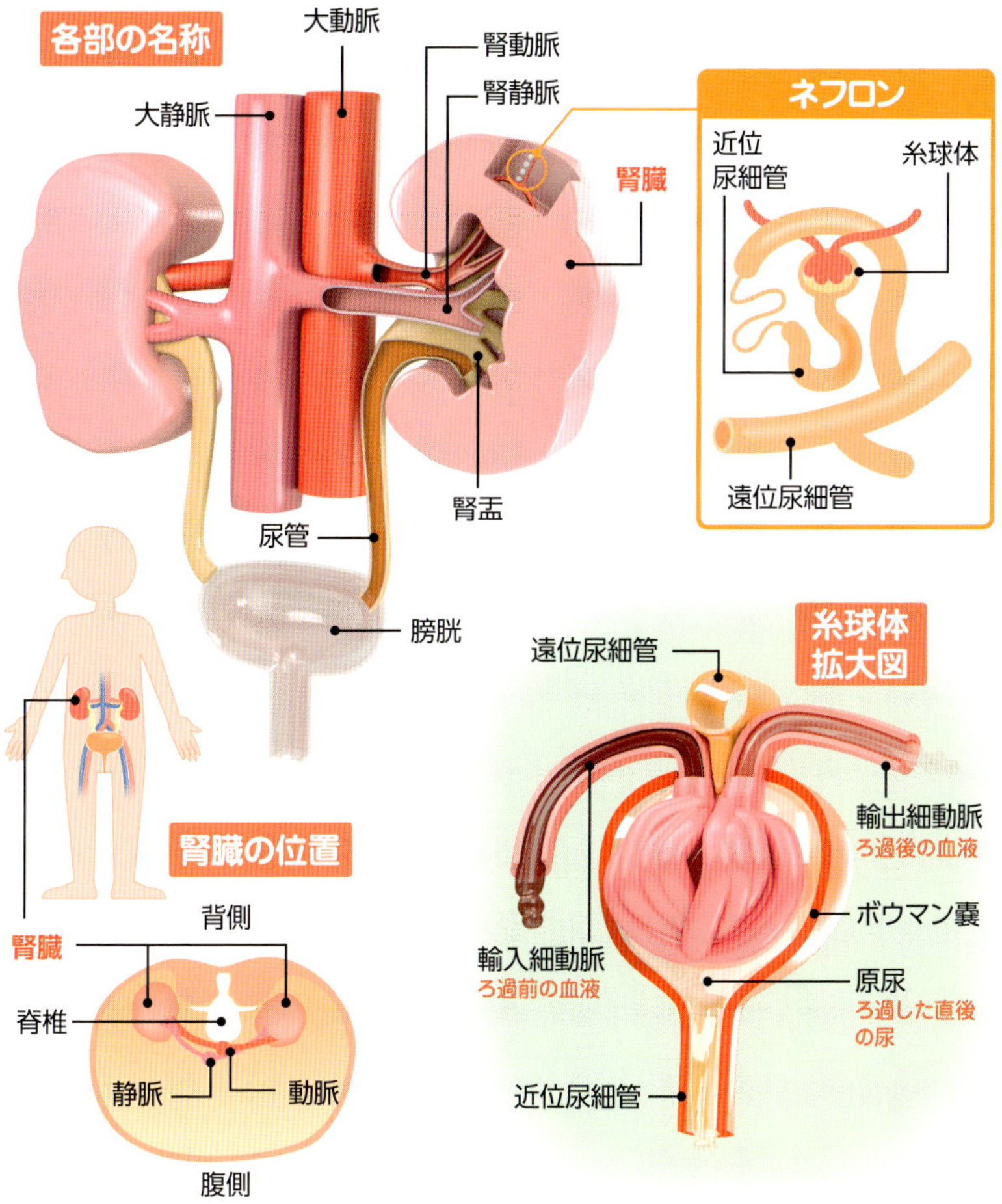

おもな腎臓の働き

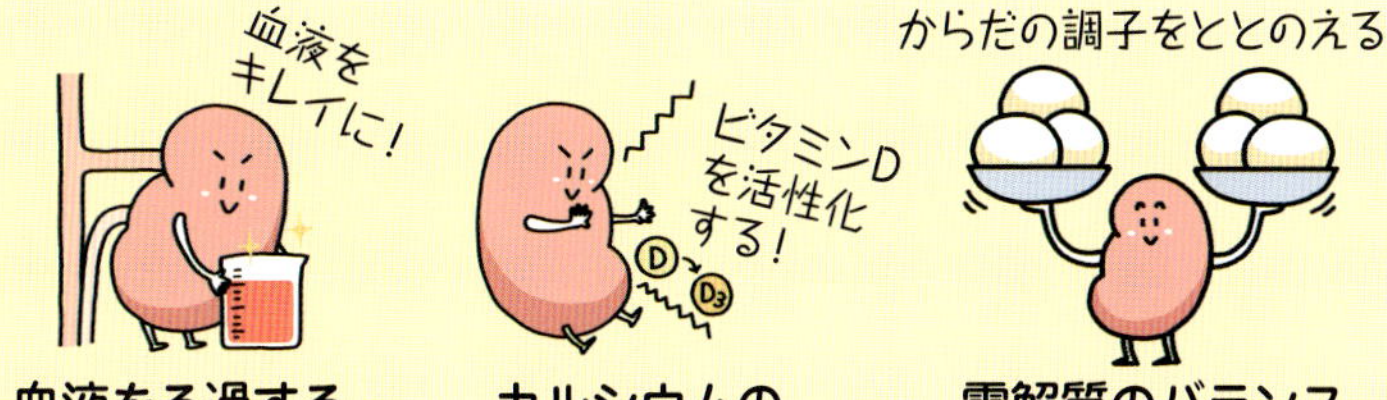

血液を
キレイに！
ビタミンD
を活性化
する！
D
D3
からだの調子をととのえる

血液をろ過する

カルシウムの
代謝を助ける

電解質のバランス
をととのえる

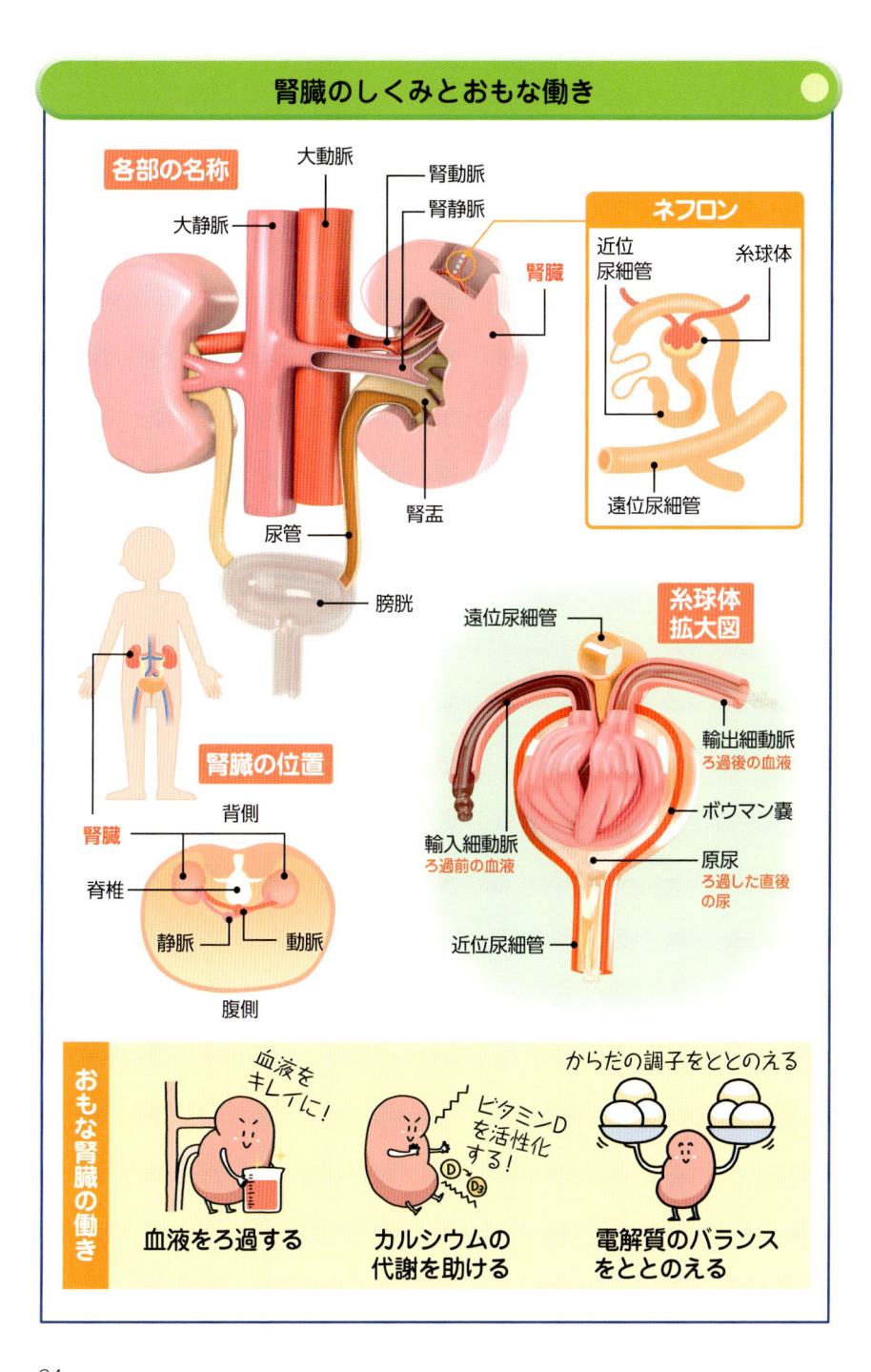

生活習慣の改善から

CKDの治療は、その腎臓病固有の治療に加え、CKD一般の危険因子を取り除くことが基本です。そのためには、まず生活習慣の改善（食事療法、運動療法、肥満解消、禁煙など）から始めることになります。そして症状や進行度、原因となる疾患（原疾患）に合わせて薬物治療、その他の治療をおこないます。

食事療法はCKD治療の柱となる、もっとも大切な治療です。適切な血圧の維持、脂質代謝異常の改善、糖の節制をはじめ食事で摂取する塩分、カリウム、たんぱく質などの量を調節します。

食事療法と同時に、タバコはやめ、アルコールをひかえることも大切です。

CKDと診断されたら、病気を進行させないためにも、自分の腎臓が健康時に比べてどのくらいの働きを保っているのか、正しく知っておくことが大切です。腎臓の状態を把握し、食事療法などの治療に活かします。そのためには、定期的に検査を受けることが必要となります。

検査結果は、今の状態を把握するだけではなく、過去から現在までの変化を知ることも重要です。検査結果票を治療内容の記録と一緒に保存しておくと、治療の内容が検査の数値にどのように反映されているかを知ることもでき、治療を継続する意欲につながるでしょう。

CKDは進行させないこと、進行を遅らせることが重要です。長期にわたる治療を要するので、正しい治療法を身につけ、じっくりと腰を据えた治療を続けることが望まれます。

生活改善と検査でCKD予防

CKDのリスクを取り除くにはまず「生活習慣の改善」を

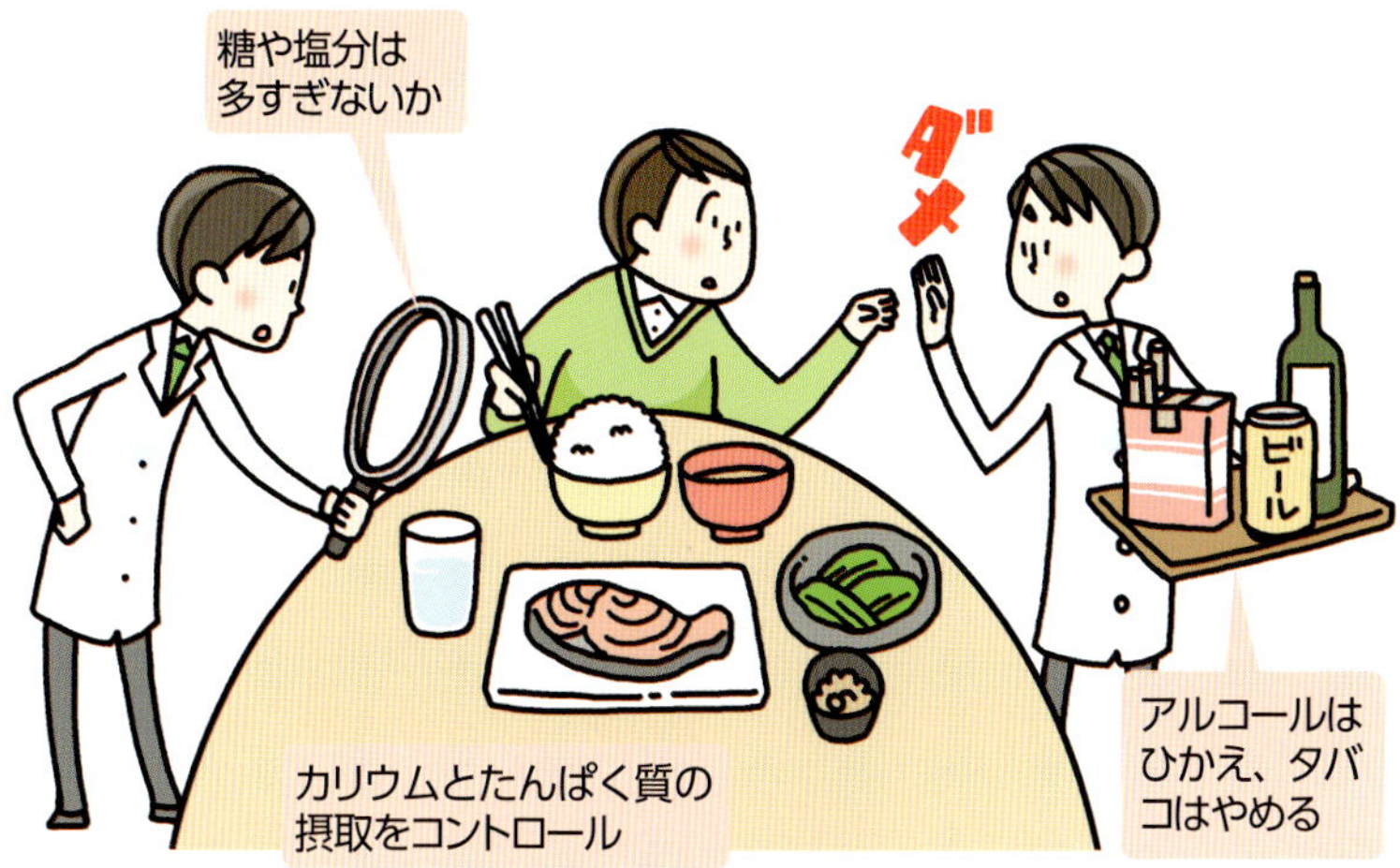
糖や塩分は
多すぎないか
ダメ
ビール
アルコールは
ひかえ、タバ
コはやめる
カリウムとたんぱく質の
摂取をコントロール

食事療法が
生活習慣改善の要！

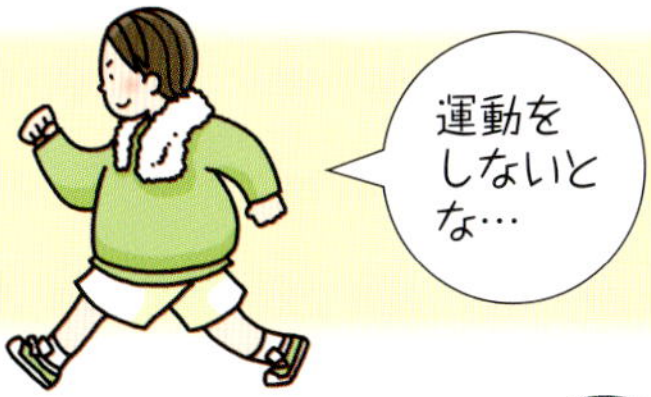
運動を
しないと
な…

定期的な検査も必要！

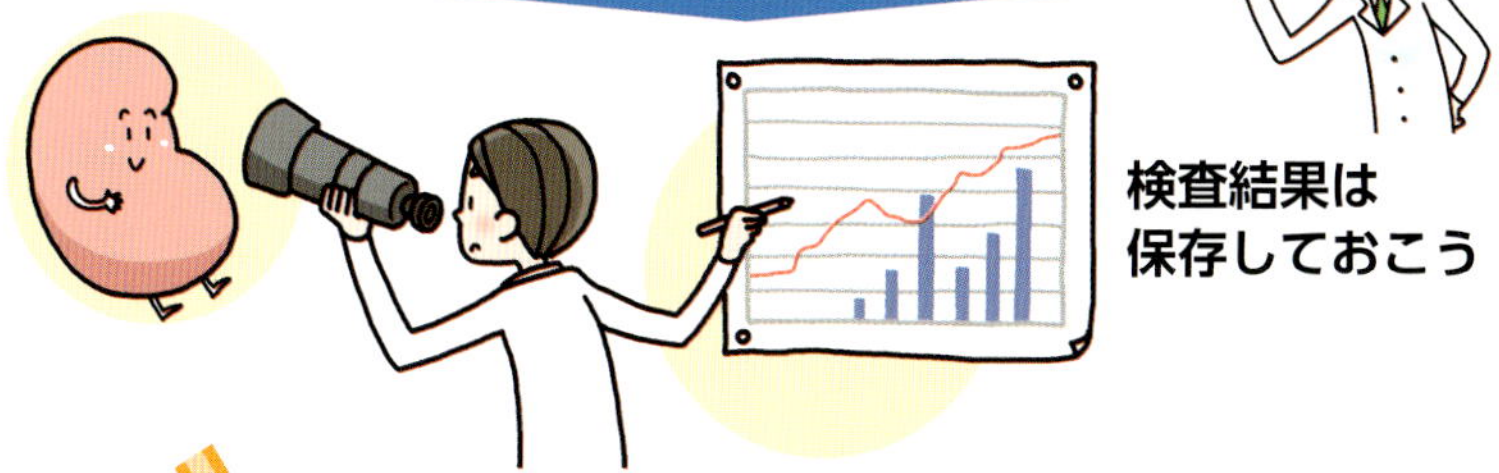
検査結果は
保存しておこう

把握したデータを治療の内容と関連づける

CKDとは長いつきあいになります。
正しい治療法を理解し、気長にとりくみましょう。

ＣＫＤの原疾患

ＣＫＤのもととなるおもな病気の原因と特徴

一言でＣＫＤといっても、そのもととなっている病気はさまざまです。そのもととなる病気のことを原疾患といいます。

原疾患には、急激に腎臓の状態が悪くなる一部の急性の腎障害のほか、糖尿病性腎症、慢性糸球体腎炎、高血圧性腎硬化症、多発性嚢胞腎《のうほうじん》、慢性腎盂腎炎《じんうじんえん》、急性腎盂腎炎、悪性高血圧、急速進行性糸球体腎炎、ループス腎炎、痛風腎《つうふうじん》などがあります。

この項では、それぞれの原因と特徴を説明します。

急性腎障害

急性腎障害は、腎機能が急激に（数時間から数週間で）低下し、命に関わることもあります。体液や電解質《でんかいしつ》などの調節ができません。そのため、むくみ、食欲低下、全身倦怠感《けんたいかん》、けいれんなどの症状があらわれます。尿の量が極端に減ってしまうこともあります。

CKD(慢性腎臓病)の原疾患

- 急性腎障害
- 糖尿病性腎症
- 慢性糸球体腎炎（IgA 腎症）
- 高血圧性腎硬化症
- 多発性嚢胞腎
- 腎盂腎炎（慢性・急性）
- 悪性高血圧
- 急速進行性糸球体腎炎
- SLE(全身性エリテマトーデス)によるループス腎炎
- 痛風腎

急性腎障害は、障害の発生する部位で、腎前性、腎性、腎後性に分けられます。

腎前性は、出血、下痢、心筋梗塞、脱水症、熱傷、肝硬変などによって、全身の血液の循環が悪くなり、血液の腎臓への供給が低下して起こります。

腎性は、がん、感染症、糸球体腎炎、間質性腎炎、薬剤、毒物などから、腎臓そのものの障害で起こります。原因となっている病気の治療をおこないます。

腎後性のものは、尿路結石、腫瘍《しゅよう》による圧迫、前立腺肥大症などから、尿路（尿管、膀胱、尿道）の閉塞《へいそく》（ふさがること）を生じ、尿がからだの外に流れ出ないことが原因で生じます。

急性腎障害は画像検査（超音波、CT）をおこなうと、慢性腎臓病と比べ、腎臓の腫《は》れや肥大化がみられます。

急性腎障害　原因は障害の部位によって異なる

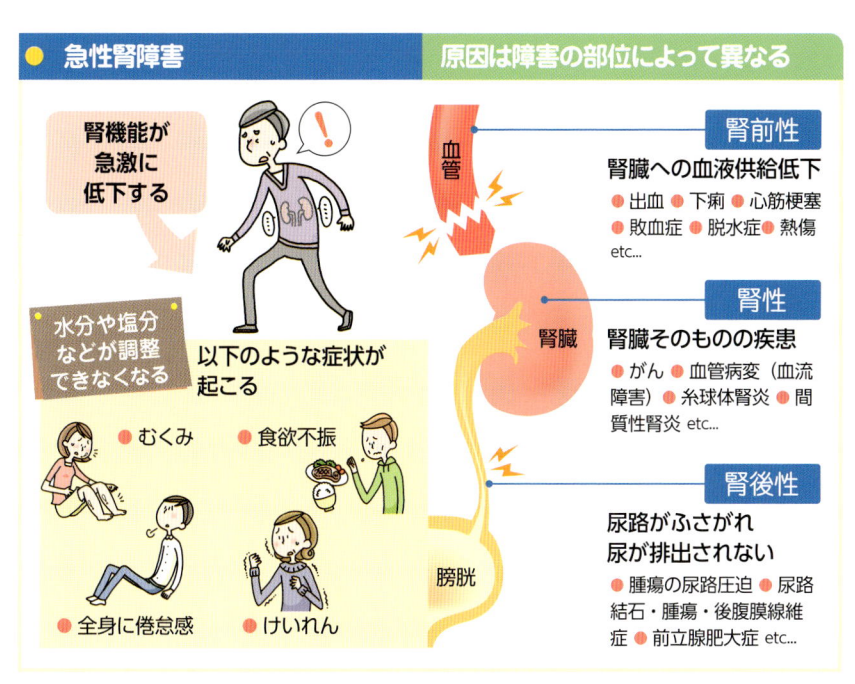

糖尿病性腎症

糖尿病は、おもに生活習慣が原因で血液中のブドウ糖（血糖）の高い状態が続く病気です。

健康な状態であれば、食事をして血糖値が高くなると、膵臓《すいぞう》から分泌されるインスリンというホルモンが働いて血糖は細胞に取り込まれ、エネルギーとして利用されます。しかし、糖尿病の人はインスリンが十分に機能せず、高血糖の状態が続くので、やがて血管の内壁が傷ついてしまいます。

高血糖により腎臓の血管も障害され、腎臓の働きが低下した状態が、糖尿病性腎症です。

糖尿病には、インスリンが産生されにくい1型糖尿病と、生活習慣などが原因で起こる2型糖尿病があります。ＣＫＤで問題となる糖尿病性腎症の原因は、おもに2型のほうです。

わが国には、糖尿病の患者さんは予備群を含めると１５００万人いるとされ、その30〜40％（４００〜５００万人）が糖尿病性腎症と推定されています。２０１３年には約１万６０００人が新たに透析を始め、これは透析導入の原因となる病気のうちで第1位です。

症状としては、全身がだるい、のどが渇く、尿量が増える、食欲が増進する、食事量が変わらずに体重が減るなどが挙げられますが、一般的には初期には自覚症状に乏しいので、多くは検査によって発見されます。

糖尿病性腎症は放っておくと、末期腎不全ばかりでなく、感染症をはじめとした合併症、なかでも心臓病や脳卒中を起こすリスクがとても高くなります。

糖尿病性腎症は透析の最大の原因

糖尿病が引き起こすCKD

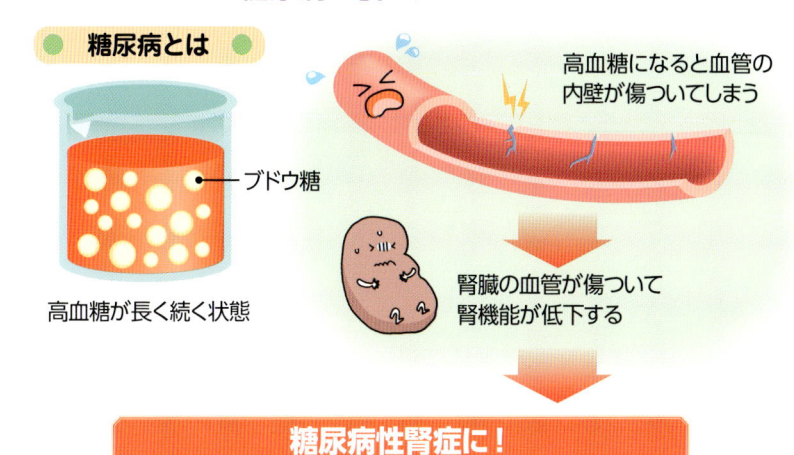

糖尿病とは

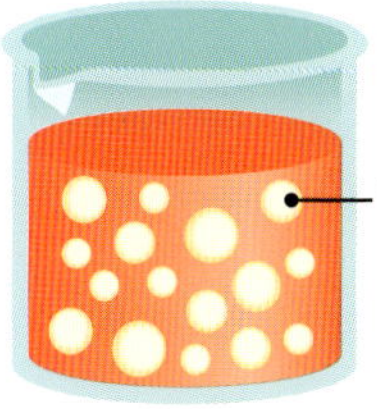
ブドウ糖

高血糖が長く続く状態

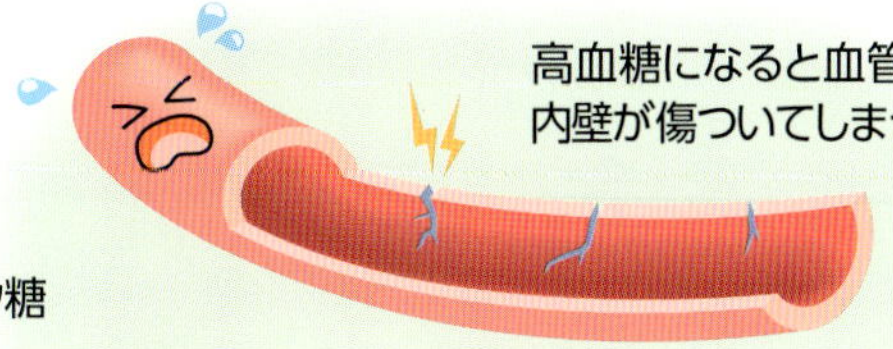

高血糖になると血管の内壁が傷ついてしまう

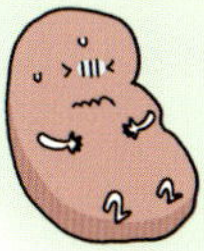

腎臓の血管が傷ついて腎機能が低下する

糖尿病性腎症に！

糖尿病には２種類の型がある

１型糖尿病

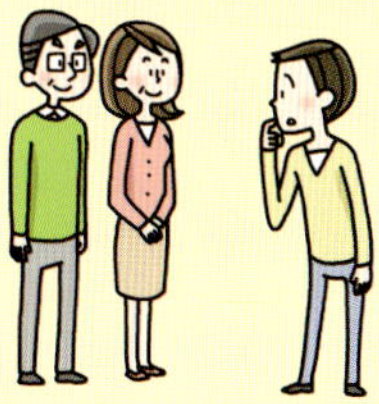

インスリンが十分に生産されにくい

２型糖尿病

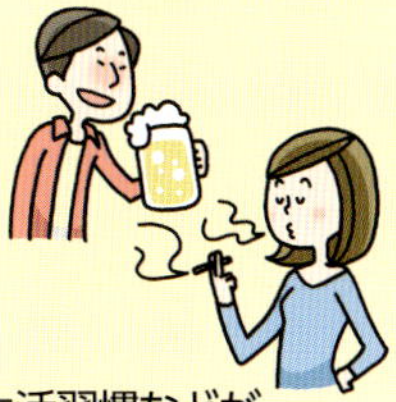

生活習慣などが引き起こす糖尿病

糖尿病性腎症が問題となるのは、わが国に多い２型のほう

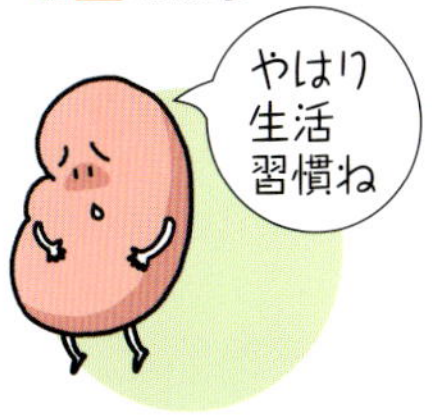
やはり生活習慣ね

主な症状は

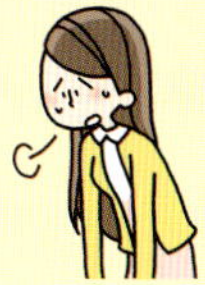

- 全身がだるい

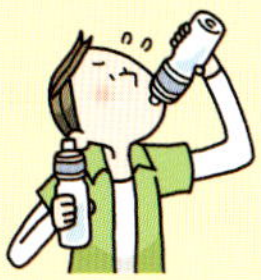

- のどが渇く

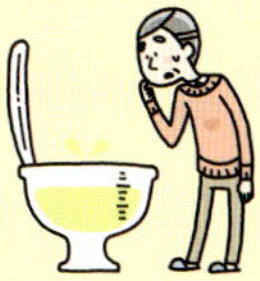

- 尿量が増える

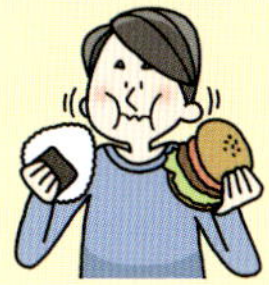

- 食欲が増加

慢性糸球体腎炎（IgA《アイジーエー》腎症）

腎臓は血液をろ過して、人体に不要な物質を尿として体外に排出しています。このろ過の役割を担っているのが、腎臓にある糸球体です。そしてこの糸球体が炎症を起こし、ろ過がうまくいかない状態が長期間持続する病気が、慢性糸球体腎炎です。

慢性糸球体腎炎のなかで最も多いのがIgA腎症で、約40％を占めています。

IgAとは、免疫グロブリンAのことで、腸や気管支の粘膜を病原体の感染から守っている免疫物質です。IgAと病原体が合体して腎臓に流れ着くと、２〜３ヵ月かけて炎症を起こし、組織が破壊されます。原因は免疫反応の異常と考えられていますが、くわしいしくみはわかっていません。

発病までの期間は個人差が大きく、20歳代が発病のピークです。小児や高齢者でも発病することがあります。比較的男性に多い病気です。

IgA腎症によって尿たんぱくが１g以上出る状態を放置してしまうと、10年でおよそ３割が末期腎不全に移行します

２〜３万人の患者さんが治療を受けていると推定されています。透析が必要となる原因疾患の２位を占め、２０１３年には約６８００人が新たに透析を導入しています。

ある程度進行すると、血尿、たんぱく尿、高血圧、めまい、肩こり、むくみ、頭痛、倦怠感などの症状があらわれます。

初期には無症状なので、検査で血尿やたんぱく尿が出て発見されることがほとんどです。

慢性糸球体腎炎の40％がIgA腎症

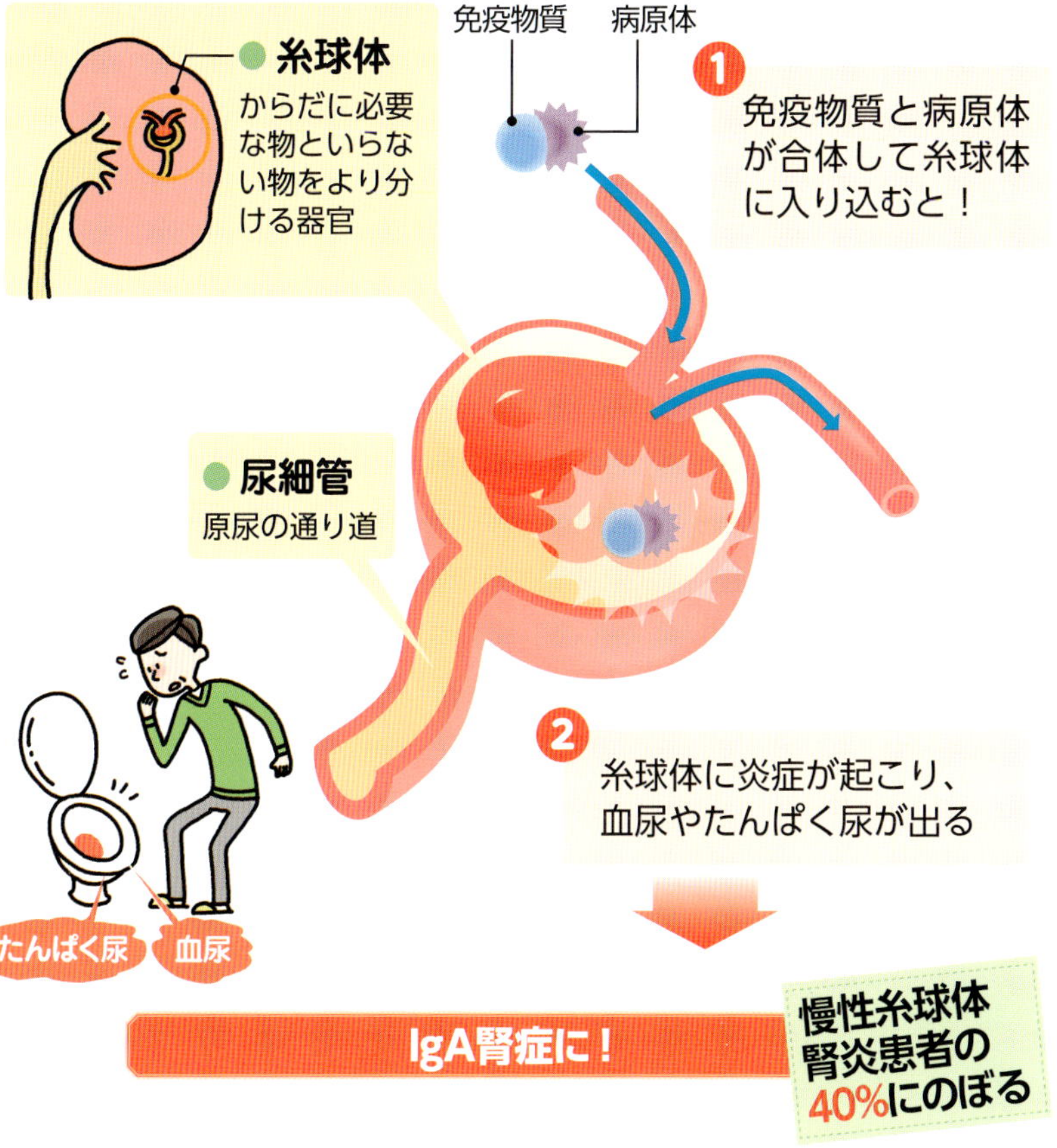

おもな症状は

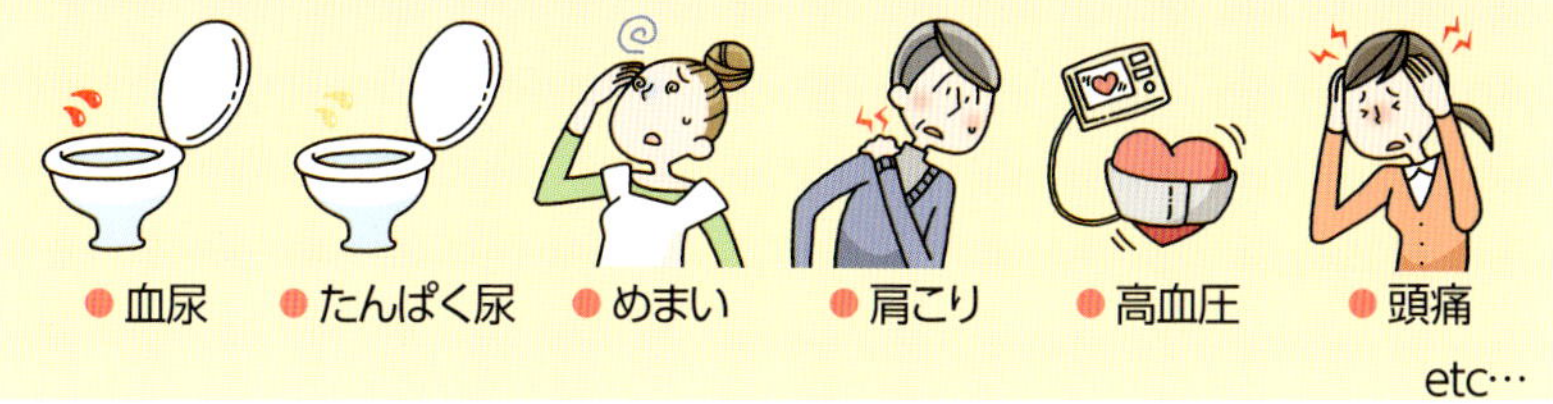

血尿
たんぱく尿
めまい
肩こり
高血圧
頭痛
etc…

20歳代に多く、比較的男性が多い

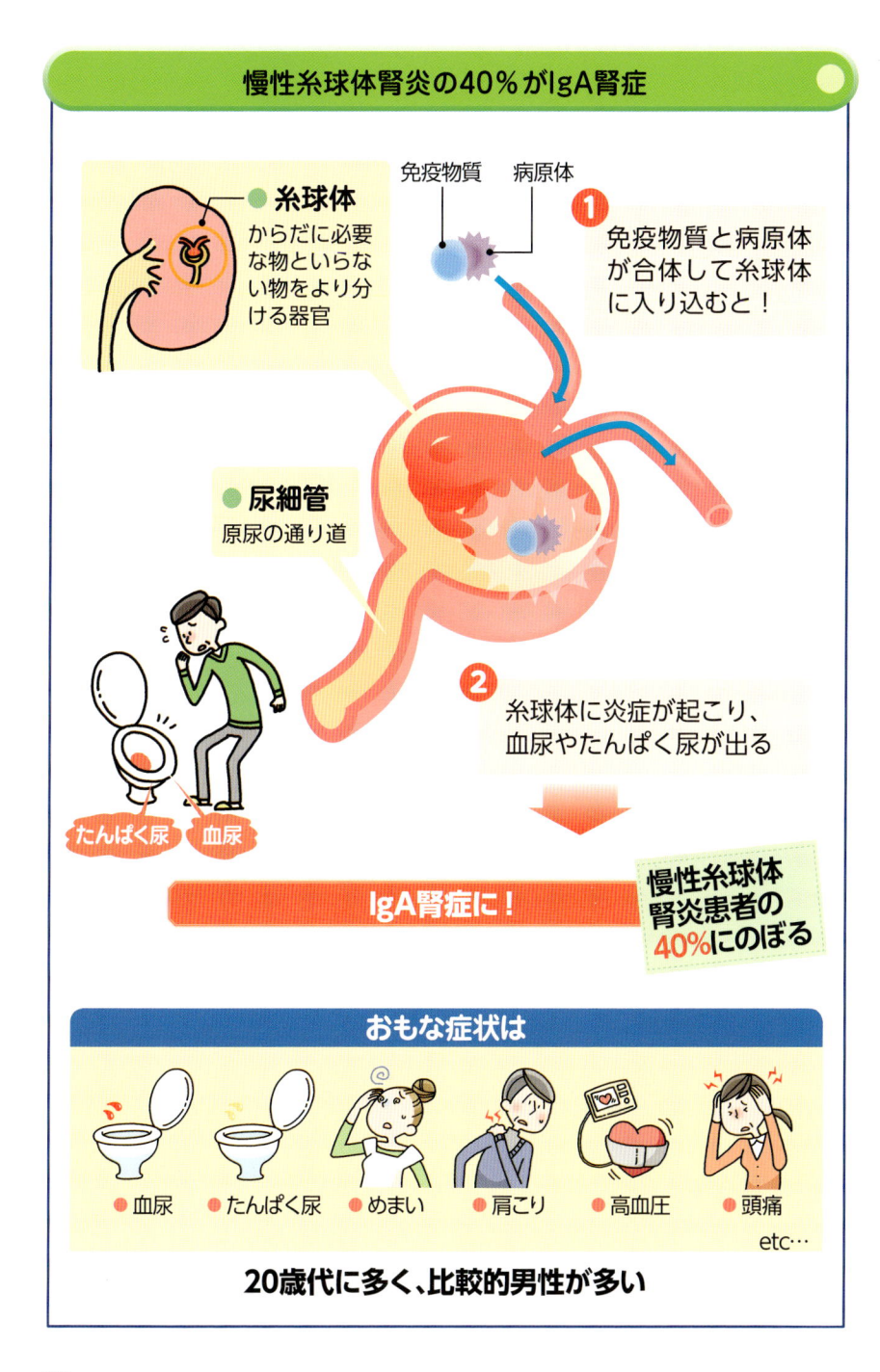

高血圧性腎硬化症《こうけつあつせいじんこうかしょう》

高血圧が長期間持続すると、腎臓に血液を運び込む血管が動脈硬化を起こします。動脈硬化によって血管の内腔《ないくう》が狭くなると、腎臓に入ってくる血流量が低下します。腎臓の糸球体は、豊富な血流が必要なため、血流量が減ると、糸球体の硬化や萎縮《いしゅく》を招きます。高血圧は、腎臓以外の動脈にも硬化をもたらすので、心疾患や脳卒中といった心血管疾患の大きなリスク因子です。

検尿で、尿の中にどのような物質があるか調べることで、腎臓の障害の有無や程度がわかります。尿の中のたんぱくが基準以上に増えていると、腎臓の糸球体のろ過機能が低下していると推測できます。しかし、腎硬化症は、とくに初期の場合は、他の腎臓病と異なり、尿検査でもたんぱくが少なく、早期発見しにくいのが特徴です。

透析導入の第3位を占め、腎硬化症による２０１３年の導入患者数は13%、約４７００人でした。高血圧は元来、高齢者の病気なので腎硬化症も高齢者に多くみられましたが、最近は、メタボリックシンドロームの低年齢化にしたがい30歳代の若年者にもみられるようになりました。

自覚できる症状はほとんどありません。人によっては、肩こりや動悸《どうき》、めまいなど、高血圧の症状がみられます。

高血圧が腎硬化症の要因ですが、同時に、腎硬化症が高血圧を進行させてしまうという悪循環におちいります。治療は薬剤によって血圧を下げる降圧療法が基本で、末期腎不全への進行抑制、心血管疾患の予防のための最善の方法です。

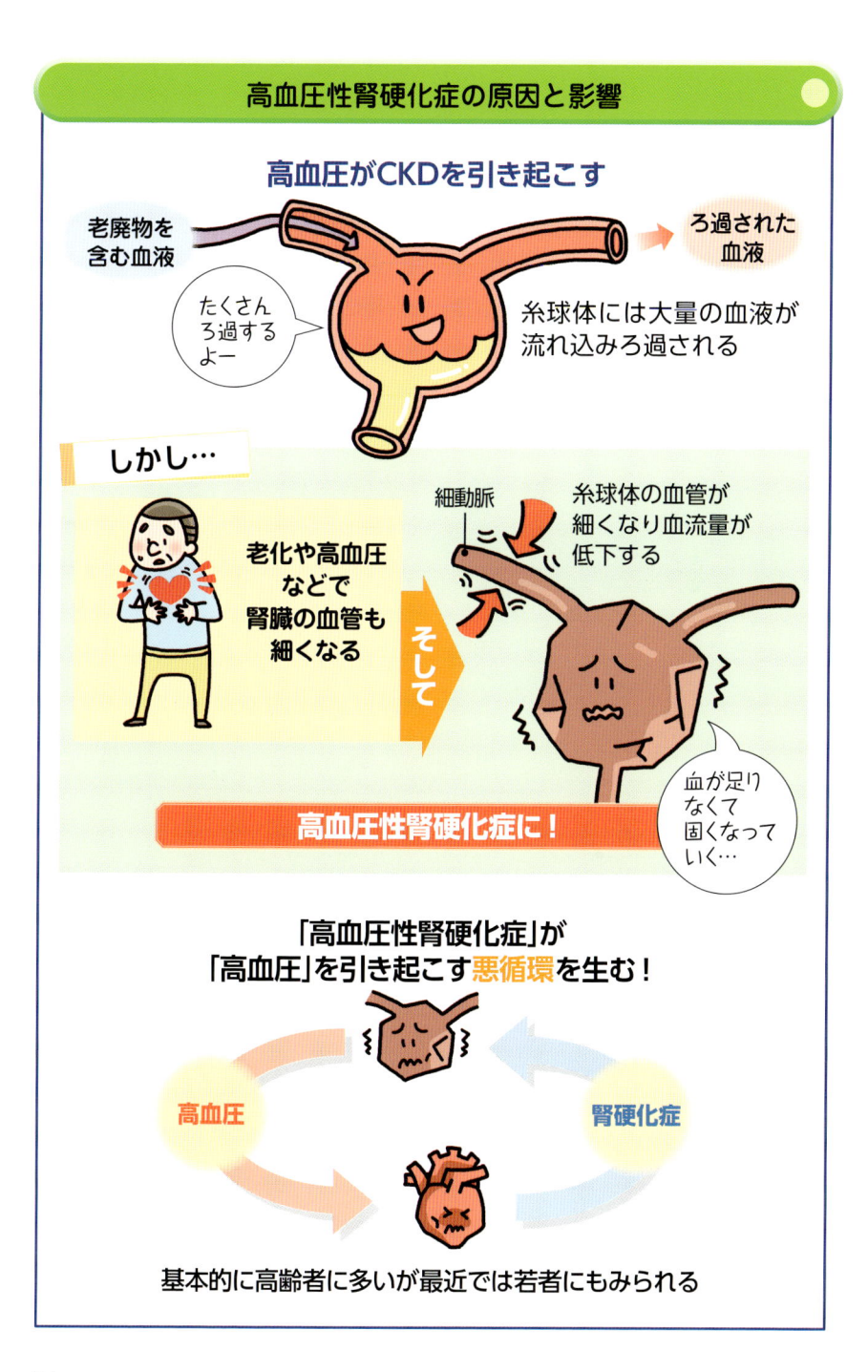

高血圧性腎硬化症の原因と影響

高血圧がCKDを引き起こす

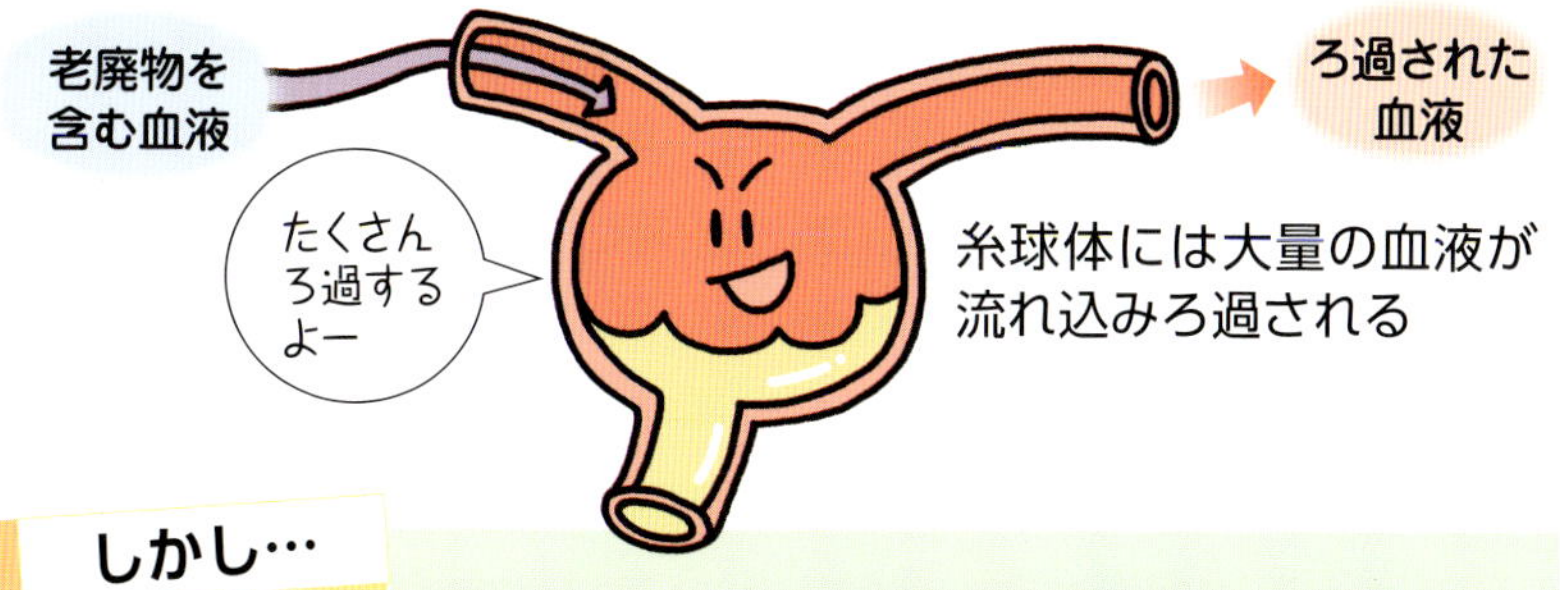

「高血圧性腎硬化症」が
「高血圧」を引き起こす悪循環を生む！

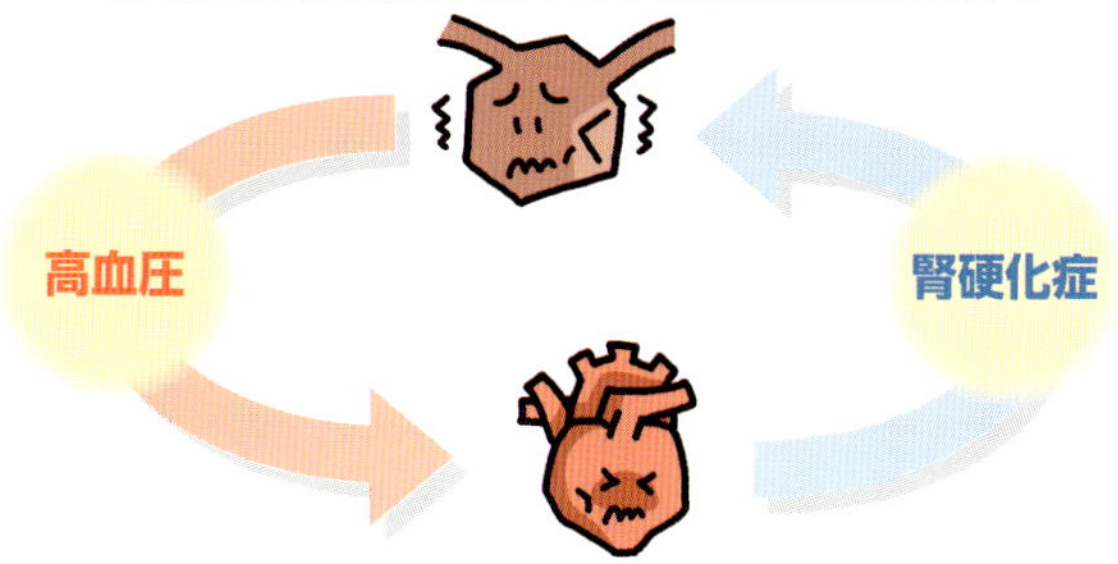

基本的に高齢者に多いが最近では若者にもみられる

多発性嚢胞腎《たはっせいのうほうじん》

両方の腎臓に嚢胞《のうほう》（液体の入った袋）が複数できる遺伝性の病気です。嚢胞は、肝臓や他の臓器に発生することもあります。患者さんの10％に、くも膜下出血の原因である脳動脈瘤《のうどうみゃくりゅう》を合併します。嚢胞は、肝臓や他の臓器に多発することもあります。大腸の壁にへこみができる憩室症《けいしつしょう》や高血圧、心臓の弁膜《べんまく》異常、尿路結石、腎結石の合併症も比較的よくみられます。

ＰＫＤという尿細管をつくる遺伝子の変異（変化）により、尿細管の太さを均一に調節できないことが原因です。尿細管の太さ（径）が調節されなくなると、尿細管が拡大して嚢胞が形成されます。両親のどちらかにこのＰＫＤ遺伝子の異常があれば、50％の確率で子どもに遺伝するという研究があります。

２５００人から７０００人に１人に発症するとされます。しかし、かなりの数の患者さんが治療を受けていない可能性が指摘されています。

ほとんどの患者さんは30～40歳代まで無症状です。高血圧が、患者さんの60％にみられます。嚢胞の中に出血すると、嚢胞が大きくなり痛みを伴うこともあります。これにより血尿があらわれます。膀胱《ぼうこう》炎《えん》になると、病原菌が上がってきて嚢胞に感染することがあります。嚢胞が大きくなると、腰背部痛《ようはいぶつう》、腹部膨満《ふくぶぼうまん》、嘔気《おうき》といった症状があらわれます。

多発性嚢胞腎が続くと、多くの方が60～70歳代で透析療法が必要になります。ただし、個人差が大きく、日常の管理が何よりも重要です。

多発性嚢胞腎の原因と症状

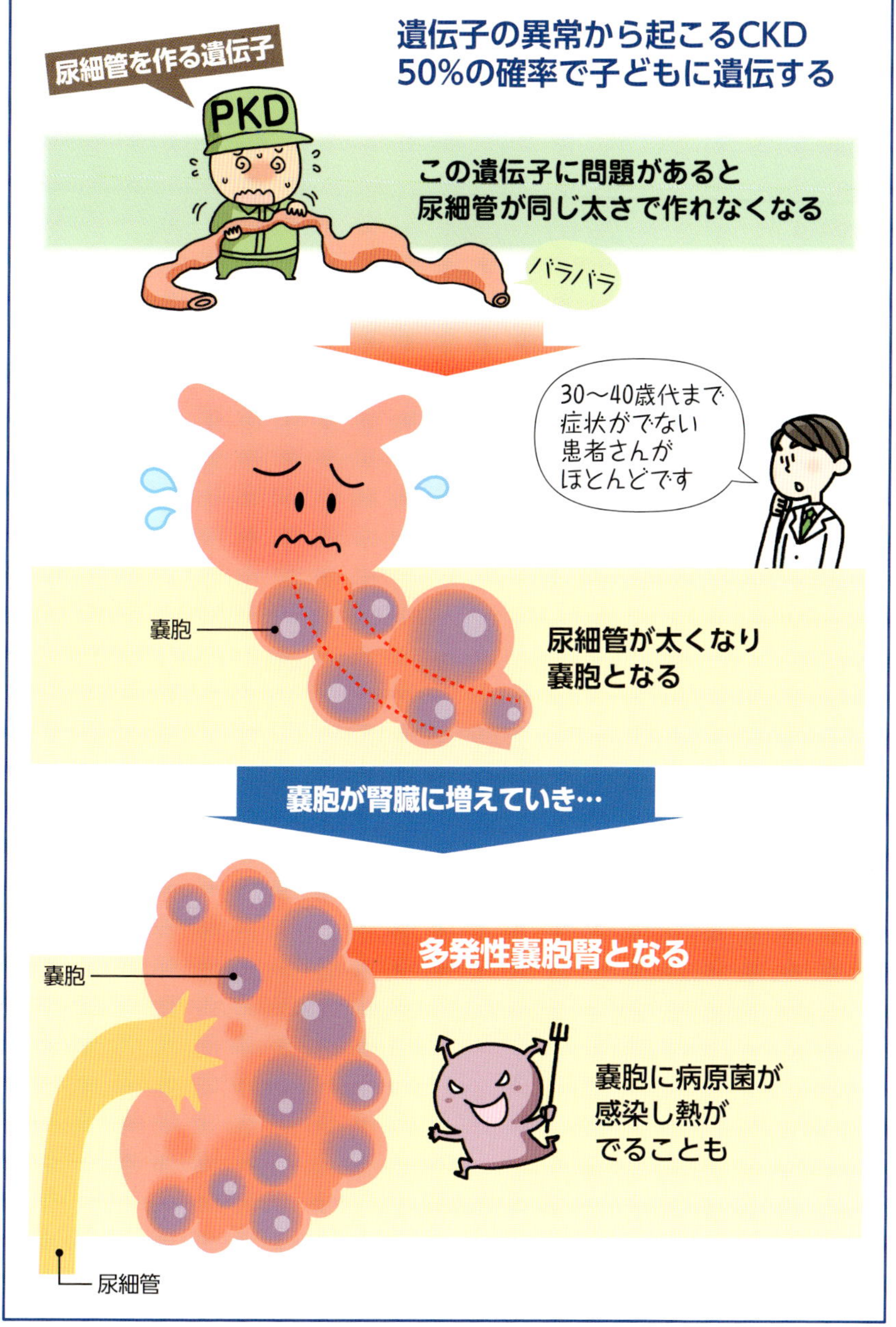

尿細管を作る遺伝子
PKD
遺伝子の異常から起こるCKD
50%の確率で子どもに遺伝する
この遺伝子に問題があると
尿細管が同じ太さで作れなくなる
バラバラ
30～40歳代まで
症状がでない
患者さんが
ほとんどです
嚢胞
尿細管が太くなり
嚢胞となる
嚢胞が腎臓に増えていき…
多発性嚢胞腎となる
嚢胞
嚢胞に病原菌が
感染し熱が
でることも
尿細管

腎《じん》盂《う》腎《じん》炎《えん》（急性・慢性）

腎《じん》盂《う》は、腎臓で作られた尿が尿管から排出される前にいったん集められるところです。尿道や膀胱から大腸菌などの病原菌が上行し、腎臓に感染して炎症を起こします。尿路の構造上の異常（尿管膀胱逆流症）や前立腺肥大（尿路の閉塞）、尿路結石、膀胱炎などの病気、また免疫力が低下しているときなどにもかかりやすくなります。一般に、急性腎盂腎炎をくり返して慢性に移行します。腎盂に炎症が起これば腎盂炎《じんうえん》といい、腎実質《じんじっしつ》（糸球体や尿細管がある部分）にまで感染が及ぶと腎盂腎炎といいます。尿道が短く感染しやすいことから女性に多く、男女比はおよそ1対30です。

急性は、悪寒をともなう高熱（38度以上）で発症します。背中、脇腹、腰、腎臓部の圧痛、急性腹痛をともない、重症になると菌血症や敗血症、膿尿《のうにょう》、だるさ、頻尿、排尿痛や残尿感といった膀胱炎のような症状、尿の白濁（白血球が混じる）などがあります。

腎盂腎炎は尿路から上行して感染する

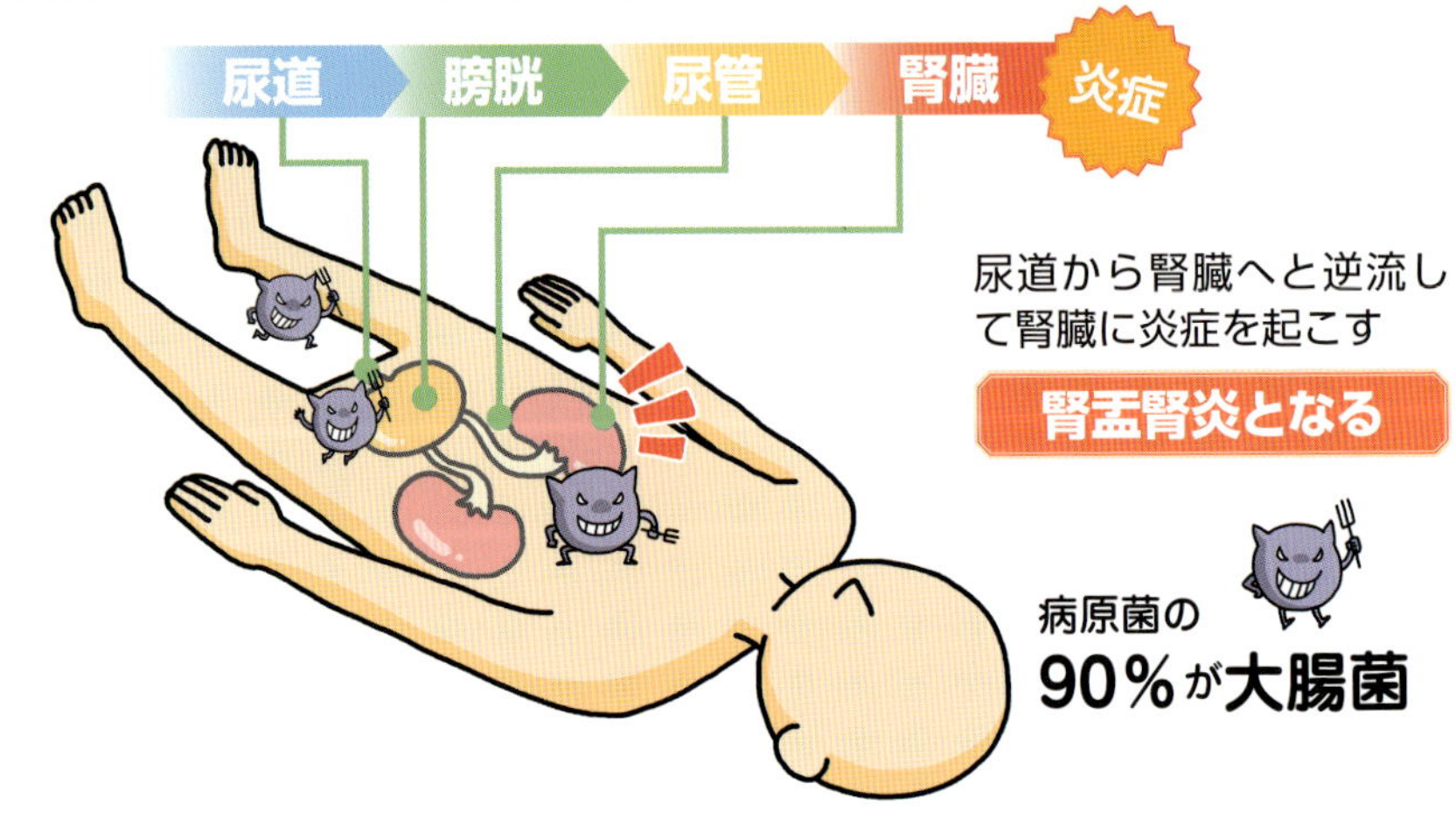
尿道
膀胱
尿管
腎臓
炎症
尿道から腎臓へと逆流して腎臓に炎症を起こす
腎盂腎炎となる
病原菌の
90％が大腸菌

慢性は、ほとんどは微熱、だるさ、食欲不振、吐き気などの症状です。

悪性高血圧

高血圧緊急症ともいいます。拡張期血圧（低い方の血圧）が１２０～１３０mmHg以上という高血圧状態により、腎機能障害が急激に進行します。短期間で腎不全、心不全、眼底出血、昏睡などを起こすため、すぐに治療を始めなければなりません。

高血圧、降圧治療の中断、長期にわたる精神的・身体的ストレスなどが関係しています。またほかの腎障害から、悪性高血圧になることがあります。

男性に多く、30～50歳代に好発します。60歳以上ではあまりみられません。

全身症状が急激に悪化し、とくに運動失調、知覚障害、頭痛、めまい、悪心などの脳症状、呼吸困難、胸痛、不整脈などの心症状をともないます。

血圧が高くなりすぎるとCKDをまねく

降圧治療の中断やストレスなどで血圧があがる

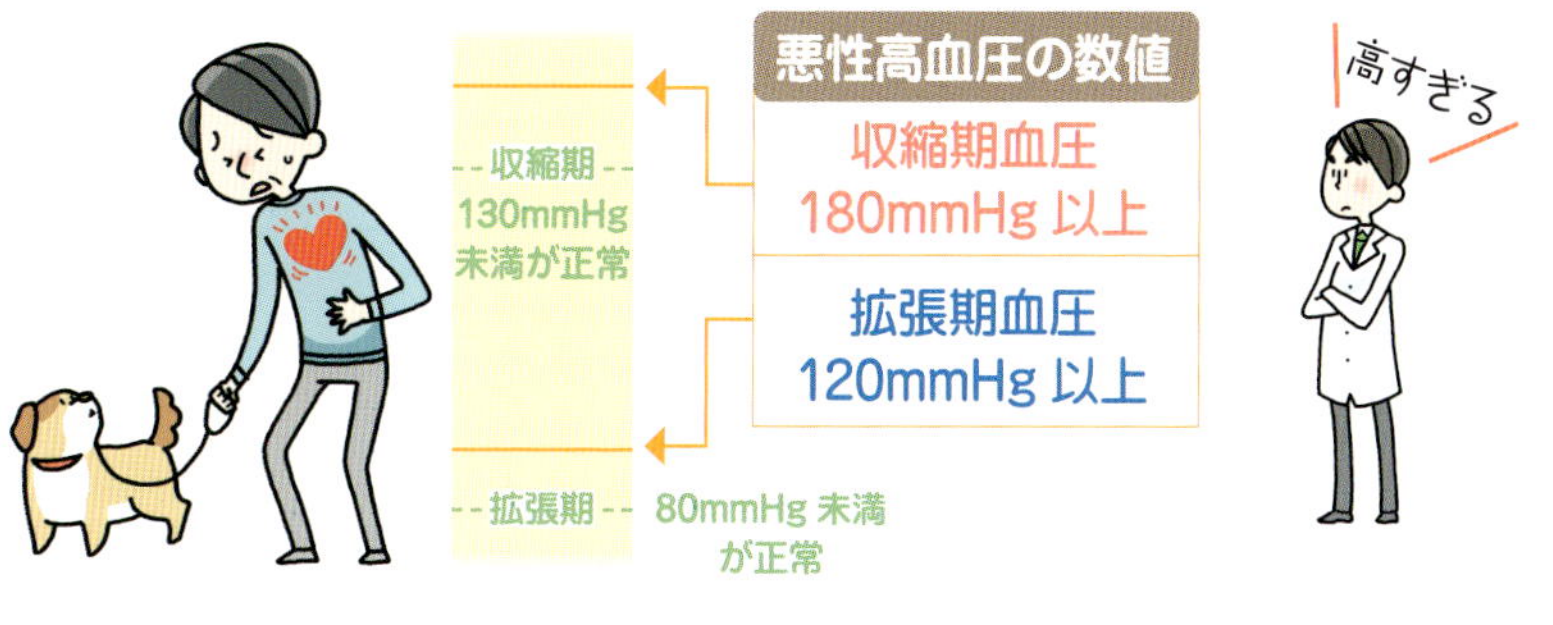

悪性高血圧性は腎不全、心不全を引き起こします！

急速進行性糸球体腎炎

糸球体が炎症を起こす病気の一つで、数週～数ヵ月の短い期間に急速に腎機能が低下し、老廃物のろ過ができなくなります。

代表的な原因としては、抗好中球《こうこうちゅうきゅう》細胞質抗体（白血球の一つである好中球のなかの酵素に対する自己抗体（ANCAという）が自己免疫異常を起こし、小型の血管に強い炎症を起こすと考えられています。

腎生検（62ページ　腎臓の組織を採取して調べる検査）では、半月体と呼ばれる強い炎症による細胞の変化が認められます。

毎年1500～1800人が発症しています。腎生検件数の約5％がこの病気の患者さんです。

血尿、たんぱく尿、尿量の減少、微熱、だるさ、食欲不振などがおもな症状です。

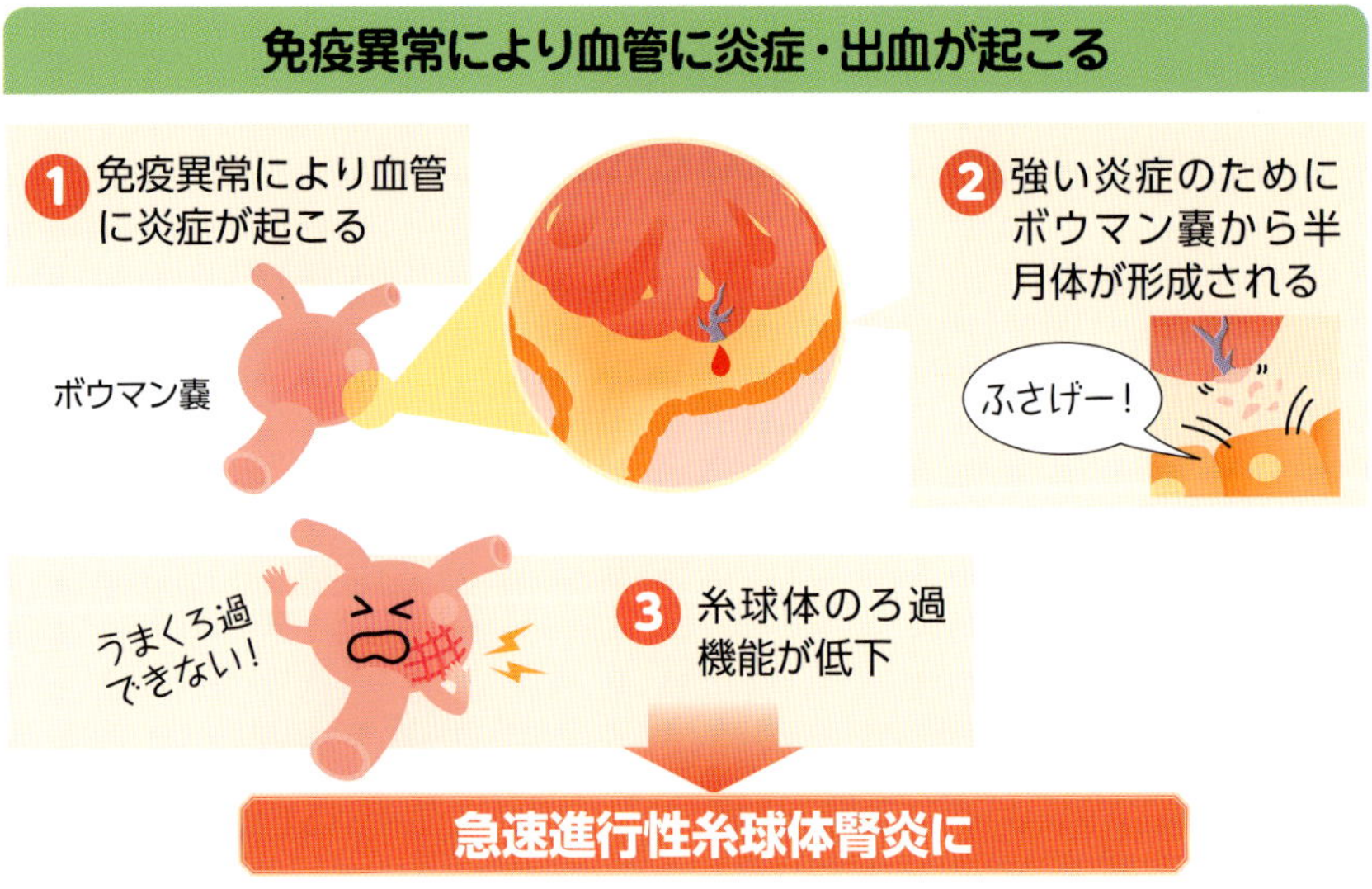
免疫異常により血管に炎症・出血が起こる
1 免疫異常により血管に炎症が起こる
ボウマン嚢
2 強い炎症のためにボウマン嚢から半月体が形成される
ふさげー！
うまくろ過できない！
3 糸球体のろ過機能が低下
急速進行性糸球体腎炎に

SLE（全身性エリテマトーデス）によるループス腎炎

SLE（全身性エリテマトーデス）とは、全身の臓器に原因不明の炎症が起こる自己免疫疾患により発症する腎炎です。ループス腎炎は、SLEによって引き起こされ、SLE患者さんの60～80%がかかっていると推定されています。

患者さんは若い女性が多い病気です。

関節の痛み、光線過敏（日光アレルギー　日光が当たった部位がかぶれるなど）、皮疹《ひしん》（顔面蝶形紅斑《がんめんちょうけいこうはん》）、発熱、口腔内の潰瘍《かいよう》などがおもな症状です。

また、軽度の血尿、たんぱく尿、ネフローゼ症候群、急速進行性腎炎症候群をきたします。

ループス腎炎は、腎臓の障害が先にあらわれ、続いてSLEの症状があらわれる場合もあります。

全身の臓器におよぶ自己免疫疾患

SLE のうち6～8割が**ループス腎炎**となる

顔面蝶形紅斑、光線過敏、関節炎、胸膜炎、腎障害、神経障害などさまざまな症状があらわれます

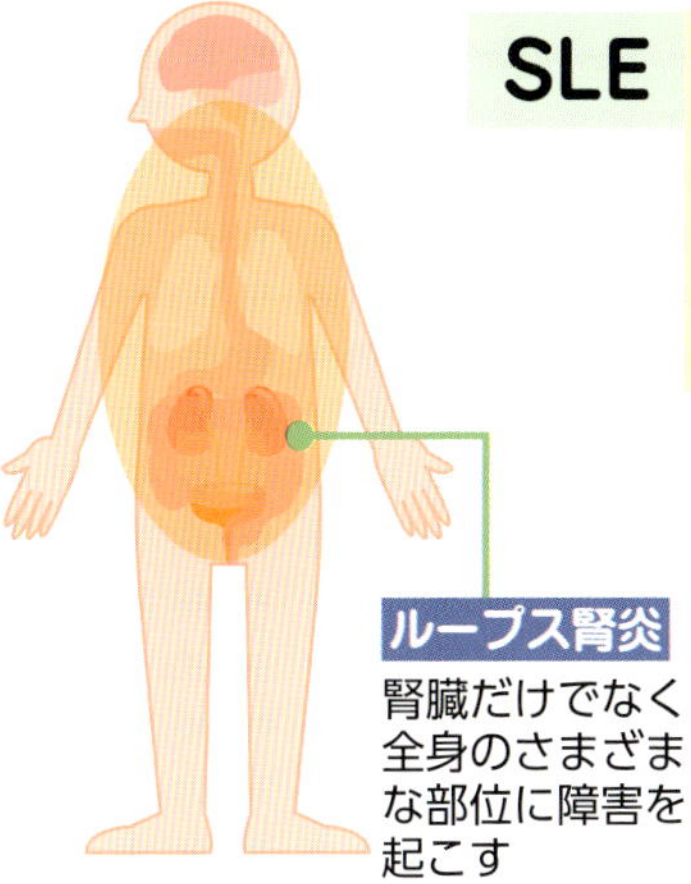
ループス腎炎
腎臓だけでなく全身のさまざまな部位に障害を起こす

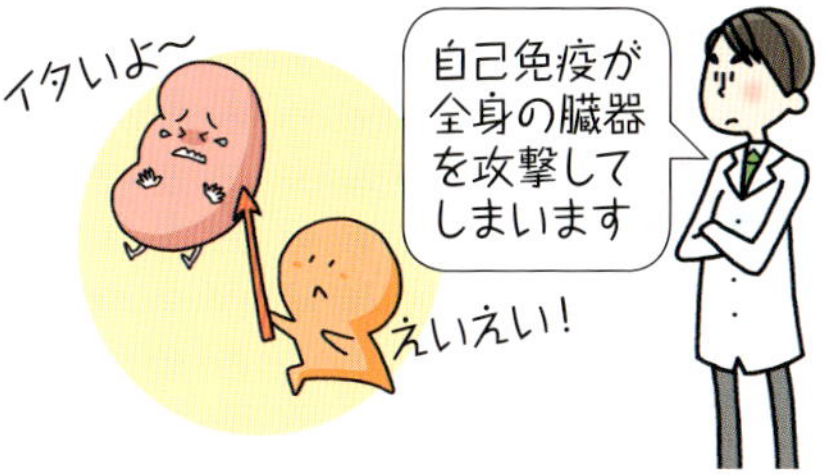
イタいよ～
えいえい!
自己免疫が全身の臓器を攻撃してしまいます

痛風腎

痛風を原因とする腎臓病です。人の体内では、核酸（ＤＮＡ・ＲＮＡ。遺伝子の一部）の原料であるプリン体が代謝され、その老廃物として尿酸が生成されます。尿酸は腎臓から尿中に排出されますが、うまく排出できなかったり、尿酸がたくさん作られすぎたりすると血中の尿酸濃度が上がります。この状態が高尿酸血症です。

高尿酸血症のうち、尿酸が腎臓から排泄されないタイプが60％、尿酸の生成が増加するタイプが約20％、混合型が20％といわれています。

尿酸が血液中に過剰に増えると、尿酸は針状に結晶化しやすくなります。この結晶が足の親指の付け根などに沈着して刺激し、激しい痛みを引き起こします。この状態が痛風発作です。

高尿酸血症は、脳血管障害、虚血性心疾患、尿路結石、動脈硬化症、脂質異常症、肥満などの要因になるばかりでなく、とくに腎実質（糸球体、尿細管）に尿酸結晶がたまると、腎機能が低下する痛風腎を引き起こします。

痛風の原因は、一般的には生活習慣の影響が大きく、プリン体を多く含む食品である肉、魚、甲殻《こうかく》類《るい》、アルコール、とくにビールのとり過ぎがあげられます。

男性に多い病気です。痛風の患者数は30～60万人とされています。

尿路結石や腎臓結石ができやすく、尿路結石では背中や腹部の痛み、血尿があらわれることがあります。痛風腎が続くと慢性間質性腎炎を起こしてＣＫＤの原因となります。

尿酸結晶が腎機能を低下させる

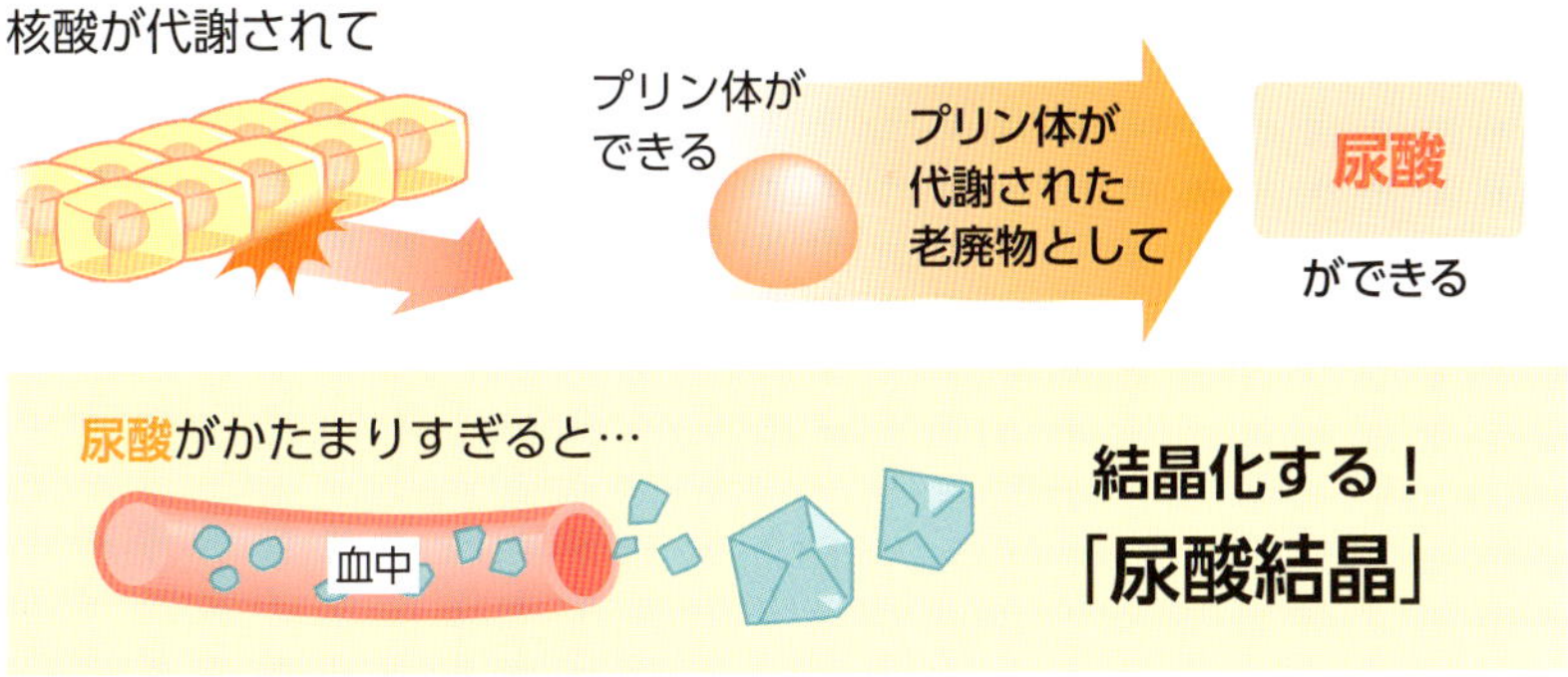

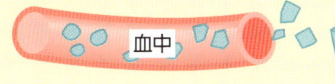

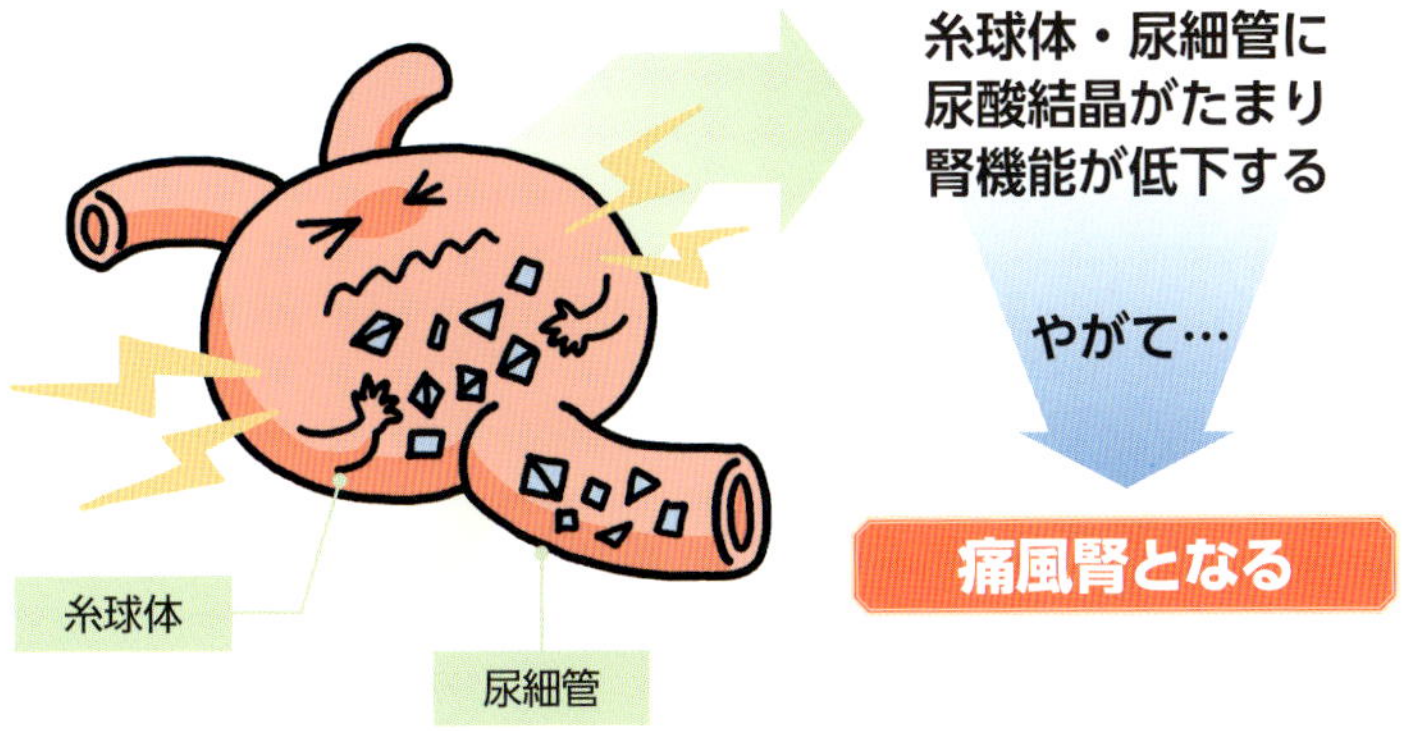

結晶の被害は全身に

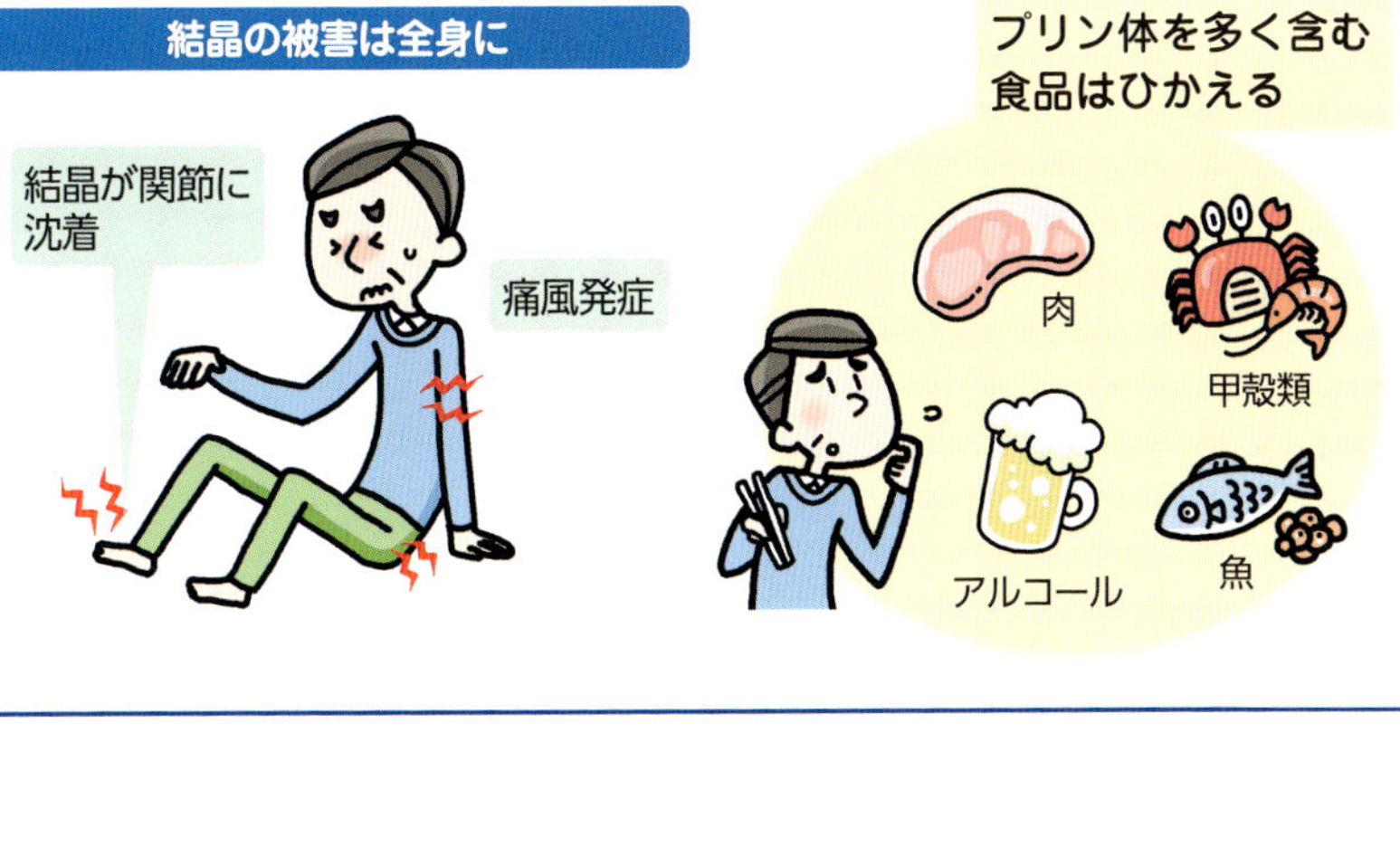

腎臓と心臓の深い関係

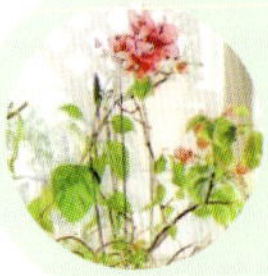

column

CKDは心臓病と非常に深い関係にあることが知られるようになってきました。

心臓病の患者さんはCKDになりやすく、反対にCKDの患者さんは心臓病を合併しやすく、そして、末期腎不全で透析を導入するより、むしろ心臓病で死亡する率が高いことがわかったのです。

わが国でおこなわれた大規模な研究によると、CKDは、一般の人に比べて2倍も心血管疾患による心筋梗塞や脳卒中を起こしやすいことがわかっています。

生活習慣病（メタボリックシンドロームなど）により心臓に負担がかかり、心臓が送り出す血液量が減ると、腎臓の血流量が減少します。糸球体のろ過量が低下するので、腎臓は血管や心臓に働きかけ、血圧を上昇させ血流量を増やそうとします。そのため、心臓に負担がかかり、心血管疾患を発症する危険性が高まります。

またCKD自体も血圧を上昇させるなどして、心血管疾患の引き金となるのです。

CKDと診断されて心血管疾患を合併しないようにするには、食塩を1日6g未満に抑え、エネルギーのとり過ぎに注意し、適度な運動をおこないましょう。肥満の人は減量し、タバコを吸う人は禁煙します。自分の検査値を知り、かかりつけ医とよく相談しながら治療することが大切です。

第2章

The second chapter

CKDの検査と診断

より適切な治療方針を決めるために、CKDの診断の過程ではさまざまな検査をおこないます。本章では、検尿、血液検査、画像診断、腎生検などの検査内容と、CKDの診断方法について詳しく説明します。

検尿（尿検査）

CKDを早期発見するために

ＣＫＤ（急性の腎臓病によらない慢性腎臓病の場合）の多くは、初期には自覚症状がありません。そのため、むくみや尿の異常ではじめて受診し、腎臓の病気がわかったときには、ずいぶん進行しているといった例は少なくありません。早期に発見するためには、無症状のうちに定期健診などで異常を見つけることが大切です。検尿は、かくれた腎臓の病気を見つけるための非常に有効な手段です。

一般に、健診でおこなわれる検尿では朝一番の尿、すなわち早朝尿を調べます。

一日の最初の尿を調べるのは、尿中成分が夜間に溜まり、濃縮された尿だからです。早朝尿が採れない場合は、随時尿といって、検査の際にトイレへ行き尿を採取しておこないます。随時尿の場合は早朝尿より、尿が薄くなっています。早朝尿、随時尿のほかに、１日に排出される尿の内容を把握するための24時間蓄尿《ちくにょう》という検査もあります。

検尿は、できるだけ体内にある状態に近い新鮮な尿を、試験紙や遠心分離機《えんしんぶんりき》を用い、尿の中にあるたんぱくや赤血球、白血球などの成分の有無や濃度を調べます。

検尿で異常が見つかっても、必ず腎臓病であるというわけではありません。健康な状態のこともありますし、腎臓以外の病気である糖尿病や肝臓病、悪性腫瘍などの診断の手がかりとなることもあります。なにか異常があれば、必ず早めに再検査を受けましょう。

CKDの早期発見は検尿から

CKDは初期の段階では自覚症状がない

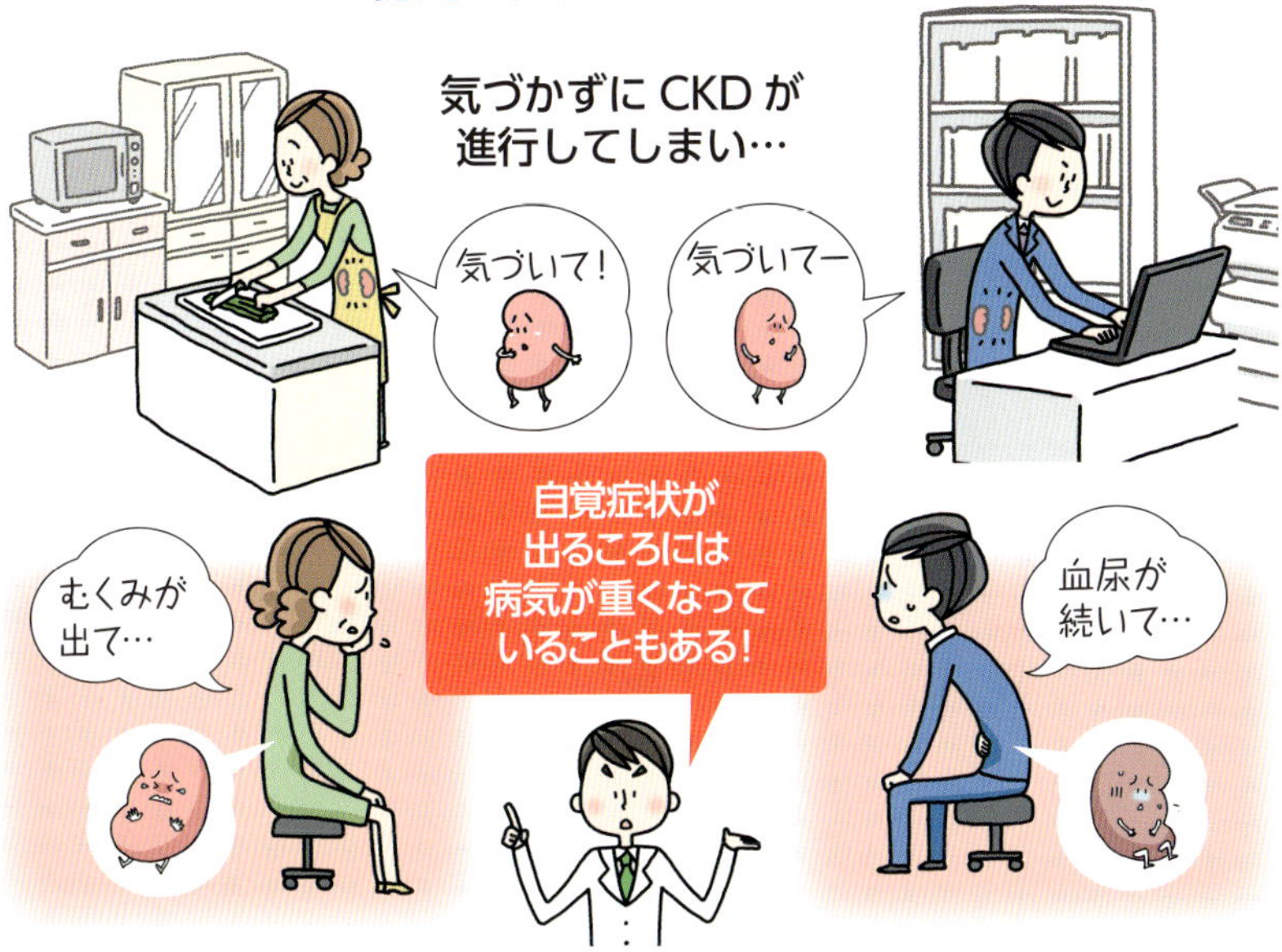

気づかずにCKDが
進行してしまい…
気づいて！
気づいてー
むくみが
出て…
自覚症状が
出るころには
病気が重くなって
いることもある！
血尿が
続いて…

早期発見のために「定期検診」を受けましょう

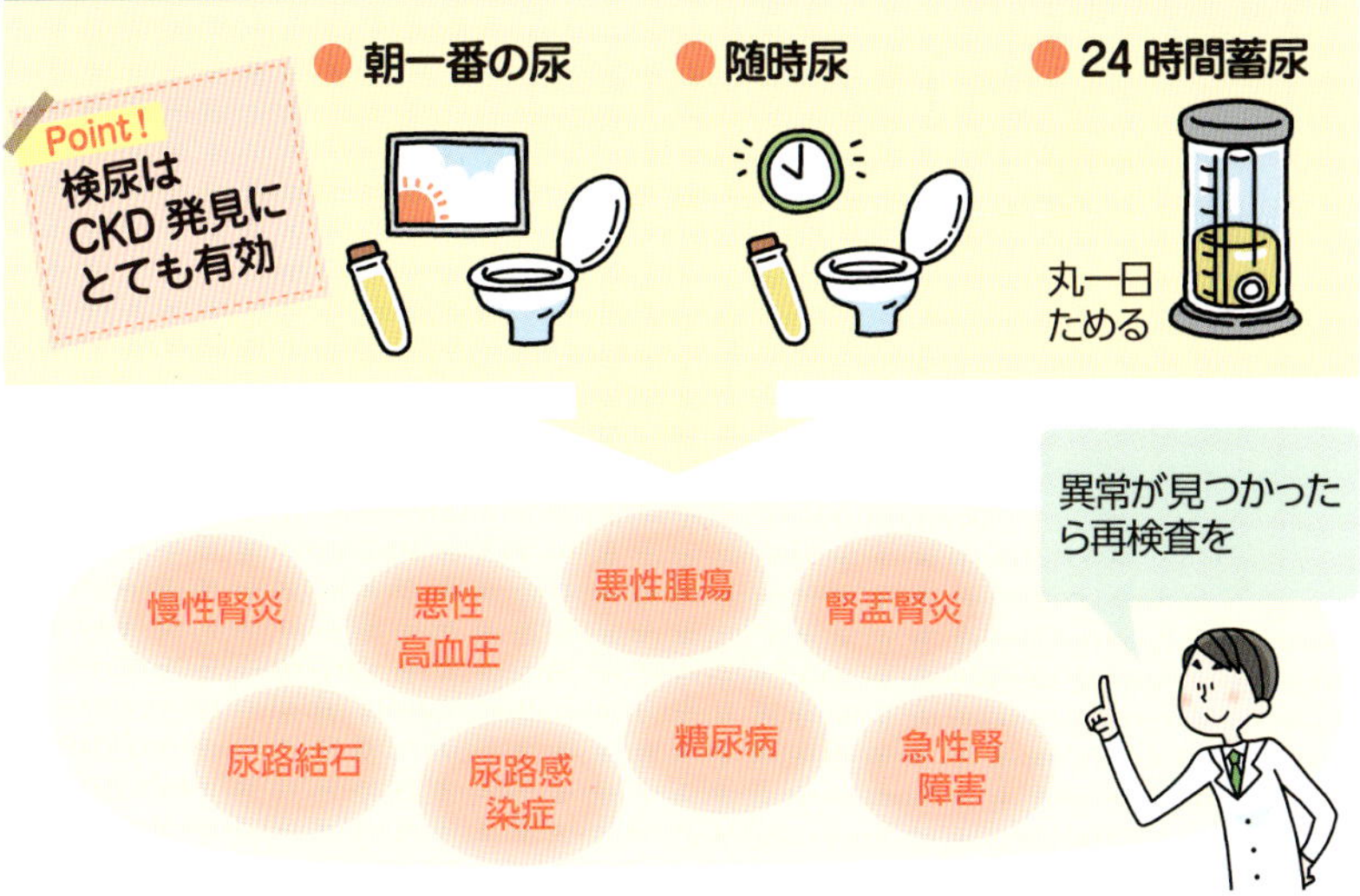

たんぱく尿

たんぱく尿とは、尿の中にたんぱくがあらわれることで、血液中に含まれていたたんぱくが腎臓の糸球体を通過する過程でもれ出たものです。健康な人ではたんぱくはほとんど出てきません。

たんぱく尿と言われたら、再検査をおこない、必要に応じて24時間蓄尿《ちくにょう》検査をおこなったりします。蓄尿検査の結果、１日のたんぱくが0.3～0.5ｇ以上なら専門医を受診し、より詳しい検査を受けることになります。

　蓄尿検査では、１日に食べた食品に含まれる塩分、カリウム、リン、クレアチニン（50ページ）などの量もわかるので、食事療法の効果も調べることもできます。蓄尿検査は比較的面倒な検査なので、たんぱく尿の１日量を調べるだけならば、最近は、尿中に含まれるクレアチニンという物質を利用した計算式で、蓄尿をせず随時尿で推定する方法もとられています。

アルブミン尿

　また、尿中のアルブミンという、総たんぱくの約４割を占めるたんぱく質もＣＫＤの診断では重要になります。アルブミンは肝細胞《かんさいぼう》でつくられ、血液中に存在していますが、糸球体が障害されると尿中にあらわれます。尿中のアルブミンが30～２９９mg／gCrの場合を微量アルブミン尿といい、３００mg／gCr以上を顕性《けんせい》アルブミン尿と呼んでいます。アルブミン尿は通常の健診では調べません。糖尿病の人の腎機能を調べる検査では保険が適用されます。

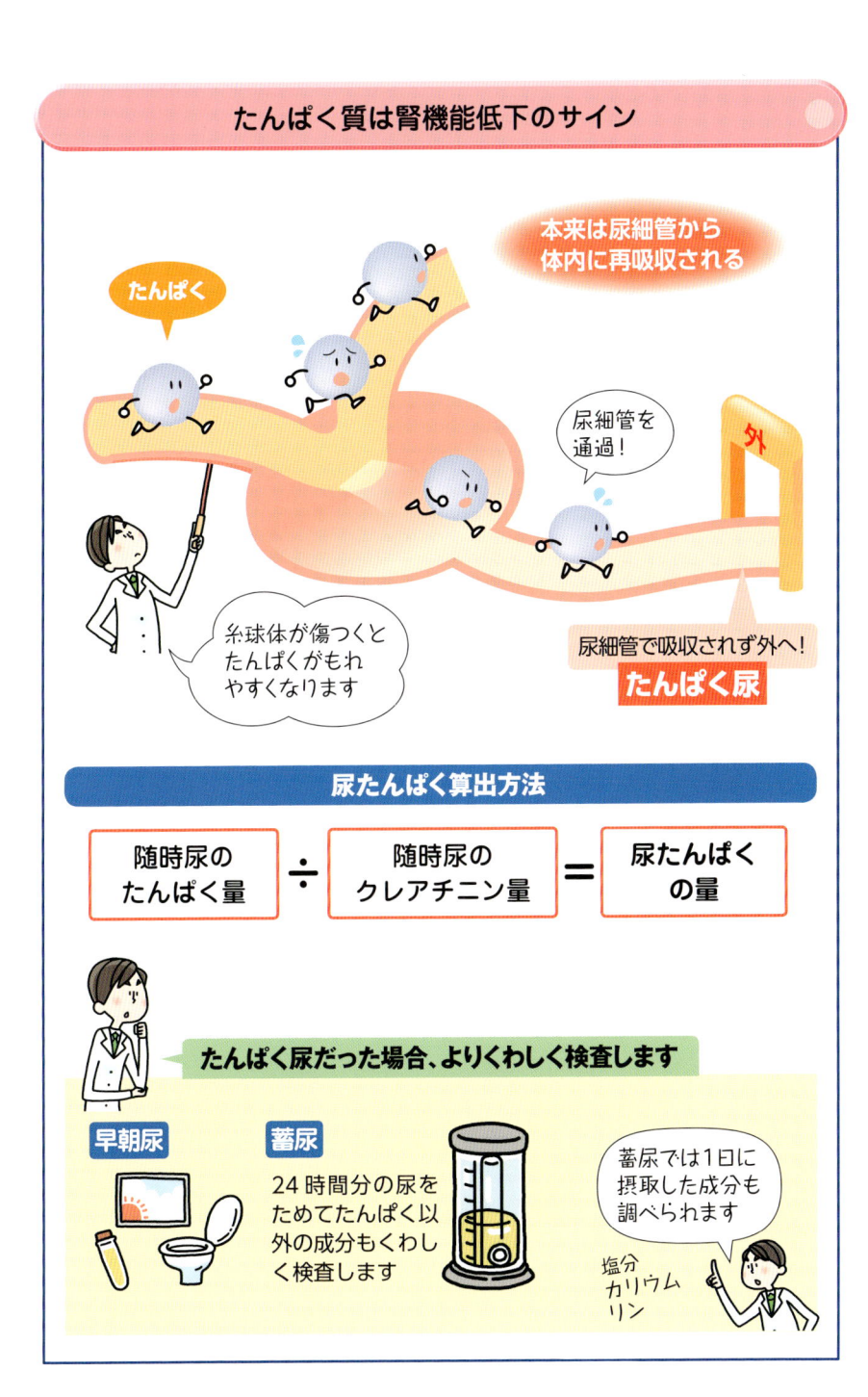

たんぱく質は腎機能低下のサイン

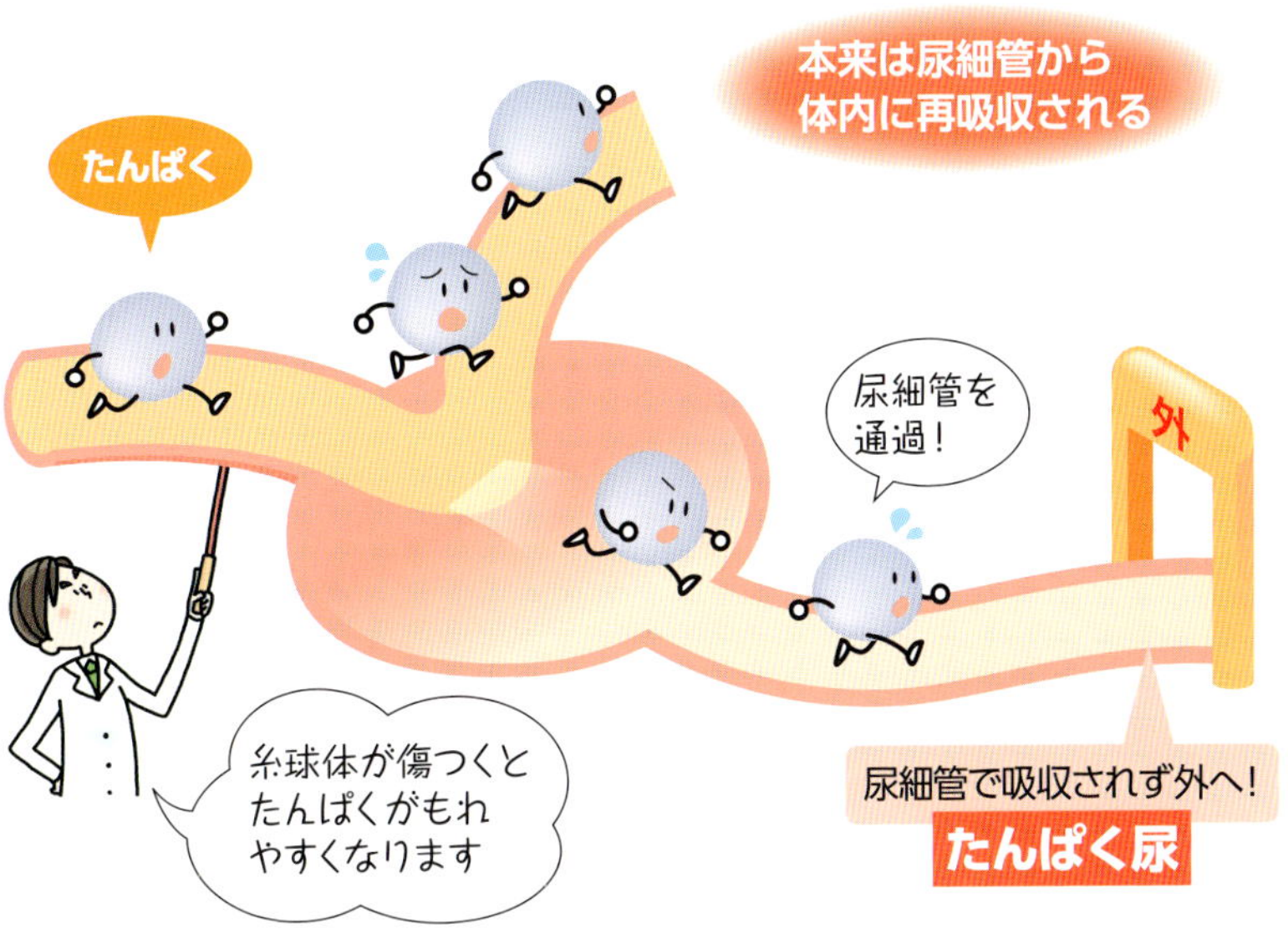

尿たんぱく算出方法

随時尿のたんぱく量 ÷ 随時尿のクレアチニン量 ＝ 尿たんぱくの量

たんぱく尿だった場合、よりくわしく検査します

早朝尿

蓄尿

24時間分の尿をためてたんぱく以外の成分もくわしく検査します

血尿

尿は、腎臓でつくられて尿管を下り、膀胱にためられて、尿道から排泄されます。血尿は、この通路のどこかに問題が生じて起こります。

実は、健康な人でもわずかに血液が尿に出ます。といっても試験紙に反応するほどではありません。しかし、腎臓や泌尿器が障害されたときには、はっきりと検査にあらわれます。尿に多量の血液（1Lの尿に1mL以上）が混じると、尿が赤褐色に見えます。これを肉眼的血尿といいます。肉眼ではわからなくても、試験紙が反応した場合を尿潜血《にょうせんけつ》といい、実際の検査では尿潜血のほうが多くみられます。血尿もたんぱく尿と同じように、（＋）以上が陽性です。

血尿が出ても過労などによる一過性の場合もあるので、何回か検査をおこないます。その結果血尿と判定されれば、血尿を確定するために尿沈《にょうちん》渣《さ》（48ページ）に存在している赤血球の数を調べます。

血尿の原因が、腎臓にある場合は、急性・慢性腎炎、腎結石、腎腫瘍、遊走腎《ゆうそうじん》など、尿管の場合は、尿管結石、尿管腫瘍、尿管異物など、膀胱の場合は、膀胱炎、膀胱結石、膀胱腫瘍など、尿道の場合は、前立腺炎、前立腺腫瘍、尿道炎など、その他、白血病や紫斑病《しはんびょう》などの出血傾向のある病気、溶血性疾患などが生じている場合もあります。

たんぱく尿も血尿も陽性と言われたときは、他の検査結果も勘案しながら、より詳しい専門的な検査が勧められます。

血尿の検査で疾患を見つける

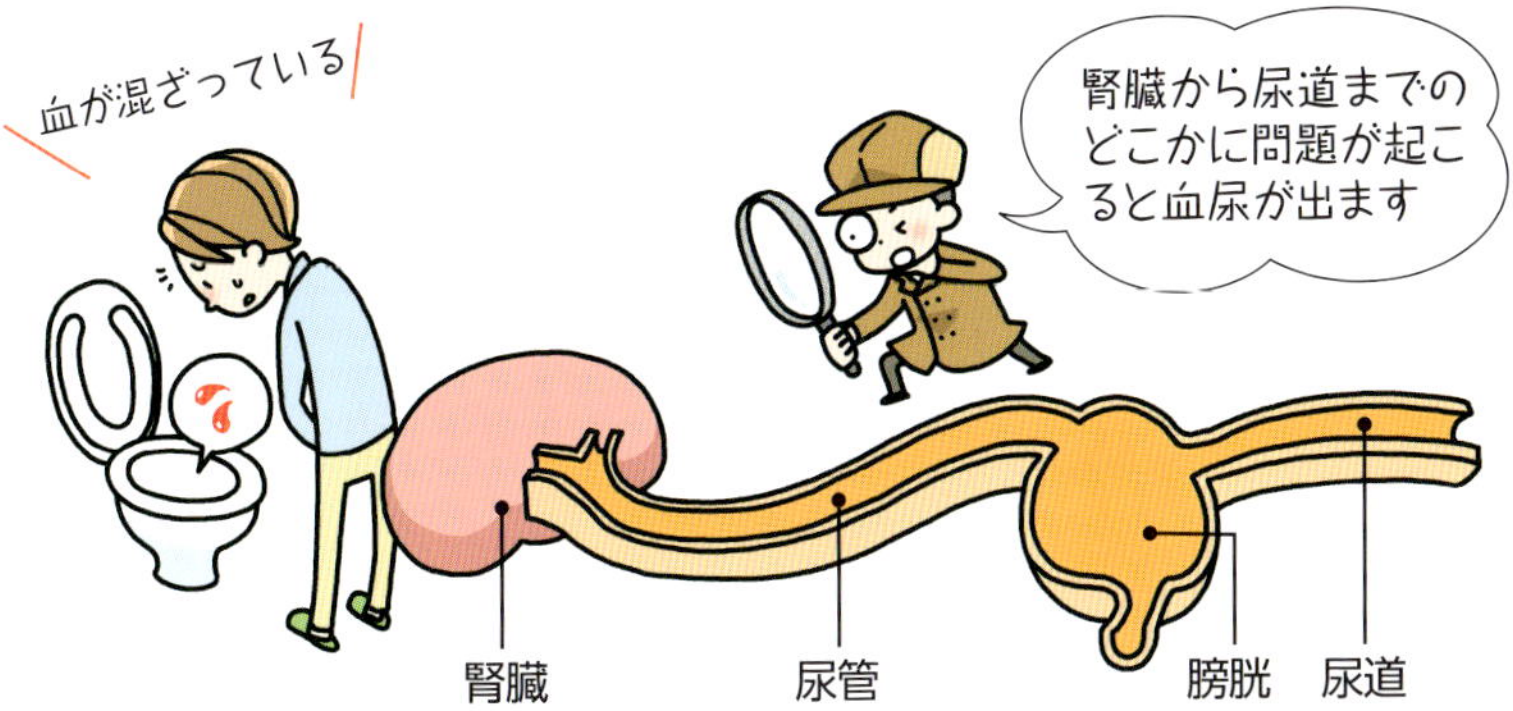

原因の場所別の病名

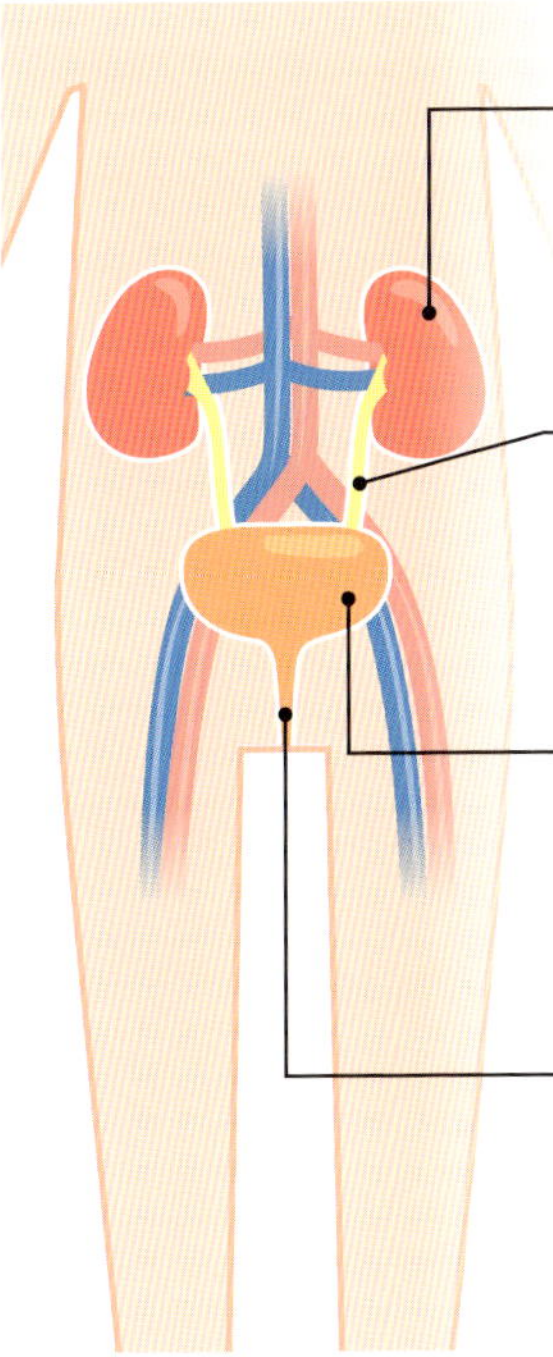

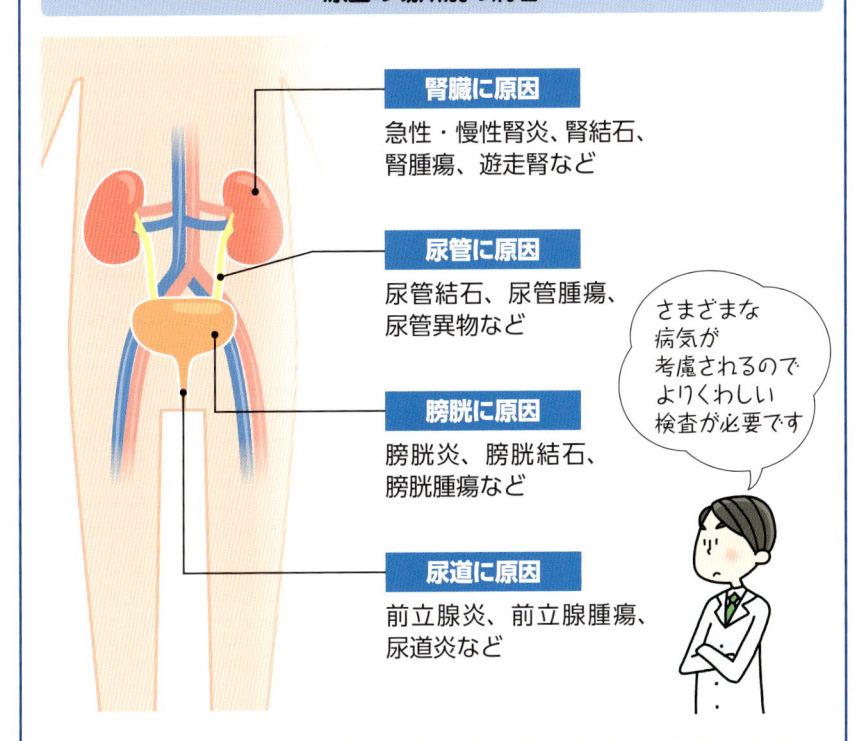

腎臓に原因

急性・慢性腎炎、腎結石、
腎腫瘍、遊走腎など

尿管に原因

尿管結石、尿管腫瘍、
尿管異物など

膀胱に原因

膀胱炎、膀胱結石、
膀胱腫瘍など

尿道に原因

前立腺炎、前立腺腫瘍、
尿道炎など

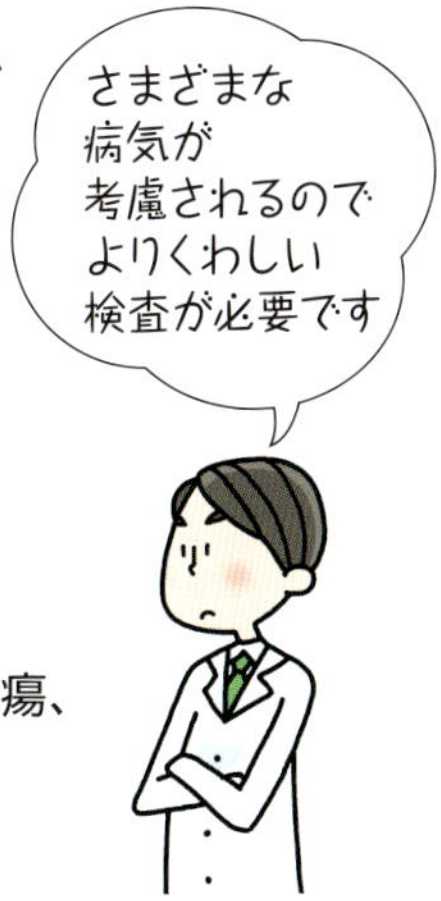
さまざまな
病気が
考慮されるので
よりくわしい
検査が必要です

尿沈渣《にょうちんさ》

尿沈渣は、尿の中に沈殿《ちんでん》する固形成分です。顕微鏡でこの沈渣を調べ、病気の場所や原因、程度を推定します。排尿後数時間以内の新鮮な尿を使わなければなりません。最近はコンピューターで分析する装置も普及しつつあります。尿沈渣には、おもに次のような成分があります。

赤血球　４００倍の顕微鏡で見る1視野に5個以上の赤血球が確認されれば、血尿です。

　このような場合は、腎臓や泌尿器の病気である可能性が考えられます。赤血球の大きさや形が不ぞろいの場合は、主として糸球体に障害があり、形や大きさがそろっている場合は、下部の尿路系に障害があると推定できます。

白血球　やはり尿中に増えすぎていないかを調べます。感染症では好中球、アレルギーなどでは好酸球という白血球が増えます。

円柱《えんちゅう》　円柱は尿細管でたんぱく質が結合してできます。通常、健康な人には見られません。血尿と円柱の両方が観察される場合は、糸球体に異常があると推定できます。

細菌　尿中の細菌の種類や数を調べます。細菌が多数認められる場合は、膀胱炎、腎盂腎炎などの感染症が疑われます。真菌はカンジダ症の原因、トリコモナス原虫は尿道炎、前立腺炎、腟炎の原因です。

悪性腫瘍細胞　尿が通る経路で接するがんや肉腫などの細胞がはがれて出てくることがあります。悪性か良性かを調べます。

尿沈渣は尿の中に沈殿する成分

検査する成分はおもに以下のもの

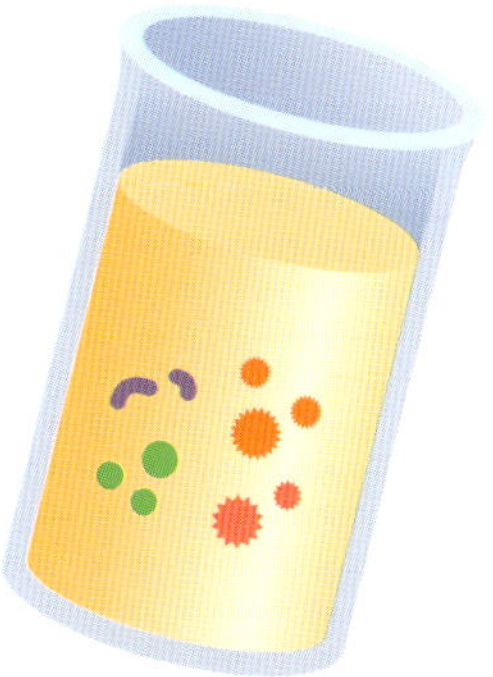

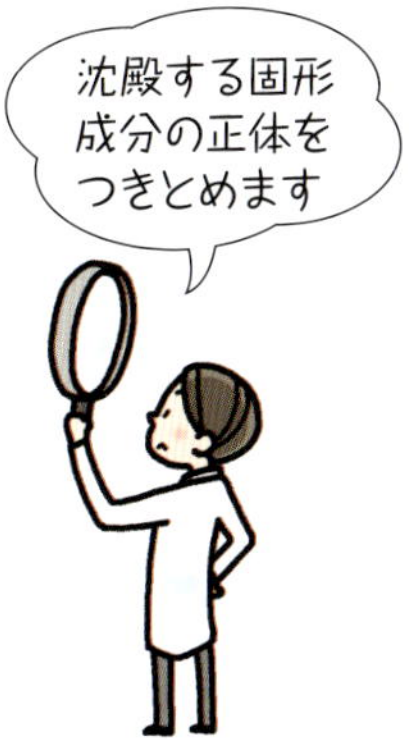

円柱

血尿と円柱の両方が観察される場合

↓

糸球体か尿細管に異常がある

細菌

細菌が多い場合

↓

感染症の疑い

・膀胱炎
・腎盂腎炎など

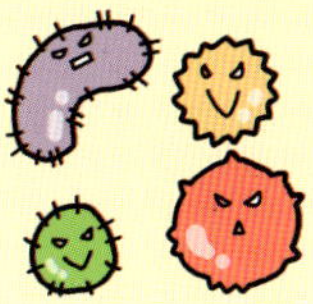

悪性腫瘍細胞

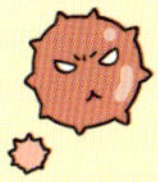

がんや肉腫などの細胞がはがれたもの

赤血球

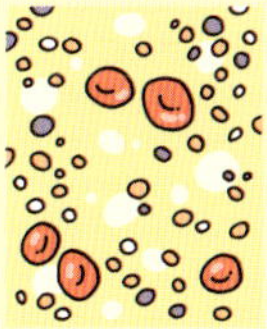

400 倍の顕微鏡で見て
5 個以上の赤血球があれば

↓

血尿

赤血球の大きさが

不ぞろい	そろっている
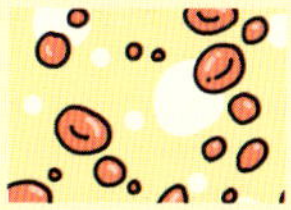	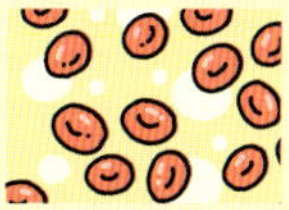
糸球体の障害が原因	下部尿路系の障害が原因

白血球

好中球が多い ▶ 感染症

好酸球が多い ▶ アレルギーなど

血液検査

腎臓の機能が血液にもあらわれる

腎臓の機能が衰えると、尿だけではなく、血液に含まれる物質にも変化があらわれます。その物質を調べることにより、腎臓の状態を知ることができます。

クレアチニン

筋肉でエネルギーを作るときの代謝産物です。筋肉量によって産生量が決まり、食事の影響は受けません。したがって、男女や年齢などにより生産量は左右されます。糸球体でろ過され尿細管ではほとんど再吸収されず、尿として排出されます。

腎臓からのみ排出されるので、腎臓が弱ってクレアチニンを排出できず、尿中のクレアチニンが減ると、血液中のクレアチニン濃度は高まります。

ろ過を司るネフロン（糸球体とそれに続く尿細管）は、人体にとって非常に大切な役目を果たしているので、とても丈夫にできています。半分くらい壊されても、残りの半分で仕事をこなしてしまいます。

たとえ片方の腎臓の機能が落ちても、もう一つの腎臓で持ちこたえるので、しばらくはクレアチニンの血中濃度は変わりません。つまりクレアチニンの血中濃度は、見かけよりも上の能力を示していることになり、腎臓が受けているダメージの実態はわかりません。実際には、ネフロンの数は2分の1くらいまで落ち込んだときに、はじめてクレアチニン濃度が正常範囲から上昇します。

腎臓が弱ると、血液中のクレアチニンは増える

血中のクレアチニン濃度を測り、腎臓の具合を確認

クレアチニンとは?

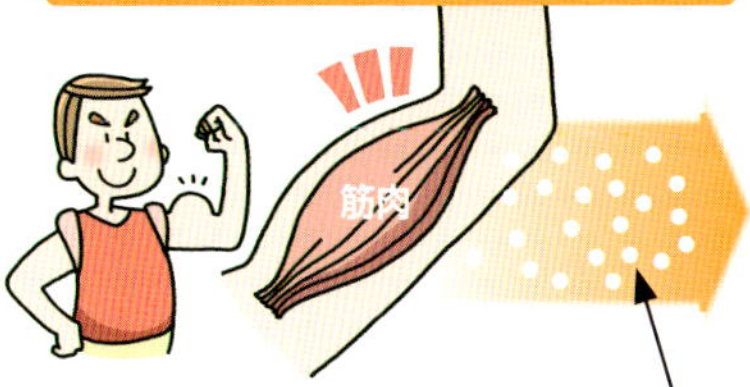

筋肉が動くときにつくられる代謝物

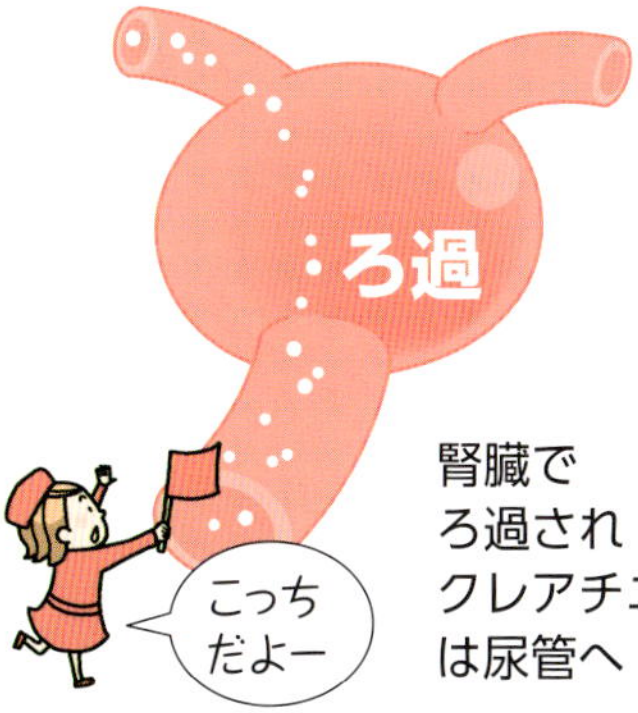
ろ過
こっちだよー

腎臓でろ過されクレアチニンは尿管へ

腎臓の機能に問題があると!!

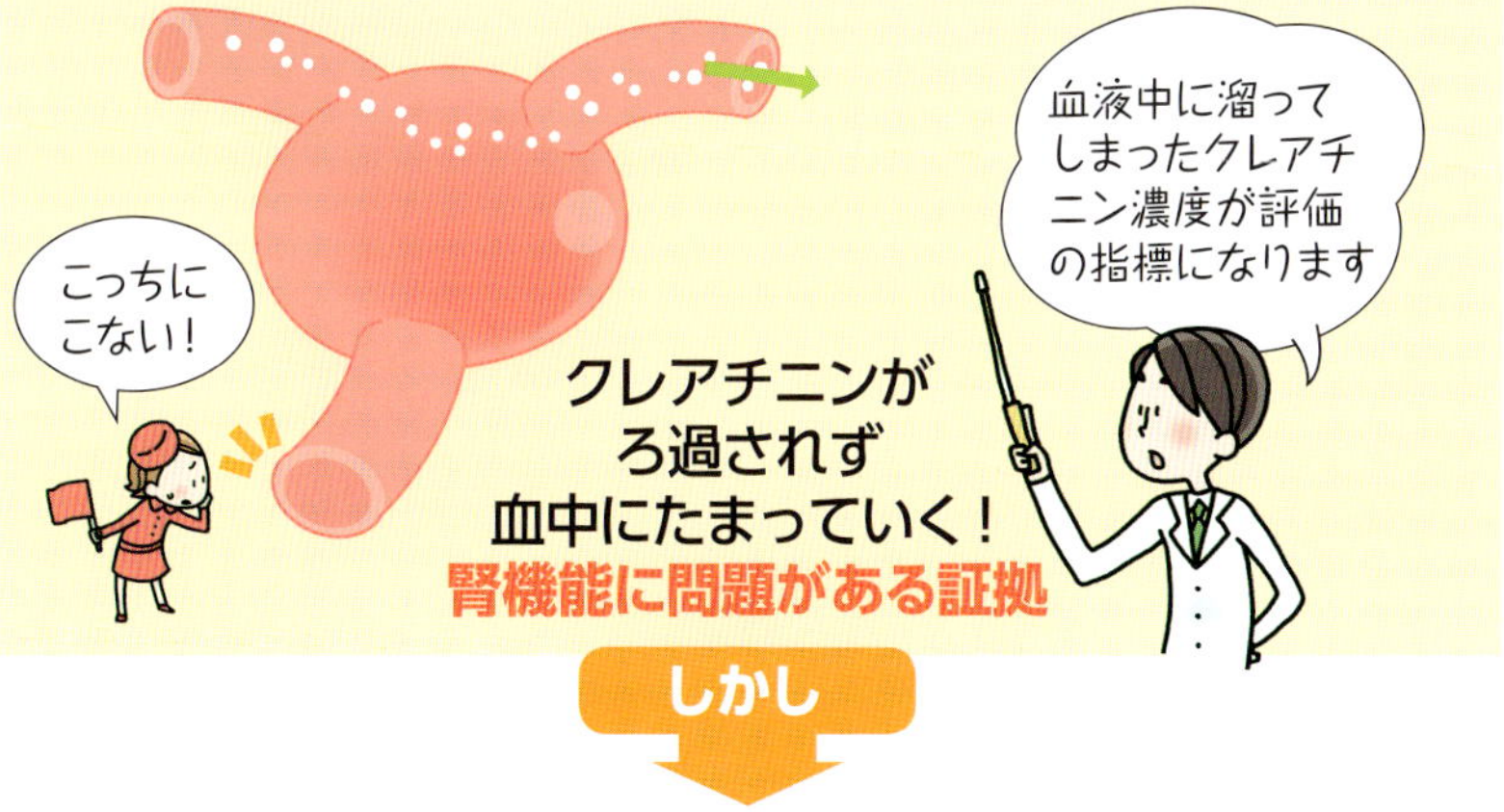
血液中に溜ってしまったクレアチニン濃度が評価の指標になります
こっちにこない!
クレアチニンがろ過されず血中にたまっていく!
腎機能に問題がある証拠

しかし

腎臓は片側のみでも十分機能するから…

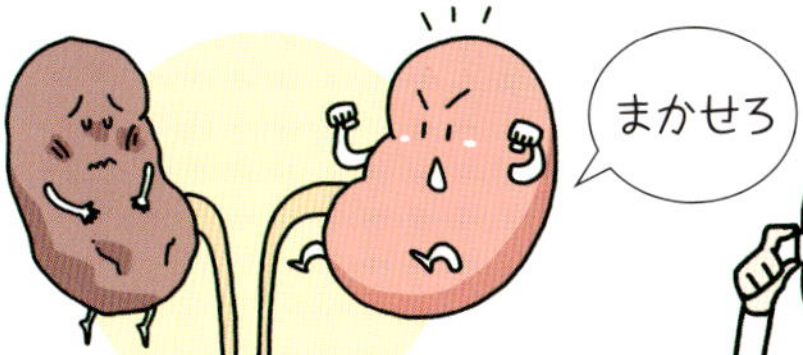

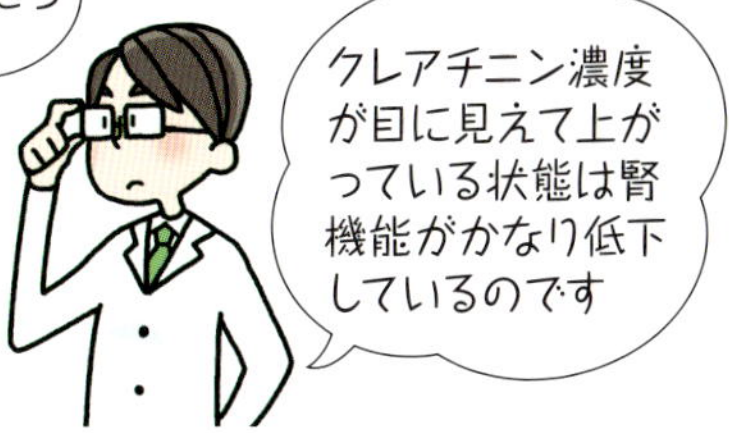
クレアチニン濃度が目に見えて上がっている状態は腎機能がかなり低下しているのです

二つの腎臓で機能が半分ぐらいまで低下しないかぎり症状は出にくい

eGFR《イージーエファール》（推算糸球体ろ過量）

前ページで血液中のクレアチニンの話をしましたが、早期に腎機能低下を把握するという点では、腎機能がかなり低下しないと異常を示さないクレアチニンはあまり適していません。

そこで、クレアチニン値をもとに、eGFR（推算糸球体ろ過量）という値を計算して腎機能を判断します。eGFRは、もともとアメリカでつくられた計算式でしたが、日本人にはそのまま使えないので、日本人に合うように男女差や人種差、年齢を補正してあります。

クレアチニンは、筋肉量による個人差が生じるので、四肢のいずれかを失った人や、高齢者や女性で筋肉の極端に少ない人などには、推算値があてはまらないケースが出てきます。

そこで、さらにシスタチンCというたんぱく質を利用する検査が考え出されました。

クレアチニンの量は体格や年齢による個人差がある

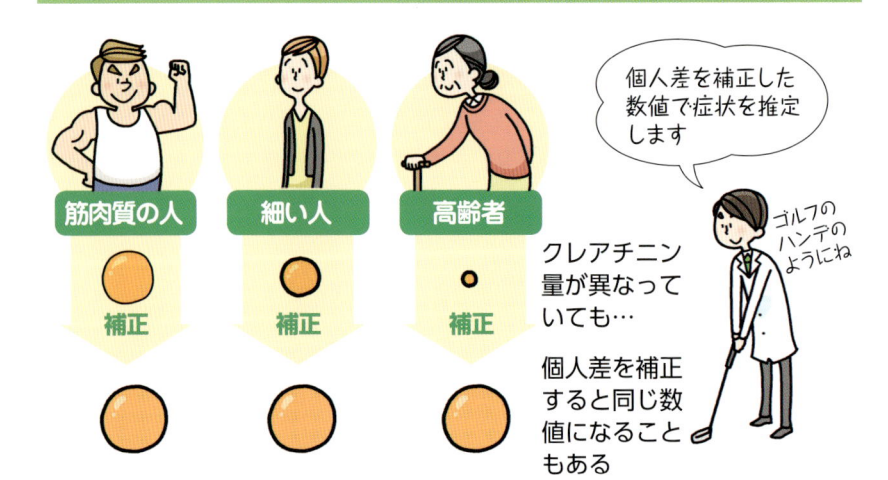

シスタチンCは、年齢、性別、筋肉量や運動による影響がクレアチニンより小さく、比較的腎機能に敏感に反応するため、腎機能障害を早く発見することに役立つとみられています。しかし、腎機能があまりにもひどく低下したときには反応が鈍いことが知られています。一方、甲状腺などの病気やステロイド薬の使用時などには高い値になります。

いずれにしても正確に測定した実数値ではなく、他の要素をもとに計算した、このくらいであろうという推定値なので、e（estimate：推定）の文字が付きました。

eGFRによる、CKDの重症度分類については66ページでも説明します。

eGFR（推算糸球体ろ過量）の求め方

クレアチニンを使った推算式

男性 $\text{eGFRcreat(mL/分/1.73m}^2\text{)} = 194 \times \text{Cr}^{-1.094} \times \text{年齢}^{-0.287}$

女性 $\text{eGFRcreat(mL/分/1.73m}^2\text{)} =$「男性推算式」$\times 0.739$

推算GFR（eGFR）は上の血清クレアチニンの推算式（eGFRcreat）で算出します。極端にやせた人、または四肢を切断した人など，筋肉量の極端に少ない場合には血清シスタチンCの推算式（eGFRcys）がより適切です。

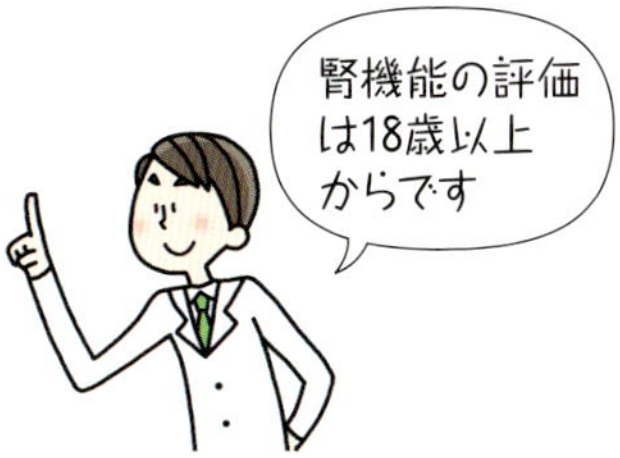
腎機能の評価は18歳以上からです

イヌリンクリアランス

ｅＧＦＲの項でも説明してきたように、クレアチニンから正確な糸球体ろ過量を測定するのは非常に困難です。日本では、２００６年からＣＫＤの疑われる人に対して、イヌリンを用いた腎クリアランス測定（イヌリンクリアランス）が保険適応されるようになりました。

イヌリンは、植物由来の物質です。からだの中で変化せず、すべて尿として排泄される物質です。クレアチニンのように、筋肉や尿細管からの変動を与える要素もありません。現在、イヌリンクリアランスは糸球体ろ過量を正確に測るゴールドスタンダードとみなされています。

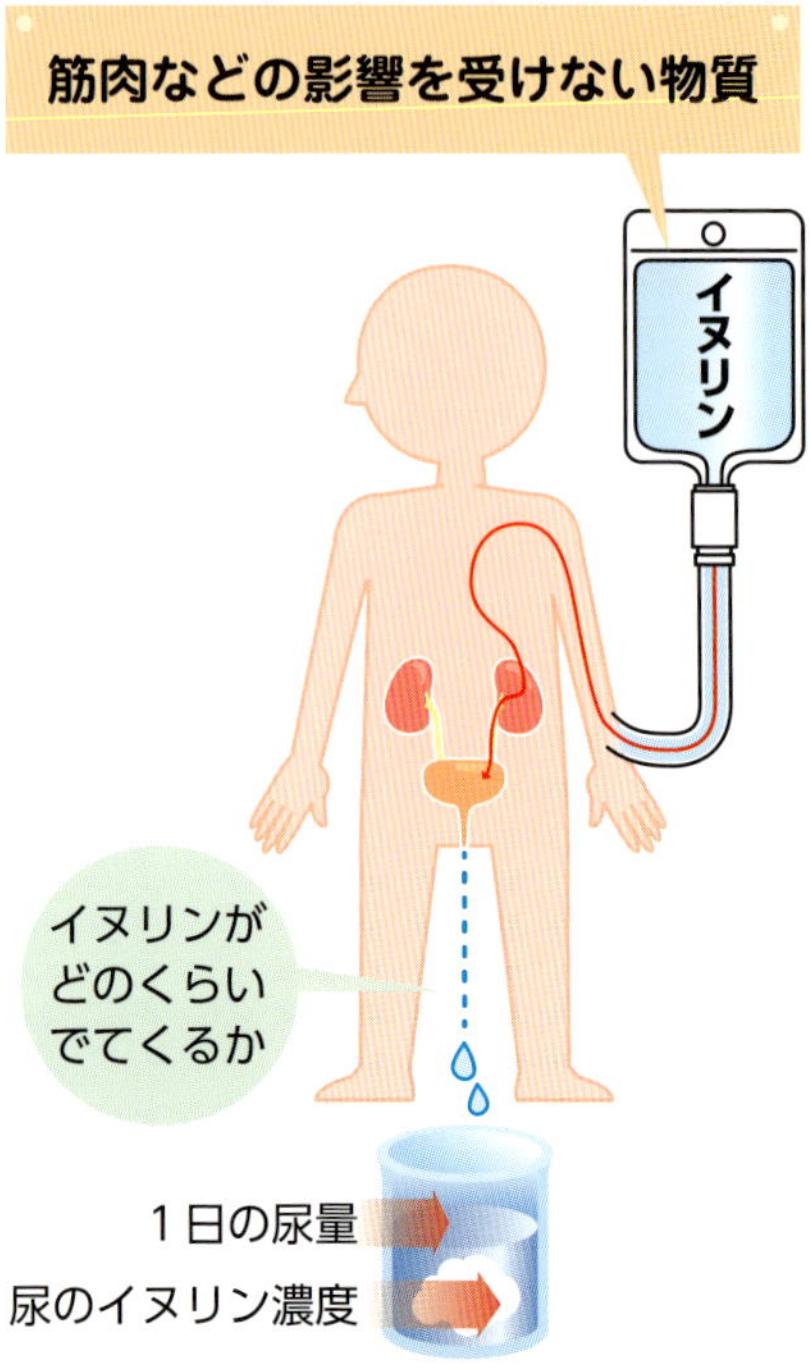

イヌリンクリアランス

煩雑な測定法

イヌリンはからだの中ではつくられていません。そこで、イヌリンクリアランスを測定するには、まずイヌリンを点滴注射し、イヌリンの血清濃度を測定します。それから、尿の１日量と尿中のイヌリンの濃度を求めます。しかし、この方法では点滴注射をしなければなりませんし、蓄尿など時間がかかり、時間的・人的コストがかかるため、実施している病院の数はまだ十分とは言えません。

尿酸

血中の尿酸値が高い高尿酸血症は痛風の原因ですが、腎臓にも障害を引き起こします。飲酒やストレス、過労、睡眠不足、運動不足などの生活習慣と密接な関係があります。

ナトリウム（Na）、カリウム（K）、クロール（Cl）

いずれも腎臓で調節され、水分のバランスをとっています。ナトリウム、カリウムはpHの調節をします。腎機能が低下すると、血中のカリウムは高値になります。

カルシウム（Ca）、リン（P）

腎機能が低下してビタミンDの働きが悪くなることで、腸からのカルシウムの吸収が悪くなり、血中にカルシウムが不足します。これを骨のカルシウムで補おうとするので、骨がもろくなります。

リンの排出が低下すると、血中でリン濃度が高くなります。これによって、リン酸カルシウムの結晶ができて、血管の動脈硬化につながります。

腎臓に障害があると骨がもろくなる

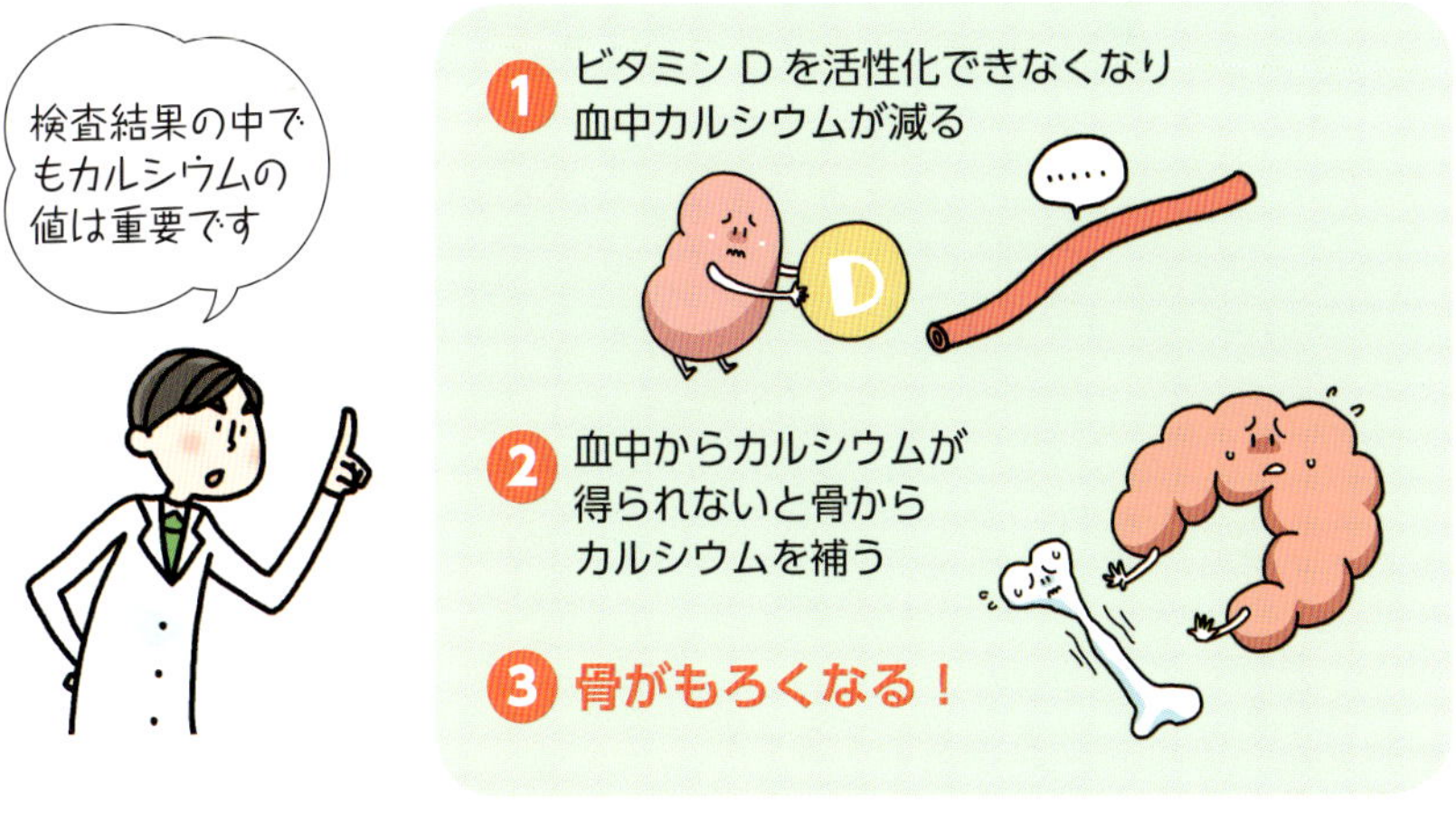
検査結果の中でもカルシウムの値は重要です
1 ビタミンDを活性化できなくなり血中カルシウムが減る
……
D
2 血中からカルシウムが得られないと骨からカルシウムを補う
3 骨がもろくなる！

ＢＵＮ（ＳＵＮ）（尿素窒素）

ＢＵＮは、血液中の尿素に含まれる、たんぱく質が体内で代謝された老廃物です。クレアチニンと同じように糸球体でろ過され排出されるので、糸球体の働きが低下すると、血液中の濃度が上昇します。

これ以外にも、食事で大量にたんぱく質をとったり、消化管出血（下血）、心不全、下痢、脱水や、甲状腺機能亢進症、悪性腫瘍などのときも高くなります。反対に、たんぱく質の摂取不足や、アルコール性肝硬変、妊娠などでは低くなります。

ＢＵＮは、腎機能（腎臓の働き）を知る検査として利用されています。しかし、ＢＵＮの数値は、腎機能がおよそ30％にまで低下しないと、高い数値になりません。さらに、ＢＵＮは腎機能以外の要素にも影響を受けやすい指標です。

ＢＵＮ・クレアチニン比（ＢＵＮの数値を比較的変動の少ない血清クレアチニンの数値で割った値）を使って、ＢＵＮの上昇が腎機能の障害によるものかどうか調べることができます。この数値が10以上であれば、脱水、心不全、出血、食事中のたんぱく質の摂りすぎなどの腎臓以外の原因による可能性が高いと考えられます。また、食事療法がうまくいっているかどうかを知るときにも利用され、たんぱく質制限を評価します。

現在では血清を用いた血清尿素窒素（ＳＵＮ）も用いられています。ＳＵＮのほうが少し高い数値になります。

BUN濃度で腎機能低下がわかる

たんぱく質が代謝された老廃物「**BUN**」

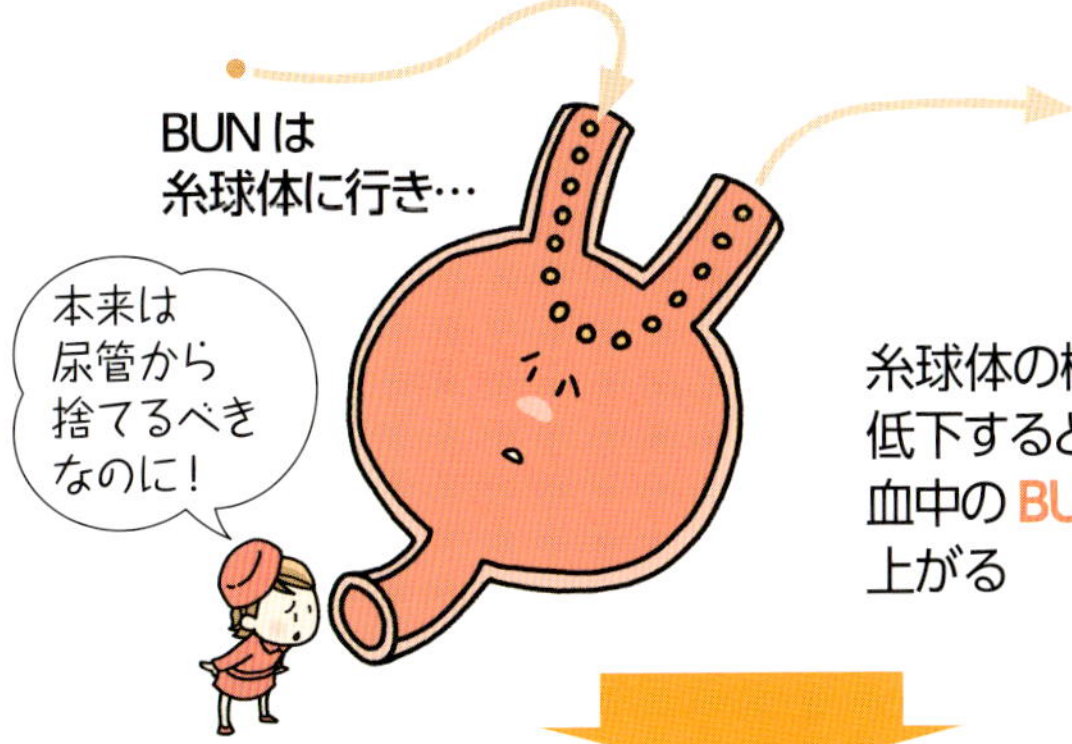
BUN は
糸球体に行き…
本来は
尿管から
捨てるべき
なのに！

ろ過されず
体内に戻って
いくことがある

糸球体の機能が
低下すると
血中の **BUN(SUN)濃度**が
上がる

数値として現れるのは腎機能がかなり低下した段階

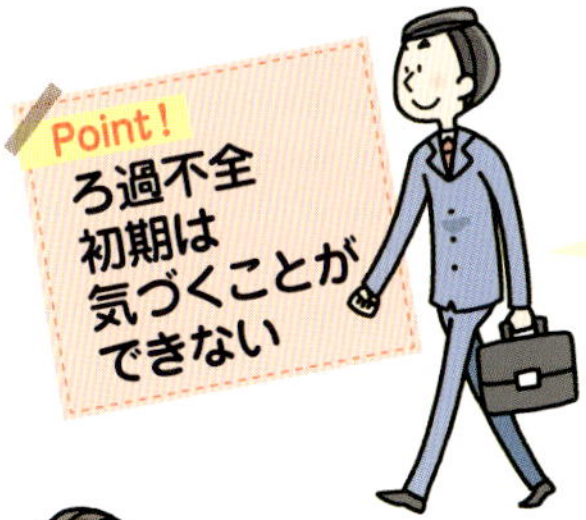
Point！
ろ過不全
初期は
気づくことが
できない

腎臓の働きがおおよそ
3分の1以下になって
はじめて数値に
あらわれる

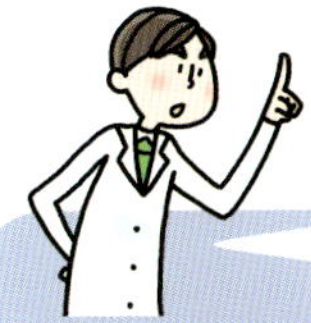

腎機能低下以外でもBUN値は上昇する

BUN 濃度上昇の原因を調べるには BUN・クレアチニン比を使う

BUN ÷ クレアチニン ＝ **BUN・クレアチニン比**

10 未満なら…… **腎臓を疑う！**

10 以上なら…… **食事療法の失敗の可能性も！**

ヘモグロビン、ヘマトクリット

ヘモグロビンは、赤血球の中にあり、酸素や栄養を全身に運搬しています。腎臓は赤血球を作るホルモンを出しているので、腎機能が低下すると、赤血球が不足し、ヘモグロビン値が下がります。これが腎性貧血です。ヘマトクリットは血液中の赤血球などの濃度をあらわし、貧血の有無が調べられます。

体液バランス（血液のpH）

腎臓はナトリウムやカリウム、リン、カルシウムなどの電解質のバランスを維持しています。それによって、体内の水分を一定に保ったり、神経の伝達、筋肉の収縮などの働きをします。

腎臓の障害で電解質のバランスが崩れると、からだは酸性に傾き、食欲不振、吐き気や嘔吐、頻脈《ひんみゃく》（1分間に100回以上の脈拍）などの症状が出ます。このような状態をアシドーシスといいます。

● ヘモグロビン、ヘマトクリット

腎機能が低下すると赤血球の産生を促進するホルモンが弱くなる

すると…

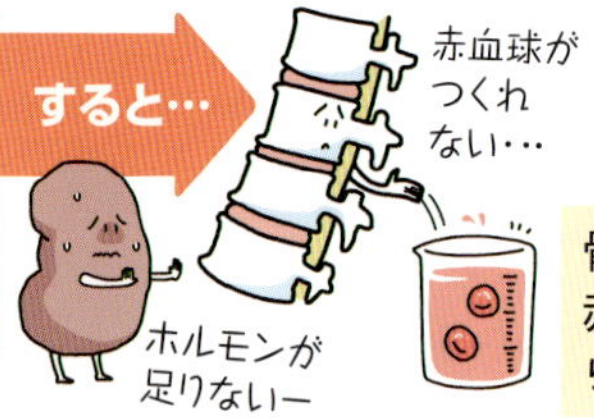

骨髄があまり赤血球をつくらなくなる

結果

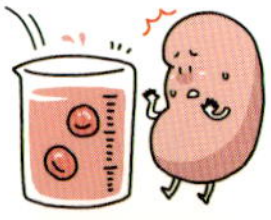

血中の赤血球が少なくなる

● 体液バランス

腎臓が保っている電解質のバランスが崩れる

すると…

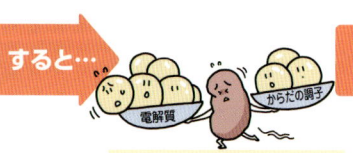

からだは酸性に傾く

結果

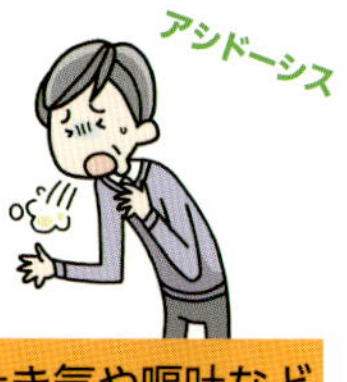

吐き気や嘔吐など

副甲状腺ホルモン

副甲状腺《ふくこうじょうせん》は、喉《のど》ぼとけのところにある甲状腺の裏側四隅に一つずつある内分泌腺です。

副甲状腺から分泌される副甲状腺ホルモンは、血液中や体液中のカルシウム濃度を一定に保っています。

腎臓の機能が低下すると、ビタミンDが活性型ビタミンD_3に変わることができず、腸からのカルシウムの吸収が妨げられ、血中カルシウム濃度が低下します。血液中のカルシウム濃度が低下すると、副甲状腺ホルモンの分泌が高まり、骨に含まれているカルシウムを取り出すことによって、血液中のカルシウムを増やそうとします。このため、骨はカルシウムを使われてしまいもろくなります。

副甲状腺ホルモンが高値の場合、腎臓の機能低下が考えられます。

● 副甲状腺ホルモン

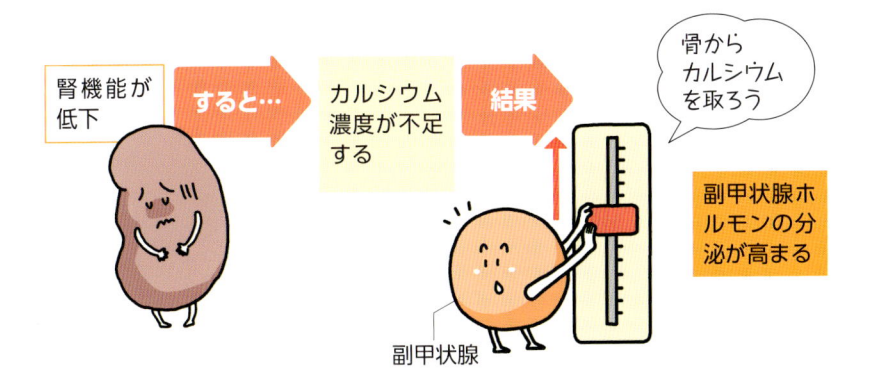

画像検査

腎臓の形や状態を知る

そのほかに、腎臓病の診断のために画像による検査をおこなうことがあります。

超音波検査　患部に近いところにプローブという検査器具を使い体外から超音波を当てて、腎臓の様子を映し出す検査です。痛みなど患者の負担が少なく、短い時間で済みます。放射線を浴びないので妊娠中の人にもおこなえます。腎臓の位置や形状、大きさ、内部の様子、腫瘍や嚢胞、結石の有無がわかります。

X線　造影剤を使わない腹部単純撮影で腎臓、尿管、膀胱の写真を撮ります。臓器の位置、形、大きさ、尿管結石の有無、大きさがわかります。

CT（コンピューター断層撮影法）　X線を使って人体の断面を撮り、コンピューターで処理し画像にして調べる検査です。普通のX線では映らない場所もわかります。より正確な

● 超音波検査

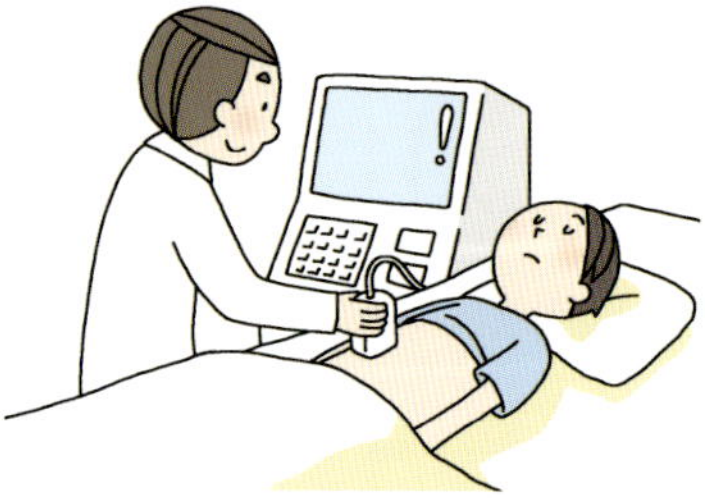

お腹にプローブ（探針）を当てて腎臓を映します。

● CT

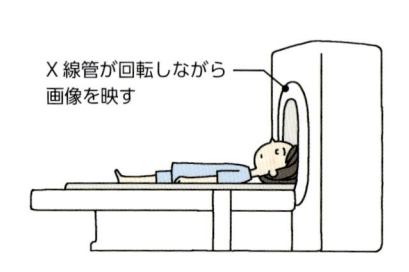

輪切り状になったお腹の内部を見ることができます。MRIより短い時間で検査がおこなえます。

診断をするためには造影剤を使う造影CT検査があります。検査には20分くらいかかり、多発性嚢胞腎や腎結石などが診断できます。

MRI（磁気共鳴画像）　強力な磁石と電波を使って人体の断面を撮影する検査です。

検査時間は30分ほどです。CTと同じように断面の写真が得られますが、CTとは異なった情報を読み取ることができます。体内に金属が埋め込まれている人、閉所恐怖症の人などは受けられません。

経静脈性腎盂造影　造影剤を静脈から注射して腎臓内から腎盂（尿管の上部にあるふくらみ部分）に集まり、尿管に流れていく様子を30分かけて何枚かX線で撮影します。腎臓から膀胱まで尿の経路に異常があるかどうかわかります。

腎シンチグラム　静脈に微量の放射線を出す放射線アイソトープを注射して、高感度のカメラで腎臓を調べます。被曝量は胸部X線撮影の10分の1程度と少ないです。腎臓の働きを調べる検査と、位置・形状を調べる検査があります。

MRI

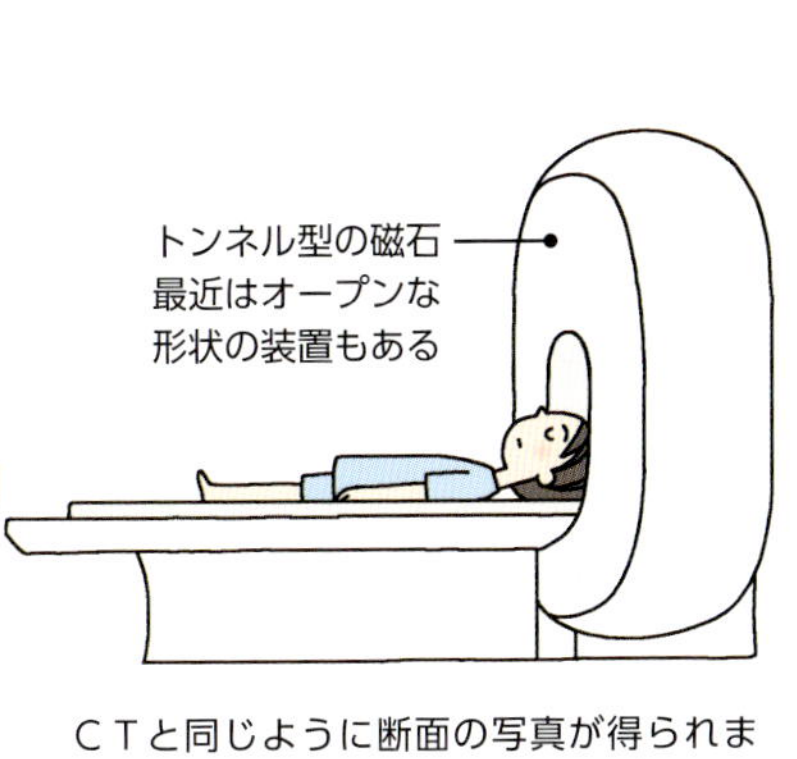
トンネル型の磁石
最近はオープンな
形状の装置もある

ＣＴと同じように断面の写真が得られます。ＣＴより時間はかかりますがＸ線を使いません。

経静脈性腎盂造影

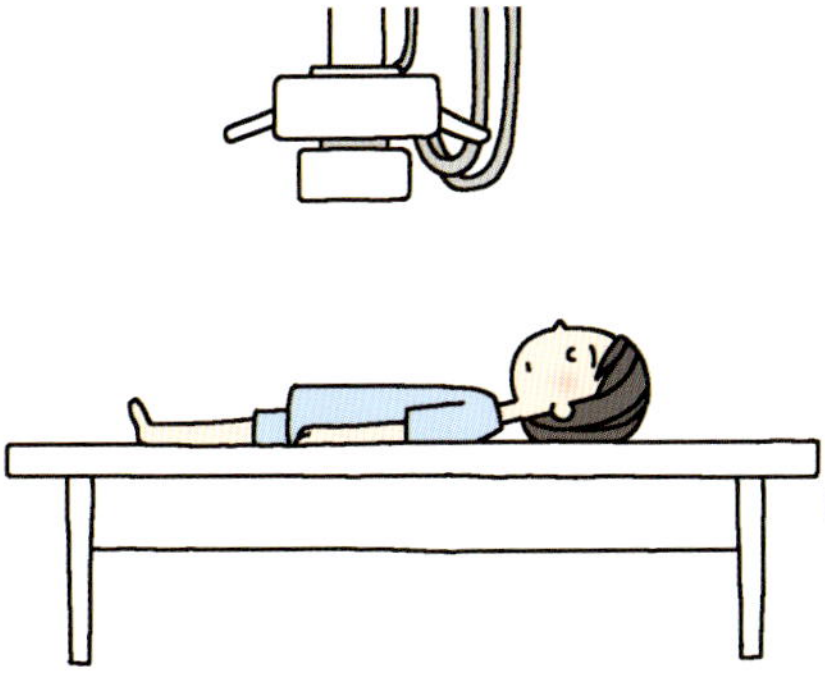

造影剤を静脈から注射して尿管に流れていく様子を何枚かＸ線で撮影します。

腎生検《じんせいけん》

腎生検とは腎臓の組織の一部を採取し、精密に検査することです。

1日0.3〜0.5g以上の尿たんぱくが出ている人、ほかの検査で問題が指摘されたが原因が不明の人、血尿が持続している人、急速に腎機能が低下している人、ネフローゼ症候群（大量のたんぱく尿、むくみがみられる）の人、腎機能に障害があり原因不明の人などにおこないます。

反対に、長期に腎機能の低下があり、画像検査で腎臓が小さく縮んでいる人、片（単）腎の人、出血傾向にある人、コントロール不良の高血圧の人、血が止まりにくい人、腎臓やその周囲に感染がある人、多発性嚢胞腎の人などにはおこなえません。

細い針を腎臓に刺し、組織の一部を採取します。被験者はうつ伏せになり、背中に局所麻酔をされてから、超音波で腎臓と針の位置を確認しながらおこないます。これを超音波ガイド下腎生検といいます。

肥満で針が腎臓まで届かない人は、開放性腎生検をおこないます。全身麻酔で腹部を小さく切開し、メスで腎臓の組織の一部を採取します。最近では、腹腔鏡下腎生検といって、内視鏡を使ったものもおこなわれています。

腎臓にはたくさんの血液が流れ込み、細い血管が密集しているので、組織採取の際に、それらが傷ついてしまう恐れがあります。腎生検では、たんぱく尿や血尿が腎臓の病気によるものかどうかを確認できます。また、病変があればその場所、活動程度、進行程度、将来悪くなる可能性、画像検査ではわからない尿細管や糸球体などの状態がわかります。

腎臓の組織を採取し詳細に調べる腎生検

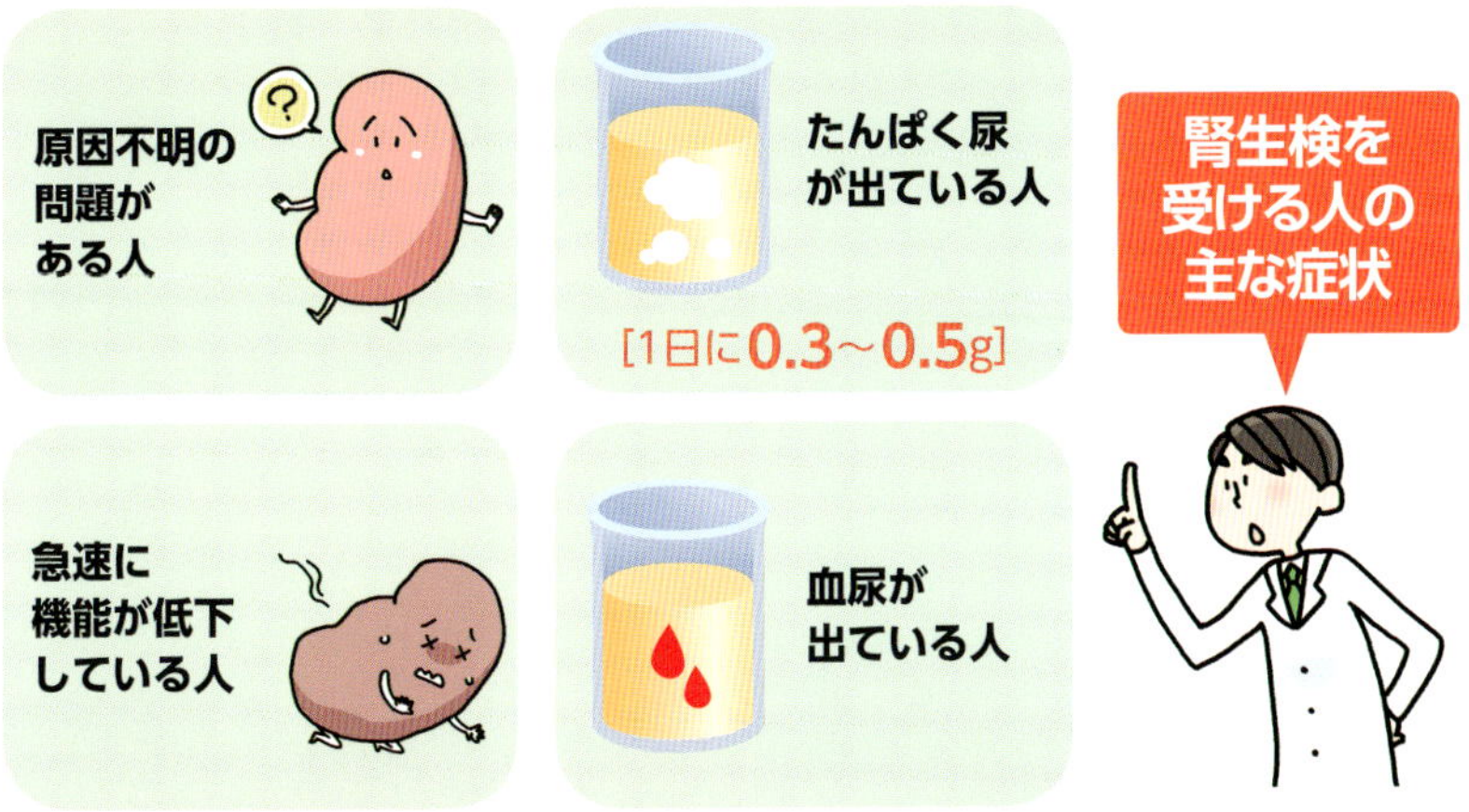

腎生検での検査方法

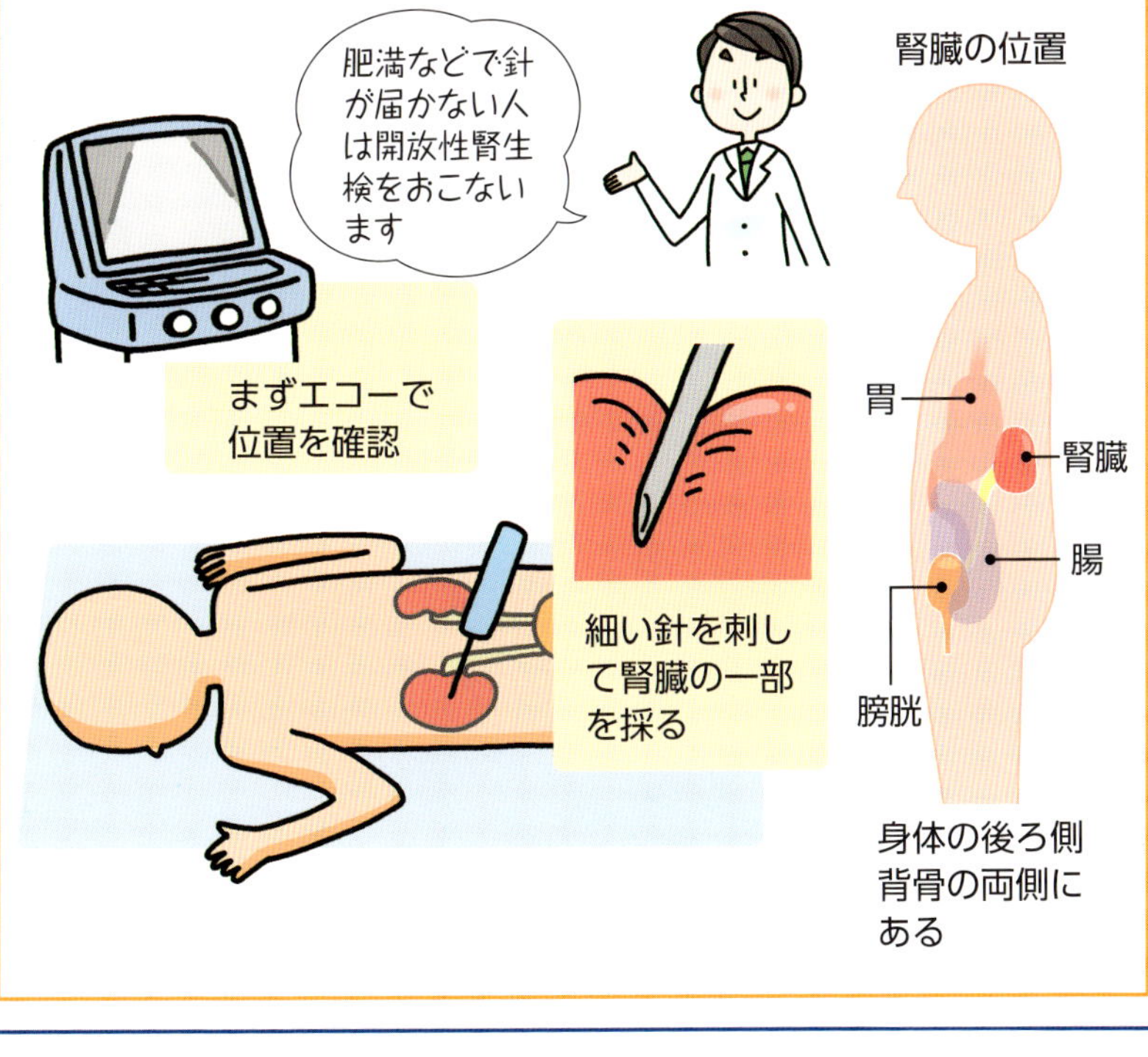

ＣＫＤの診断

原疾患、糸球体ろ過量（ＧＦＲ）、アルブミン尿で重症度を診断

これまで紹介してきたように、ＣＫＤの診断のためにさまざまな検査をおこないます。

ＣＫＤの重症度は、クレアチニン値などによる、糸球体ろ過量（ＧＦＲ）で知ることができますが、ある時点で、この糸球体ろ過量が同じだとしても、その後の病状がどのように変化していくのかは、患者さんがかかっている原疾患によって異なります。

たとえば、原疾患が糖尿病性腎症の場合は、ほかの原疾患によるＣＫＤと比較して進行が速いため、注意深く治療する必要があります。ＣＫＤでは食事療法が非常に重要ですが、この食事療法の内容の選択においても、ＣＫＤのための食事療法に加えて、血糖値のコントロールなどが必要になってきます。また、糖尿病性腎症以外のＣＫＤでも、糖尿病を合併していると、末期腎不全や心筋梗塞などを起こす率はぐんと高くなります。

また、ＣＫＤの進行に影響する要素は、たんぱく尿（アルブミン尿）の出方でも違ってくることがわかっています。アルブミンは細胞や体液に含まれ、腎臓の障害で尿に出てくるたんぱくです。

そこでＣＫＤの診断には、その後の経過を見通して治療の目標を立て、生活改善に取り組むために、糸球体ろ過量のほかに、原疾患、アルブミン尿も併せて考慮し、ＣＫＤの重症度を判断します。

CKDの重症度を診断する

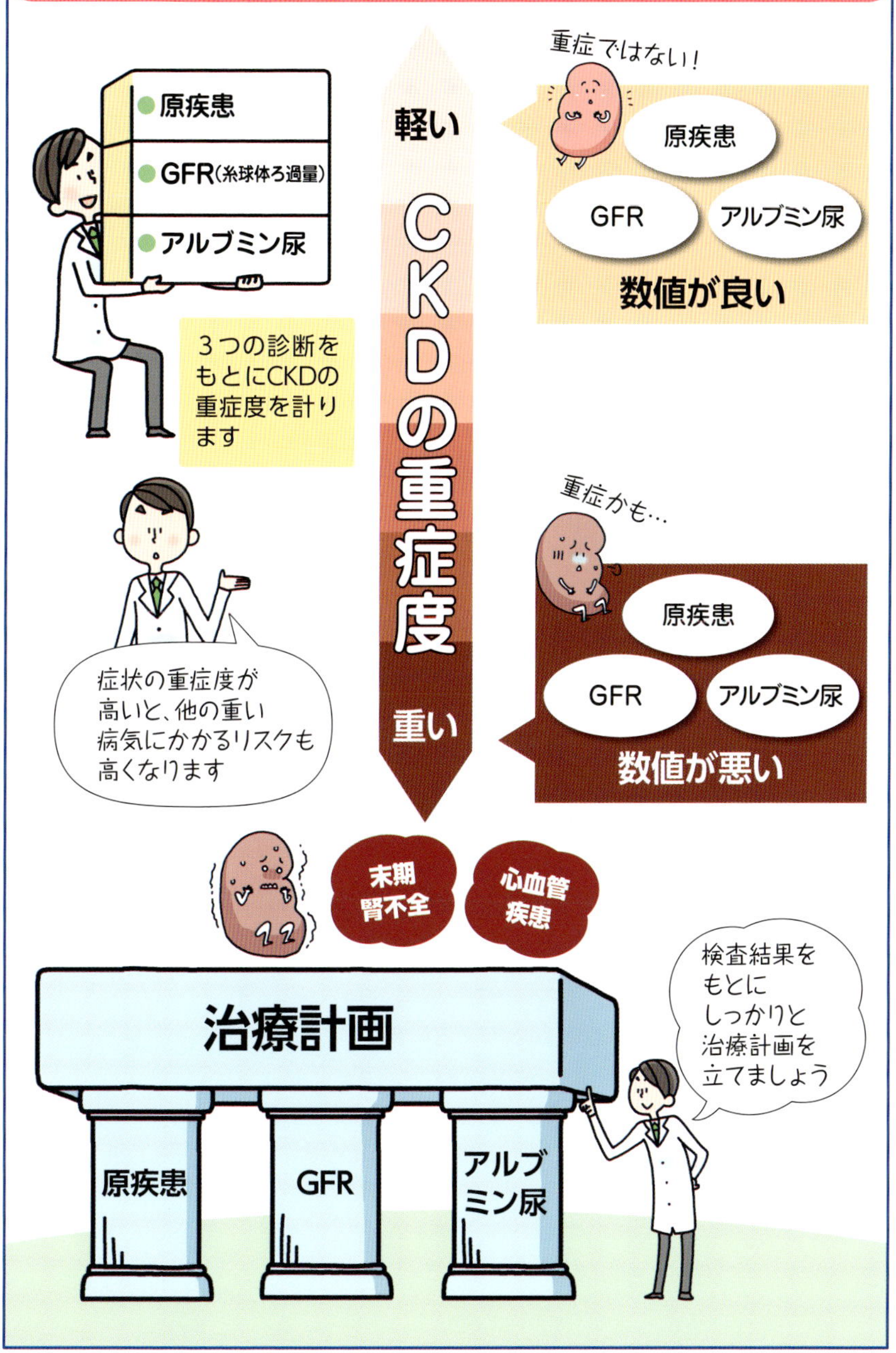

原疾患
GFR(糸球体ろ過量)
アルブミン尿
3つの診断をもとにCKDの重症度を計ります
軽い
CKDの重症度
重い
重症ではない!
原疾患
GFR
アルブミン尿
数値が良い
重症かも…
原疾患
GFR
アルブミン尿
数値が悪い
症状の重症度が高いと、他の重い病気にかかるリスクも高くなります
末期腎不全
心血管疾患
治療計画
原疾患
GFR
アルブミン尿
検査結果をもとにしっかりと治療計画を立てましょう

ｅＧＦＲによる重症度分類

ＣＫＤの重症度分類は、（１）原疾患（糖尿病か、それ以外か）、（２）推算糸球体ろ過量（ｅＧＦＲ）、（３）たんぱく尿（アルブミン尿）、この３つを指標とし、末期腎不全や心血管疾患のリスクを加味して決められます。

リスクは、尿たんぱくと糸球体ろ過量で評価されています。また、原疾患によっても、糖尿病とそれ以外の疾患では、ＣＫＤの進行速度や心血管死亡のリスクが変わっています。左ページの重症度の表では、グリーン→黄色→オレンジ→赤の順にリスクが高くなります。

健康な人の、糸球体ろ過量は１００〜１２０mL／分／1.73m^2です。たとえば、ＧＦＲ区分（腎機能区分）のＧ１の人は、糸球体ろ過量が90mL／分／1.73m^2以上あり、生活改善や、適切な治療をおこなえば良好な状態を保てます。

現在、ＣＫＤ患者では、ステージＧ３がもっとも多く、Ｇ３だけは、病気に関連するリスクの増加に基づいて数値による分類がほかのステージにはないＧ3aとＧ3bの2つに分けられています。

具体的な重症度分類の見方は次のようになります。尿たんぱくが正常であっても、糸球体ろ過量が30mL／分／1.73m^2未満であればリスクはかなり高い（赤）ことがわかります。また、軽度尿たんぱくで糸球体ろ過量が60mL／分／1.73m^2未満の人では、軽度〜中等度（オレンジ）のリスクです。

CKDの重症度分類

糖尿病 尿アルブミン(mg/日) 尿アルブミン/Cr比 (mg/gCr)	正常 30未満	微量 アルブミン尿 30〜299	顕性 アルブミン尿 300以上
糖尿病以外の原疾患 尿たんぱく(g/日) たんぱく/Cr比(g/gCr)	正常 0.15未満	軽度 尿たんぱく 0.15〜0.49	高度 尿たんぱく 0.50以上

Cr=クレアチニン

GFR区分

G1 正常または高値	90以上	90以上	90以上
G2 正常または軽度低下	60〜89	60〜89	60〜89
G3a 軽度〜中等度低下	45〜59	45〜59	45〜59
G3b 中等度〜高度低下	30〜44	30〜44	30〜44
G4 高度低下	15〜29	15〜29	15〜29
G5 末期腎不全(ESKD)	15未満	15未満	15未満

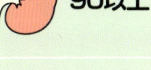

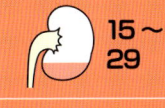

症状も重く
ろ過量も低い

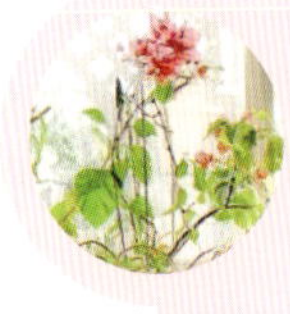

column

慢性腎臓病(CKD)の歴史

慢性腎臓病 (CKD) は、多くの慢性の腎臓病をまとめて表す言葉として、米国腎臓財団 (NKF) によって、はじめて提唱されたのが 2002 年のことです。日本では、2007 年に「CKD 診療ガイド 2007」がはじめて作成され、専門医ばかりでなくかかりつけ医も CKD に対応できる環境が整ってきました。その後、多くの世界の研究や調査の結果を検討し、またこれまでの診療ガイドの不足を補い、日本の高齢社会も反映した「CKD 診療ガイド 2012」が作成されています。

CKD はたんに腎臓の病気にとどまらず、メタボリック症候群などの全身の病気の一環として位置づけられています。その呼び方や、考え方の歴史はまだ短いのですが、簡単な名称でもあり、生活習慣と深く関わっているため、日本でも一般の人たちに徐々に知られるようになってきました。

一方、原疾患はそれぞれ異なる病気のため、個々の患者さんのなかには「自分は CKD だ」という認識のない人も多いのが現状です。しかし、原疾患と、CKD への正しい理解と対処によって、腎臓病の進行を食い止め、より長く腎機能を保ち、生活の質を落とさずに済むようになることが期待されています。

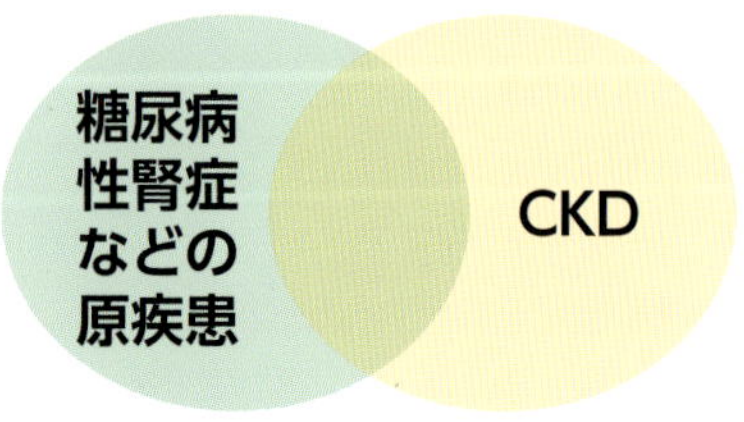
あわせて考えることが大事

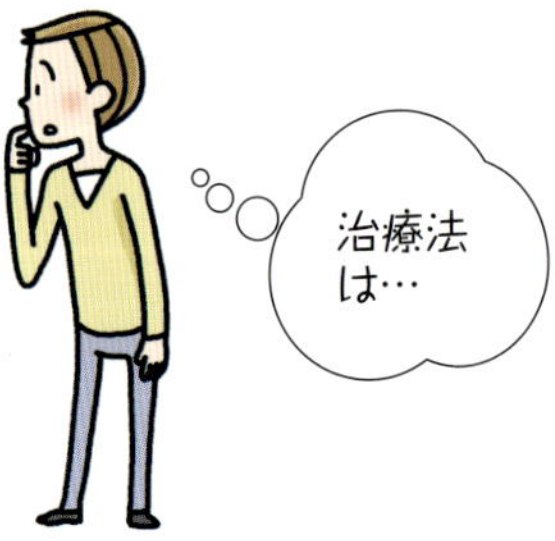

第３章

The third chapter

ＣＫＤの治療

ＣＫＤは、患者さん自身が治療に関わる要素の多い病気です。治療を医療者まかせにせず、患者さん自身が積極的に関わってはじめて効果があらわれます。この章では、原疾患別の治療法と、ＣＫＤ全般の生活習慣の改善、食事療法、運動療法、薬物療法などを紹介します。

ＣＫＤの治療を開始するために

ＣＫＤの治療の進め方

ＣＫＤの治療の目的は、病気の進行を食い止め、腎臓の機能を保つことです。検査、診断により、病状がはっきりしたら、それに応じた適切な治療を開始します。

治療開始にあたって、まず大切なことは原疾患への対処です。同じ腎臓病のステージであっても、原疾患によって、おこなうべき治療が異なってきます。

原疾患と、腎臓病のステージを比較しながら、急性期の対処、薬物療法、生活習慣の改善、食物療法（食塩、たんぱく質量、カリウム量、エネルギー量の制限）、運動療法を組み合わせておこないます。運動療法は、ステージや病状によっては制限すべき場合があるので、スポーツなどをおこなう際は、主治医と相談します。

治療を続けながら定期的に検査をおこない、治療の効果、病状の変化を見ていく必要があります。薬物療法のない人でも、定期的な検査、受診をおこなうようにしましょう。また、症状の変化に気づいた場合はなるべく早く主治医に伝えるようにします。

ＣＫＤの人が定期的におこなう検査には、検尿による、たんぱく尿、尿中微量アルブミン検査などのほか、血液検査による血糖値、ＨｂＡ１ｃ、クレアチニン値などがあります。

腎臓病を特定してCKDの治療を進める

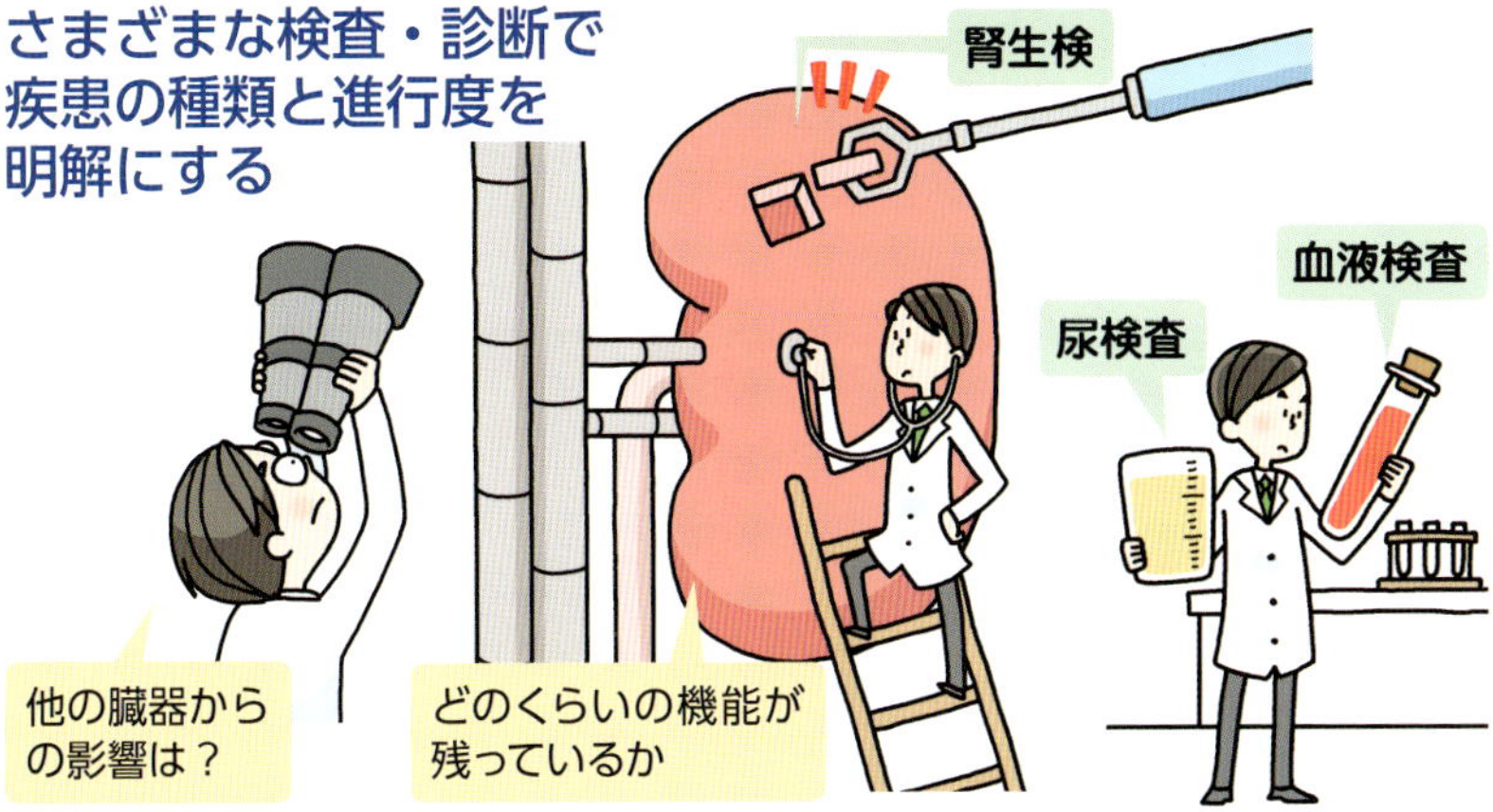
さまざまな検査・診断で
疾患の種類と進行度を
明解にする
腎生検
血液検査
尿検査
他の臓器からの影響は？
どのくらいの機能が残っているか

検査・診断をもとに治療の方針をたてる

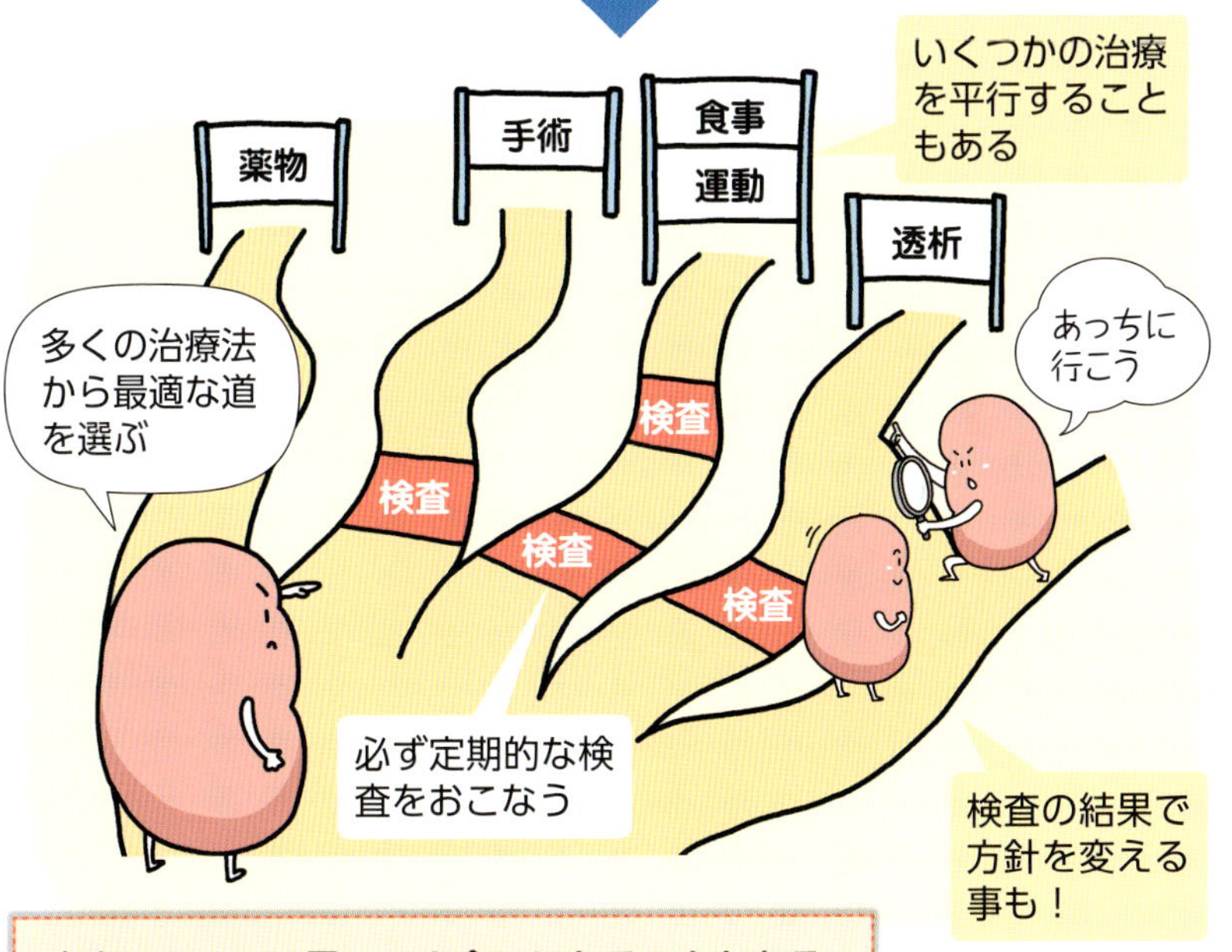
薬物
手術
食事
運動
透析
いくつかの治療を平行することもある
多くの治療法から最適な道を選ぶ
あっちに行こう
検査
検査
検査
検査
必ず定期的な検査をおこなう
検査の結果で方針を変える事も！

疾患によっては長いつき合いになることもある。定期的な検査は欠かしてはいけない

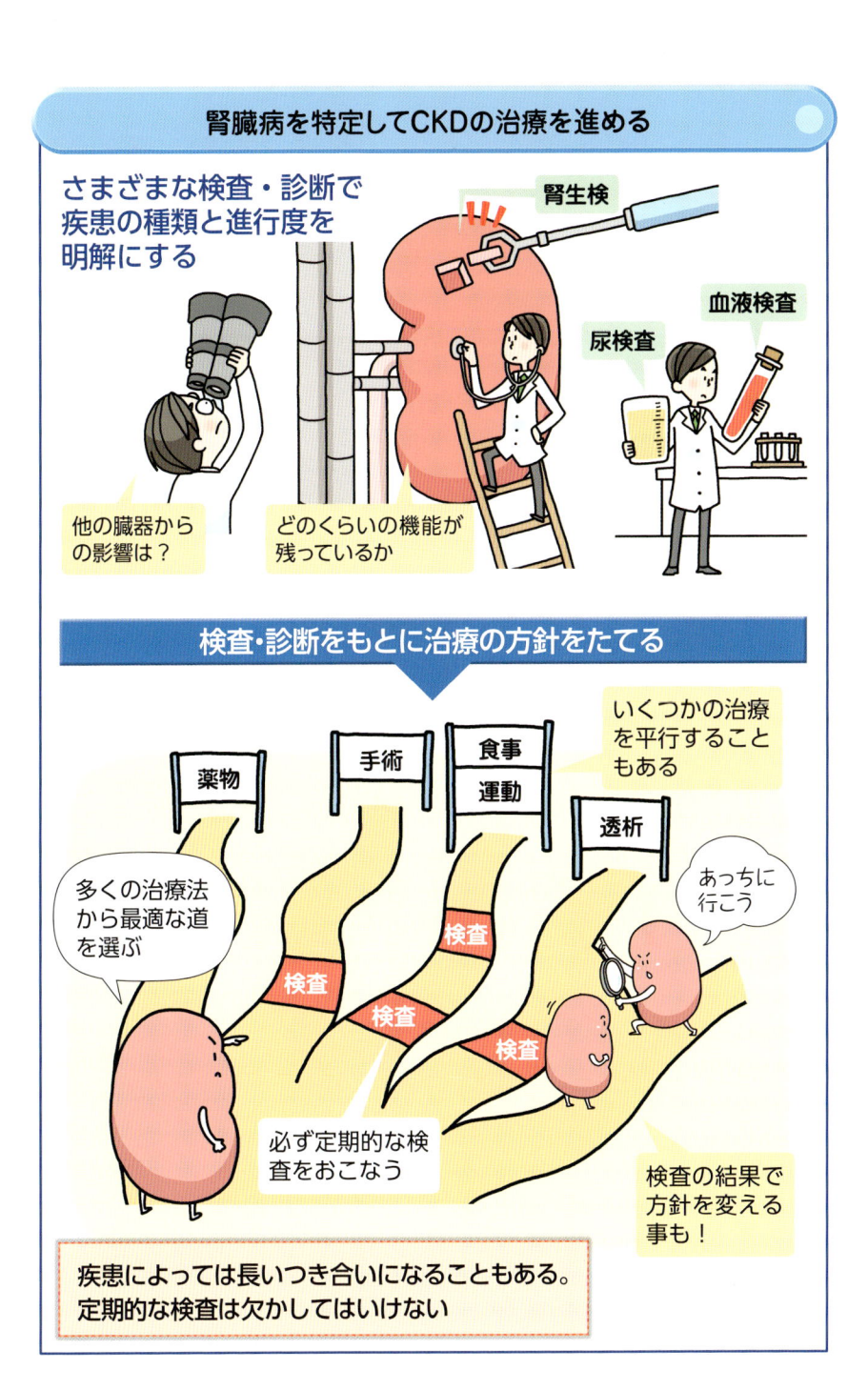

CKDのもととなっているおもな病気の治療

急性腎障害と慢性腎臓病の治療

急性腎障害

急性腎障害の画像検査では、腎臓のサイズが大きいことが、慢性腎臓病との違いをみる参考になります。腎臓自体が原因の急性腎障害は、死亡率は約10%といわれています。腎臓以外の臓器障害が原因の場合、約50%が死に至ります。腎機能が完全に回復しない人は30%、そのうち安定した経過をたどる人が25%、腎機能がいったん回復しても、徐々に低下していく人が約5%います。

治療は、まず、急性腎障害の原因を治療しなければなりません。薬物が原因の場合は、その薬物をやめ、水分、食塩、カリウムの食事制限をします。カリウムやリンの血中濃度が高い場合は、それらを下げる薬剤を使います。

病状が重篤な場合は、老廃物と過剰な水分を血液中から取り除くために血液浄化療法（透析）が最もよい治療法です。腎臓が回復するまでの一定期間だけ透析することになりますが、腎臓の損傷がはげしく回復しない場合は、慢性腎不全となり、持続的な透析治療が必要です。

慢性腎臓病

急性腎障害と異なり、腎機能が徐々に低下していき、初期には症状はほとんどありません。あともどりできず、進行を遅らせる治療が主体で、最大の原因疾患に糖尿病があります。

急性腎障害で透析になることも

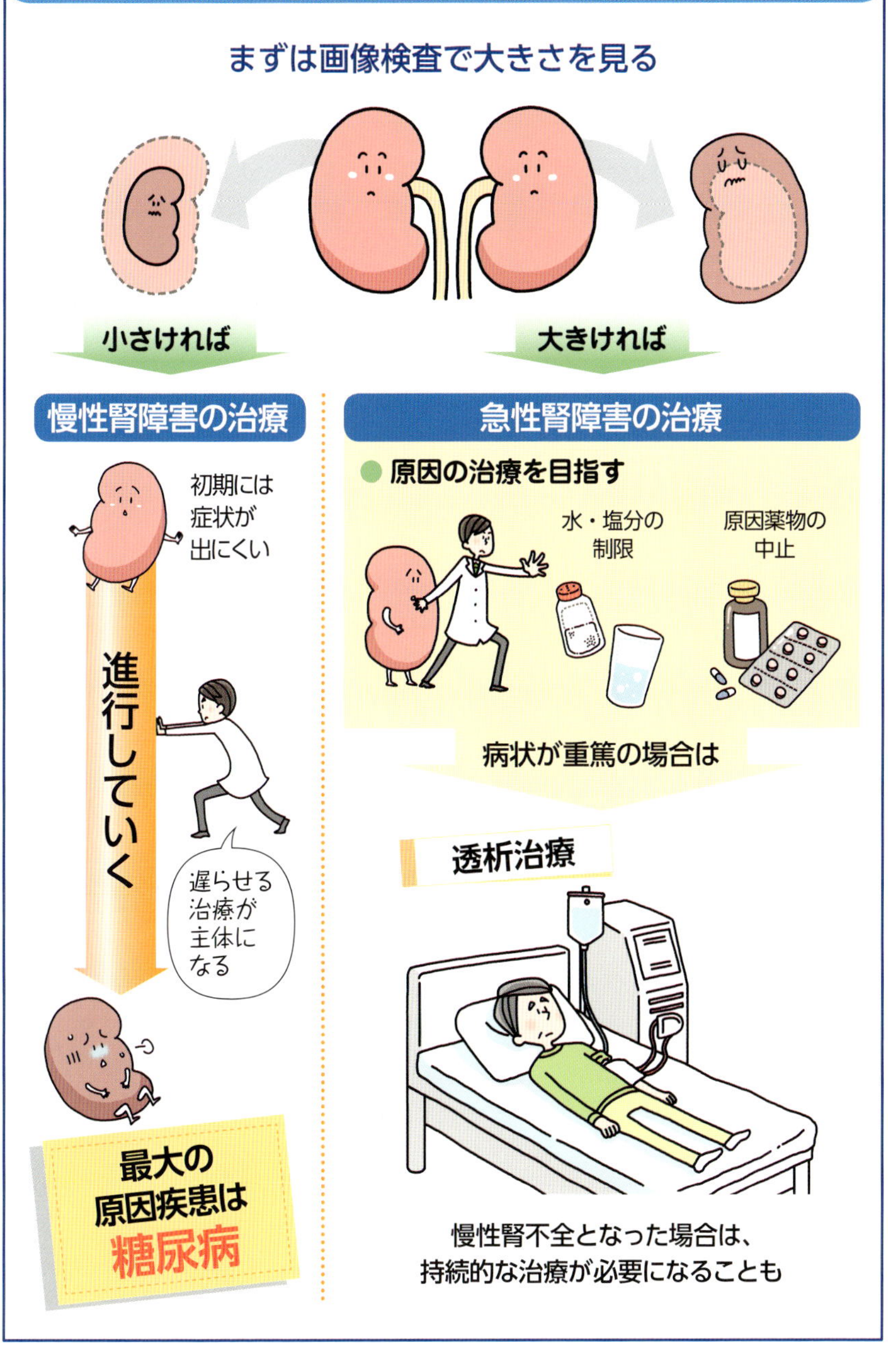
まずは画像検査で大きさを見る
小さければ
大きければ
慢性腎障害の治療
初期には
症状が
出にくい
進行していく
遅らせる
治療が
主体に
なる
最大の
原因疾患は
糖尿病
急性腎障害の治療
原因の治療を目指す
水・塩分の
制限
原因薬物の
中止
病状が重篤の場合は
透析治療
慢性腎不全となった場合は、
持続的な治療が必要になることも

糖尿病性腎症の治療

高血糖状態が続くと、尿中にアルブミンが出てくるので、糖尿病性腎症を診断するうえで、尿中のアルブミン（44ページ）は重要な目安になります。たんぱく尿の多くは、このアルブミンが占めています。1日のアルブミン尿が30mg/gCr未満であれば正常です。30～２９９mg/gCrは、微量アルブミン尿と呼ばれます。この段階では、尿たんぱくの試験紙には反応しません。３００mg/gCr以上の大量のアルブミンは、顕性アルブミン尿と呼ばれます。

糖尿病性腎症の重症度（病期）は、1～5期に分かれ、アルブミン尿あるいはたんぱく尿の量と、糸球体ろ過量（ｅＧＦＲ）で判定されます。

第1期は、尿検査で尿たんぱくやアルブミンは見つかりません。糸球体ろ過量も正常です。

第2期は、尿検査で微量アルブミン尿が見つかり、早期糖尿病性腎症と診断されます。推算糸球体ろ過量が正常値でも、油断するとＣＫＤに進展する可能性があります。

第3期は、持続性たんぱく尿が出ている段階です。持続性とは、たまたま一過性に出現したのではなく、３回検査すれば2回以上たんぱくが現れる状態です。顕性腎症期と呼ばれ、アルブミン尿は３００mg/gCr以上、あるいはたんぱく尿が0.5g/gCr以上です。

第4期は、アルブミン尿の有無にかかわらず、糸球体ろ過量が30mL/分/1.73m^2未満です。しかし、たんぱくが陰性、あるいは微量アルブミンなら、他の腎臓病かもしれません。

第5期は、透析療法期です。

糖尿病性腎症の病期

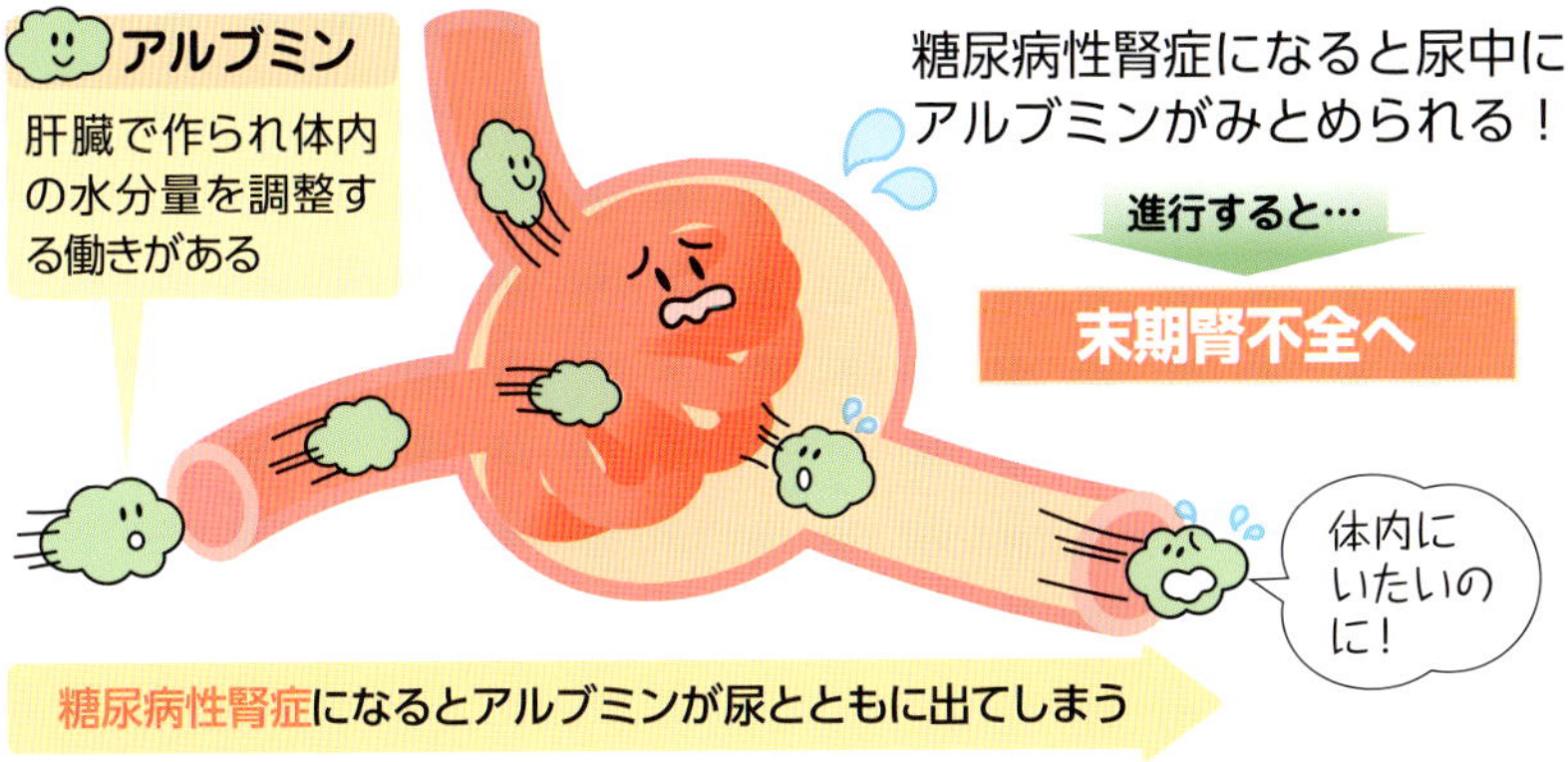

糖尿病性腎症の進行度

1期 自覚症状もなく検査結果も正常

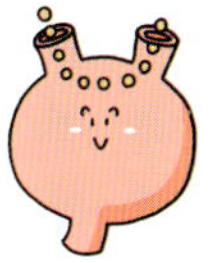
こちらに問題なし

2期 「早期糖尿病性腎症」と診断される

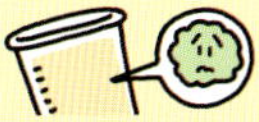

尿検査で少量のアルブミンが検出

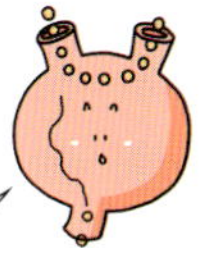
アルブミンがちょっと出た…

3期 「持続性たんぱく尿」出現！

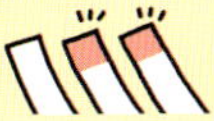

3回の検査で2回以上出現！

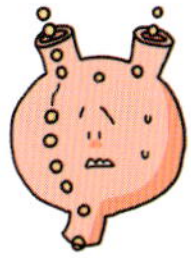
かなりもれるようになった…

4期 糸球体のろ過量が激減する！

尿のアルブミンが微量な場合 → べつの腎臓病の疑いがある

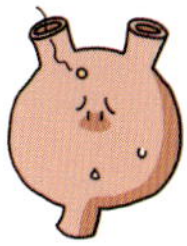
ほとんどろ過できなくなった

5期 透析療法期

透析療法などで腎臓の働きを補う

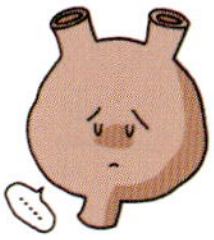

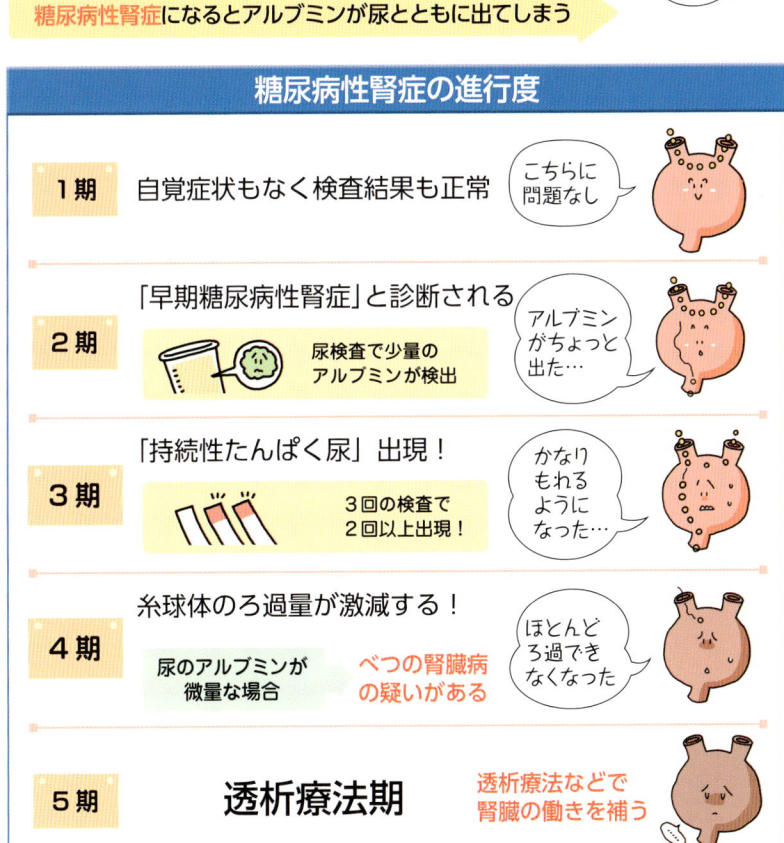

血糖・血圧を下げ、低たんぱくの食事をとる

血糖値の管理

血糖値を基準範囲内に保つことは、糖尿病性腎症だけでなく、他の合併症を防ぐうえでも重要です。

血糖値の目標値は、空腹時血糖130mg/dL未満、食後2時間血糖180mg/dL未満、HbA1c7.0%未満となります。血糖値は急激に下がると、かえって合併症を悪化させたり、低血糖の危険が生じるので、数ヵ月かけてゆっくり治療します。

HbA1cというのは、赤血球のヘモグロビンとブドウ糖が結合したグリコヘモグロビンのことで、血中にブドウ糖が多ければ、それだけHbA1cも多くなります。血糖値は一日の中でも変動しますが、HbA1cを調べると、その日だけの血糖の状態ではなく、検査前約2ヵ月間の血糖値の平均がわかります。

血圧の管理

腎臓が悪くなると、血圧を上げるレニンというホルモンが分泌されたり、糸球体のろ過機能が低下して血液量が増えたりするので、血圧が上がります。

そして、血圧の上昇は、腎臓の負担を増すので、すべての病期にわたって厳格に保つことが重要です。診察室血圧130/80mmHg未満が目標値となりますが、たんぱく尿が陽性の場合は、家庭血圧で125/75mmHg未満となります。治療に使われる薬は、アンジオテンシン変換酵素阻害薬（ACE阻害薬）、アンジオテンシン受容体拮抗薬（ARB）が中心で、α_1遮断薬、カルシウム拮抗薬《きっこうやく》なども血圧が下がりにくいときには用いられます。

糖尿病性腎症の血糖管理

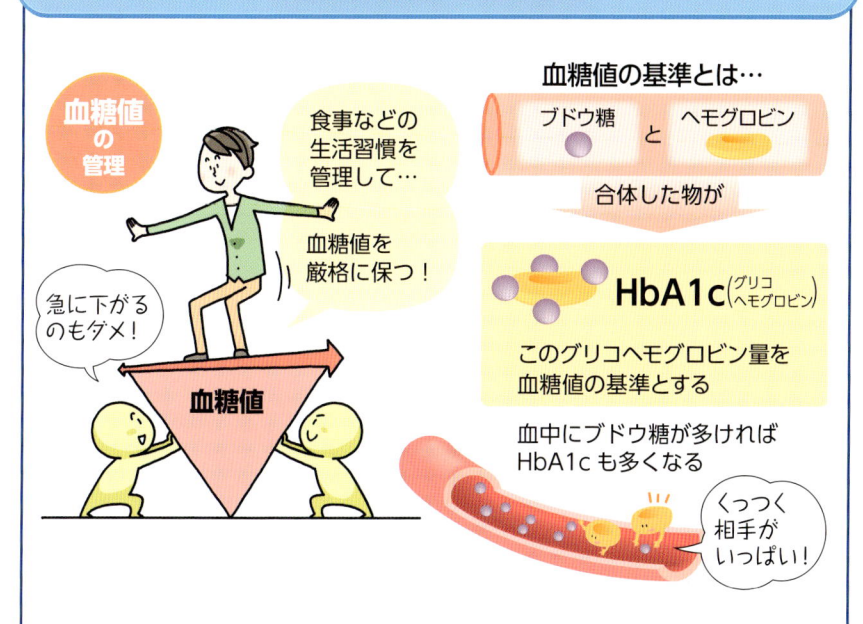

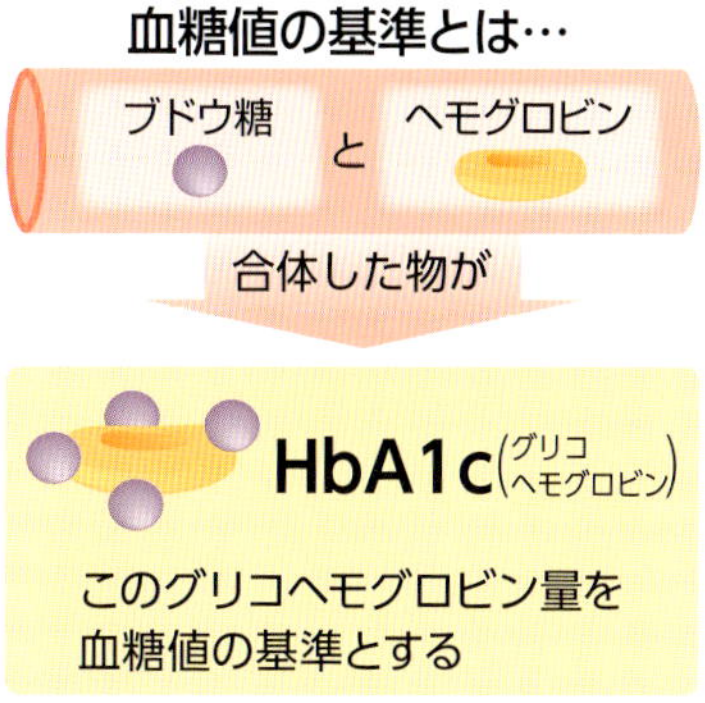

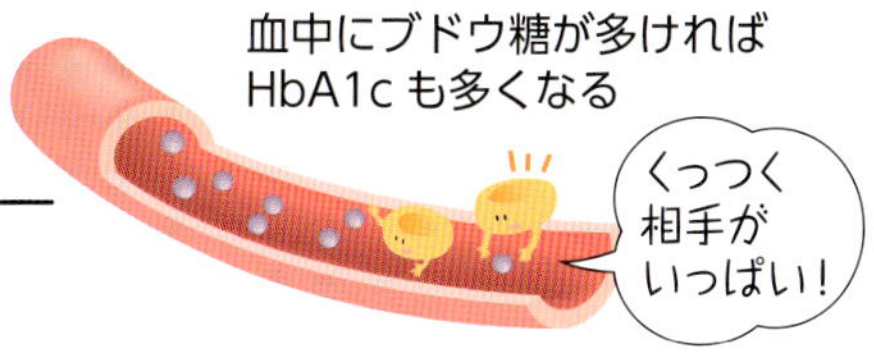

血糖コントロール目標　この図のHbA1cはNGSP値

	コントロール目標値		
目標	**血糖正常化**を目指す際の目標	**合併症予防**のための目標	**治療強化**が**困難**な際の目標
HbA1c（%）	6.0 未満	7.0 未満	8.0 未満

NGPSは国際標準値のこと
糖尿病治療ガイド2014-2015（日本糖尿病学会編・著）より改変

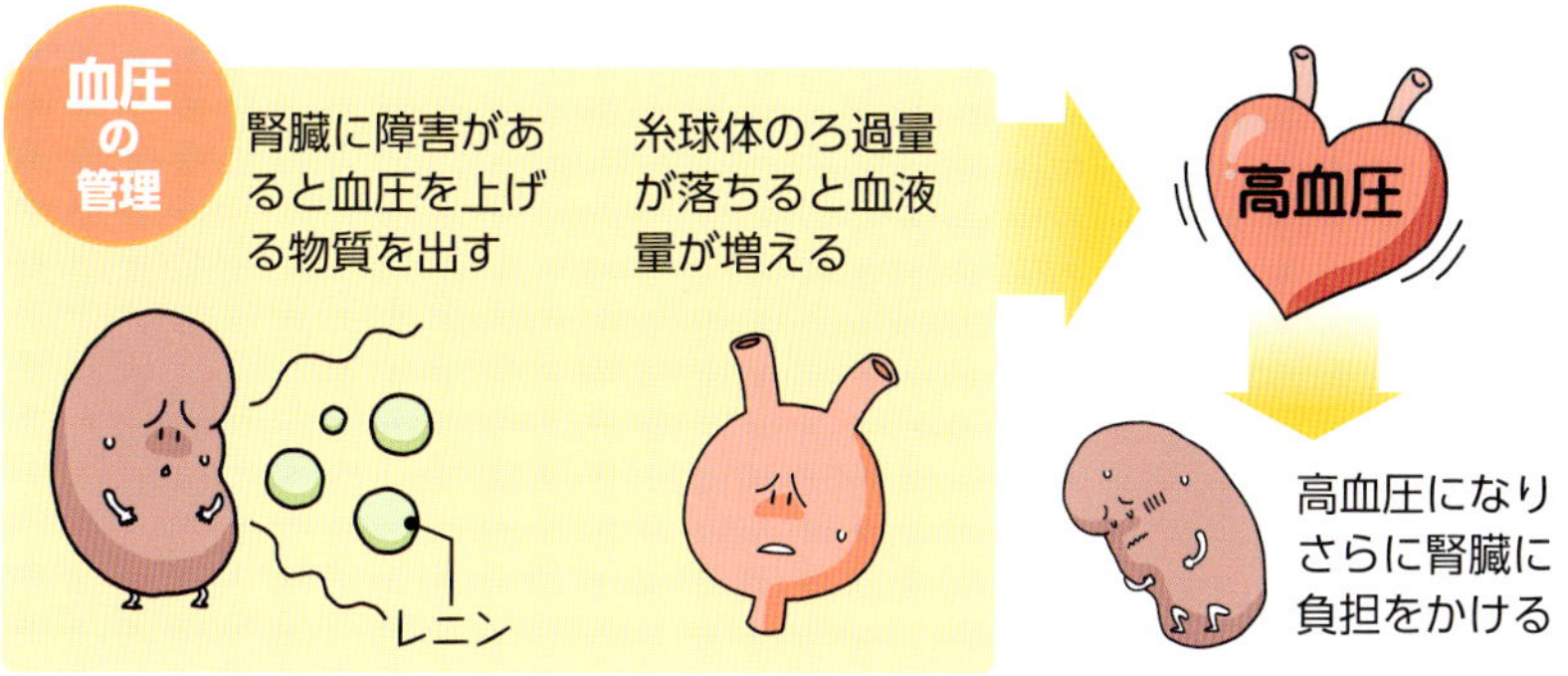

食事療法の目安

糖尿病性腎症の食事の基本は、（1）腹八分目、（2）食品の種類を多くとる、（3）脂肪は控えめ、（4）食物繊維を多く含む食品をとる、（5）1日の規則正しい食事、（6）ゆっくりよく噛む、です。第2期（微量アルブミンの段階）まではたんぱく制限よりも糖尿病食を基本としますが、第3期以降（顕性アルブミンの段階以降）は、たんぱく制限が必要となります。

糖尿病治療薬として、血糖降下薬であるインスリンや、スルホニル尿素（ＳＵ）類を使っている人は、低血糖に注意します。

高血圧のある人は、1日6g未満の減塩食が必要です。減塩は降圧薬の効果も高めます。

運動療法

特別な運動をしなくても、日常生活の活動量を増やすことで、効果は得られます。なるべくからだを動かす、エレベーターを使わないで階段を利用する、目的の駅の手前で降りて一駅歩くといった運動を長期間続けることが大切です。

運動の強度は、運動時の心拍数が1分間100～120拍以内で、きついと感じない程度にします。1週間に3日以上実施するのが望ましいとされます。ウォーキングは、1回の時間は少しでも、1日の運動量として男性であれば1万歩を目標とします。

自分のＢＭＩ（標準体重）を22に近づけることを目標に、減量に取り組むとよいでしょう。

糖尿病性腎症の生活療法

6つの食事の基本を知る

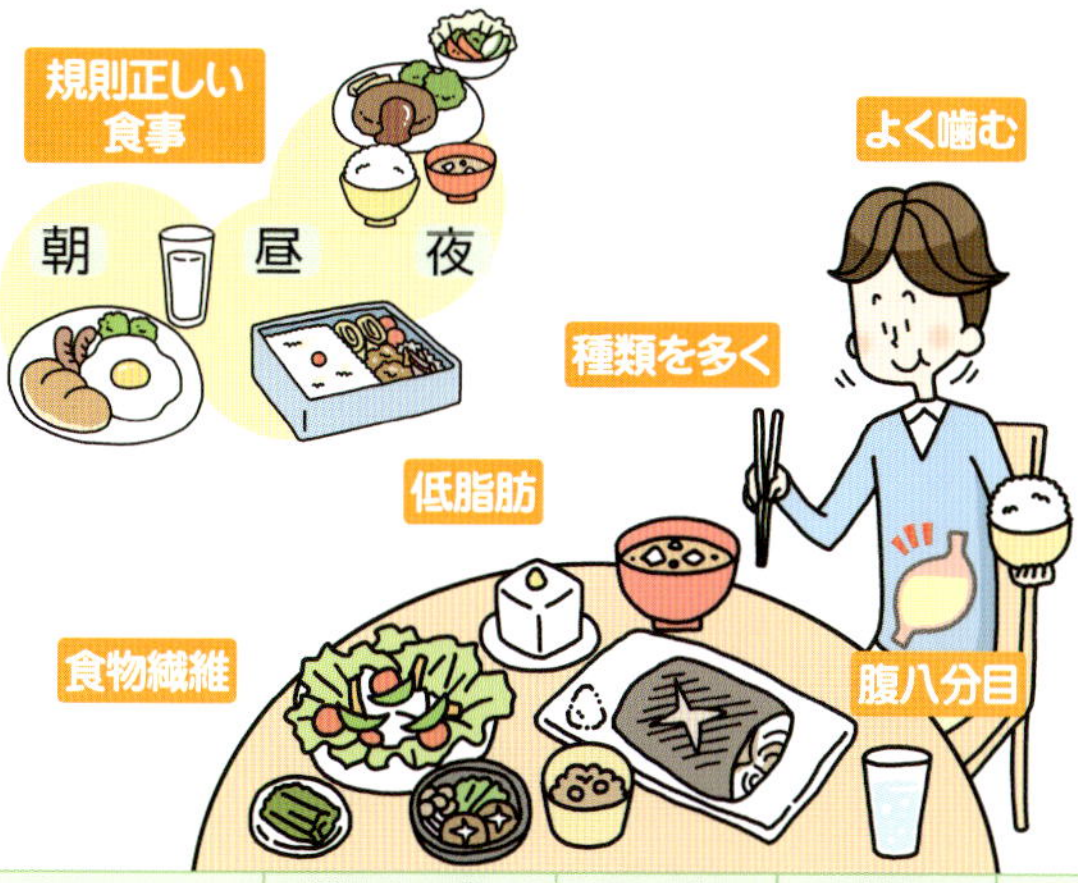
規則正しい食事
朝
昼
夜
よく噛む
種類を多く
低脂肪
食物繊維
腹八分目

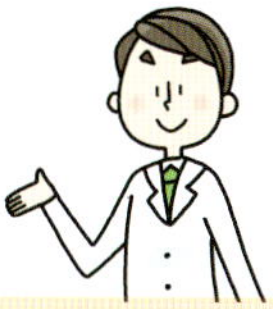

第２期までは糖質制限が基本

第３期に入るとたんぱく制限が必要

病期	総エネルギー (kcal/kg*1/日)	たんぱく (g/kg*1/日)	食塩 (g/日)	カリウム (g/日)	備考
第１期 (腎症前期)	25～30	/	制限せず *2	制限せず	糖尿病食を基本とし、血糖コントロールに努める。たんぱく質の過剰摂取は好ましくない。
第２期 (早期腎症)	25～30	1.0～1.2	制限せず *2	制限せず	
第３期 (顕性腎症期)	25～35	0.8～1.0	7～8	制限せず～軽度制限	浮腫の程度、心不全の有無により水分を適宜制限する。
第４期 (腎不全期)	30～35	0.6～0.8	5～7	1.5	
第５期 (透析療法期)	透析療法患者の食事療法に準ずる				

＊1 標準体重、＊2 高血圧合併例では 6g 未満に制限する
社団法人全国腎臓病協議会ホームページより

生活の中で適度な運動を心がける

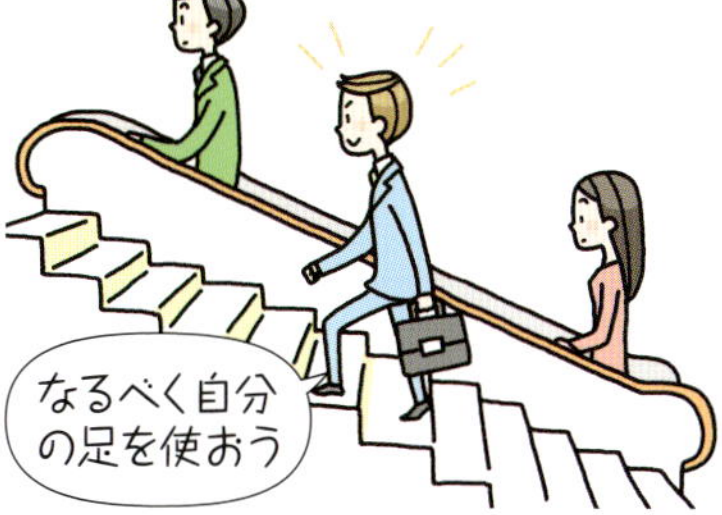
なるべく自分の足を使おう

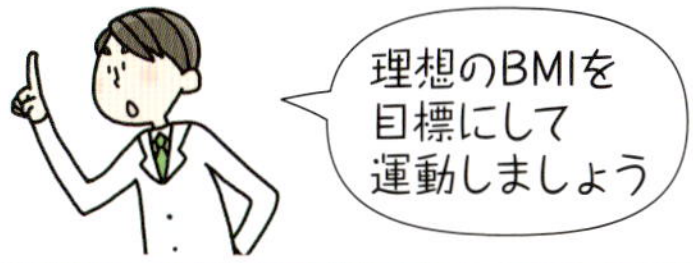
理想のBMIを目標にして運動しましょう

BMI(標準体重)の計算方法

理想の BMI は **22** です。

BMI ＝体重(kg) ÷身長(m) ÷身長(m)

例：体重 65kg、身長 160cm の人の場合

BMI ＝ 65 ÷ 1.6 ÷ 1.6 ＝約 25.4

慢性糸球体腎炎（IgA《アイジーエー》腎症）の治療

糸球体腎炎では、糸球体が炎症を起こし、ろ過機能がうまく働きません。まだ軽度のうちは、炎症を起こして損傷した糸球体の代わりに、健康な糸球体ががんばってろ過してくれるので、進行はゆっくりです。しかし、進行して健康な糸球体の機能も低下してくると、血管の障害から、間質障害《かんしつしょうがい》・虚血《きょけつ》が広がり、進行が速くなります。ある程度まで腎機能が低下すると、治療しても回復せず、末期腎不全に至ります。治療効果を上げるためには、病気の早期発見と早期治療が重要です。

慢性糸球体腎炎の20％程度は、自然治癒します。軽症のものには、降圧薬のアンジオテンシン受容体拮抗薬や、抗血小板薬などで治療をおこないます。

糸球体に炎症を起こさせるIgAは、扁桃腺炎《へんとうせんえん》から出現することが多く、また慢性扁桃腺炎の人はIgA腎症が悪化しやすいことがわかっています。そこで、扁桃腺の摘出手術と、糸球体の炎症を抑えるためにステロイド薬を大量に点滴するステロイドパルス療法がおこなわれます。早期におこなえば、回復の可能性が高い治療です。

食事療法は、エネルギーを十分とるようにし、たんぱく質の摂取は制限します。

高血圧になりやすいので、塩分も控えめにし、激しい運動は避け、血圧のコントロールに努めます。立ち仕事や、ストレスなども避けた方が良いでしょう。

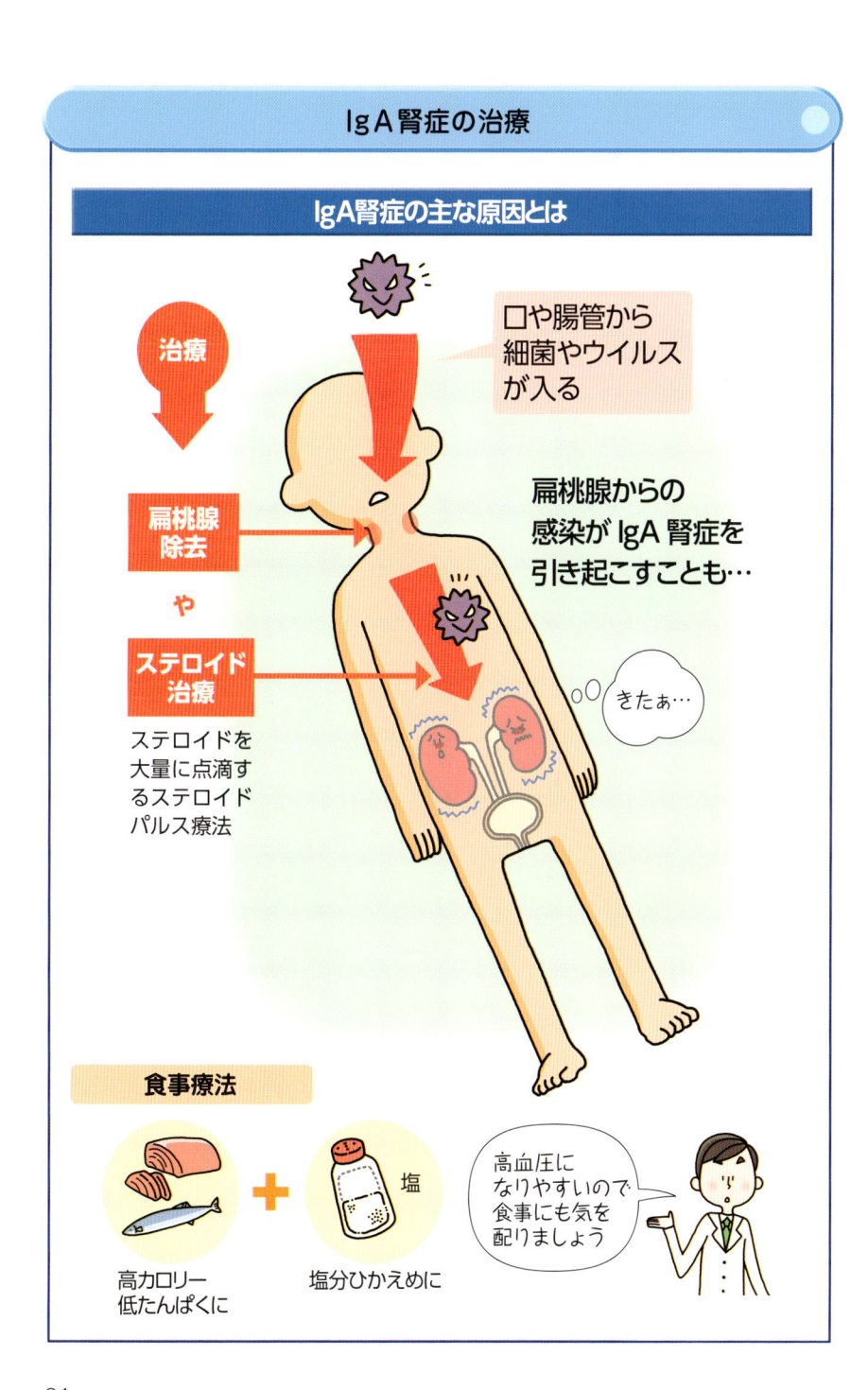

IgA腎症の治療

IgA腎症の主な原因とは

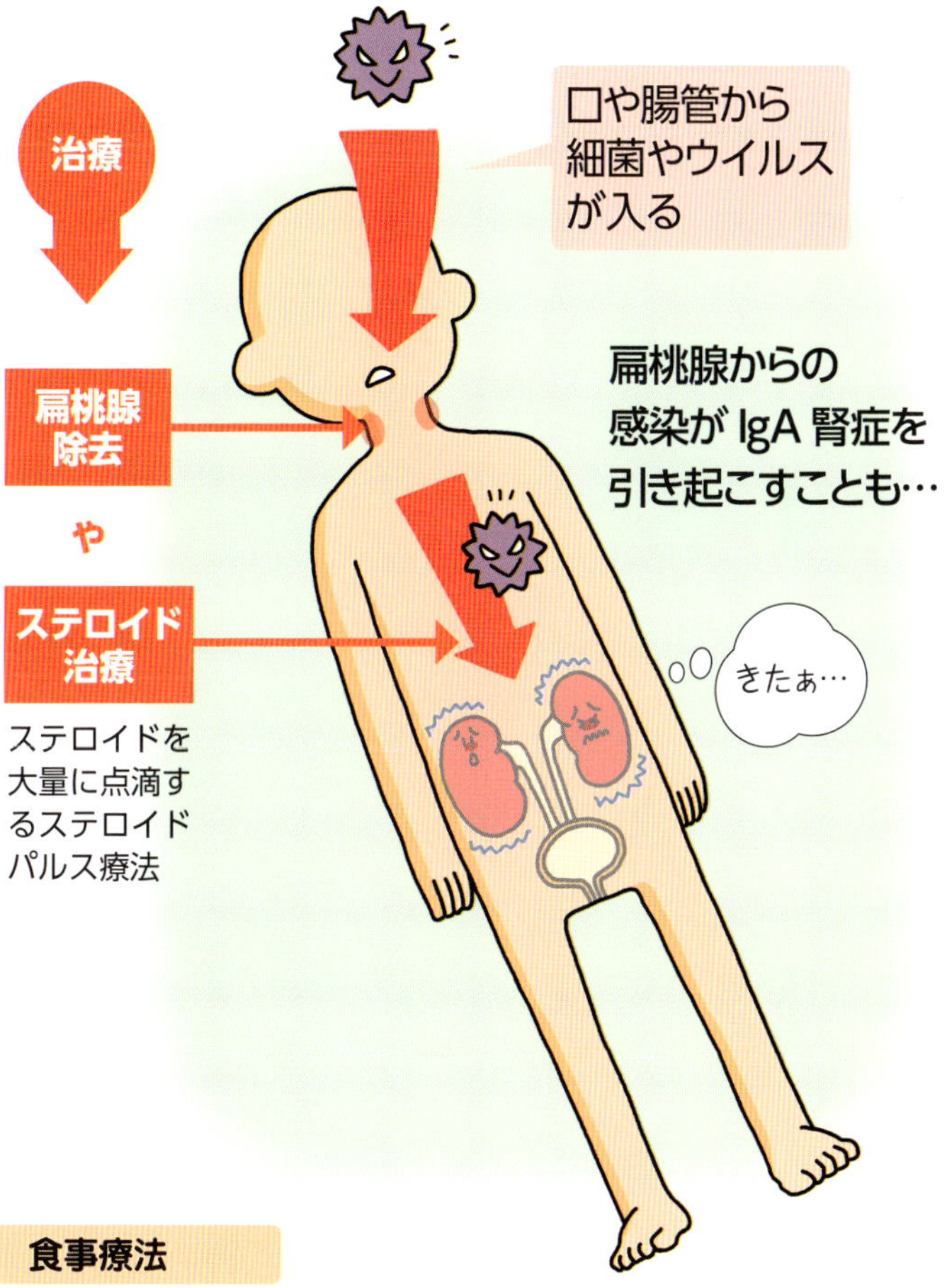

食事療法

高血圧性腎硬化症の治療

高血圧性腎硬化症の治療では、血圧のコントロールが基本となります。末期腎不全や心血管疾患の予防のため、適正な血圧を保持することが重要です。血圧がコントロールされ、たんぱく尿も出ていなければ、急に進行することはありません。

血圧の目標値は、収縮期血圧が１３０mmHg未満、拡張期血圧が80mmHg未満です。たんぱく尿が陽性で、１g/日以上出ている場合は、１２５mmHg/75mmHg未満になるように、たんぱく質の制限食などで抑えます。

悪性のケースでは、急激に腎機能が低下するので、速やかに血圧を下げる必要があります。必要に応じて、飲み薬による降圧ではなく、注射を用います。ただし、過度・急激な降圧（収縮期血圧１１０mmHg未満）は腎機能を悪化させるおそれがあるので、慎重な判断が必要となります。

降圧と同時に、微量アルブミン尿、たんぱく尿の減少をはかることも大切です。

塩分制限は、１日６g未満にします。たんぱく質制限も必要です。

禁煙などの生活習慣改善もおこないます。肥満のある人は減量と運動をし、食事や運動で降圧コントロールが不十分なときには、降圧薬を利用します。

高血圧は、腎臓だけでなく、他の臓器にも動脈硬化を起こしやすくなります。食事や運動、薬物治療による降圧コントロールは、腎臓の病気だけでなく、心血管疾患の予防にもつながります。

高血圧性腎硬化症の治療

高血圧になると糸球体の血管も細くなる

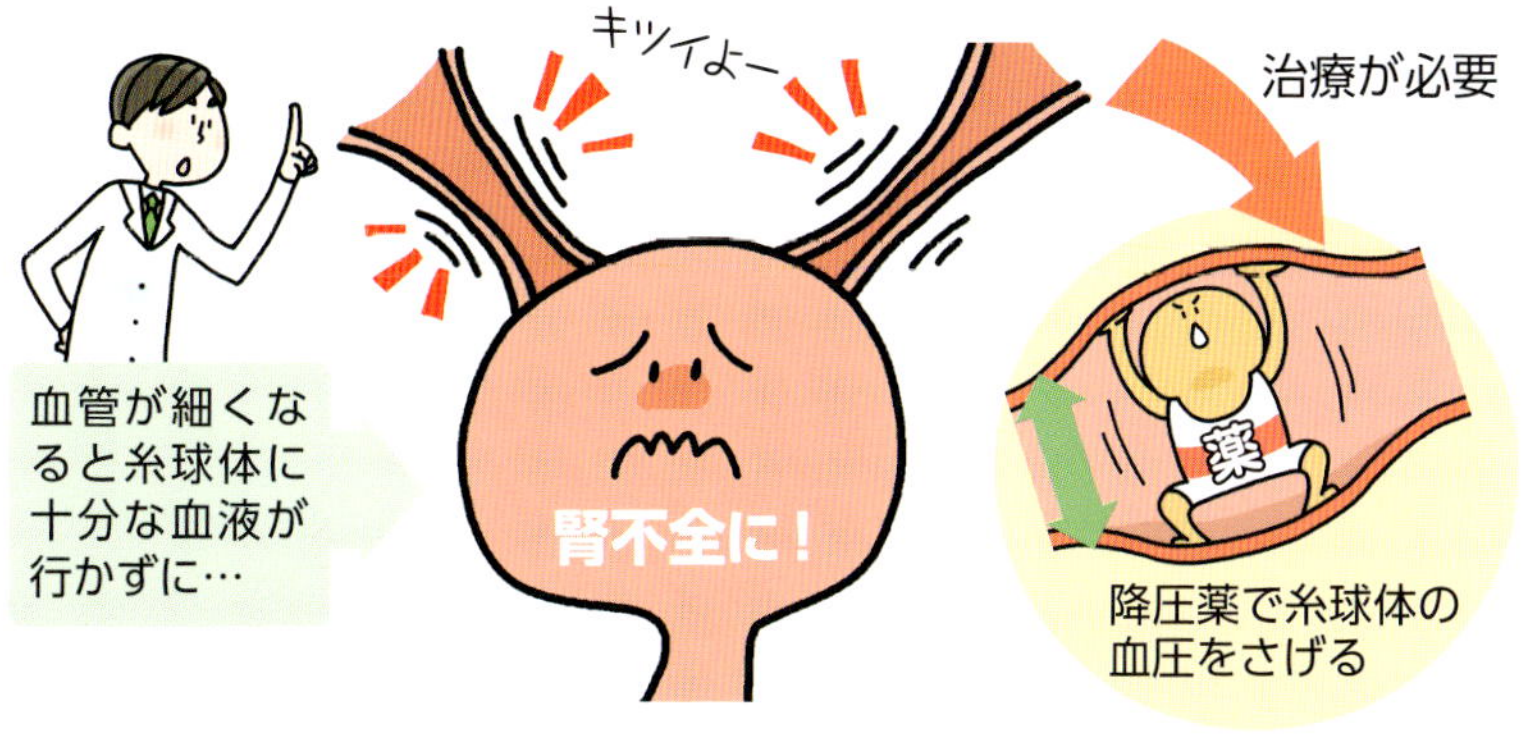

生活の中でできる治療

食事で治療

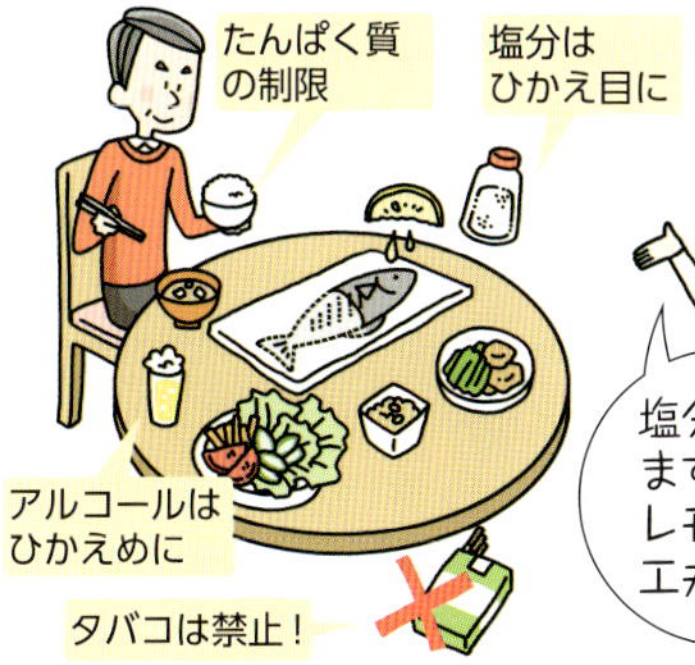
たんぱく質の制限
塩分はひかえ目に
アルコールはひかえめに
タバコは禁止！

運動での治療

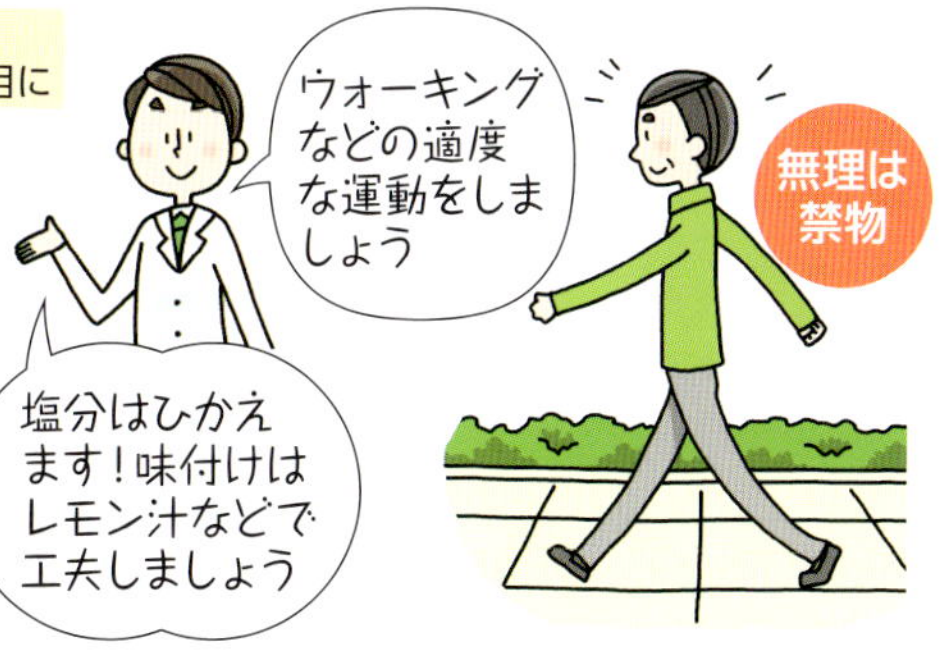
ウォーキングなどの適度な運動をしましょう
塩分はひかえます！味付けはレモン汁などで工夫しましょう
無理は禁物

● **降圧目標値**

	診察室血圧	家庭血圧
若年、中年、前期高齢者患者	140/90mmHg 未満	135/85mmHg 未満
後期高齢者患者	150/90mmHg 未満 忍容性があれば 140/90mmHg 未満	145/85mmHg 未満（目安） 忍容性があれば 135/85mmHg 未満
糖尿病患者	130/80mmHg 未満	125/75mmHg 未満
CKD 患者（たんぱく尿陽性）	130/80mmHg 未満	125/75mmHg 未満（目安）
脳血管障害患者 冠動脈疾患患者	140/90mmHg 未満	135/85mmHg 未満（目安）

日本高血圧学会 高血圧治療ガイドライン 2014 より

多発性嚢胞腎の治療

多発性嚢胞腎の人は、体内の水分が足りないと、尿を濃くするために出ているホルモン（バソプレシン）によって、嚢胞が悪化しやすくなります。尿路結石や、感染症の予防のためにも、1日2Lを目安に、水分を多くとるようにします。

多発性嚢胞腎の治療は、対症療法の血圧コントロールと飲水が主体です。血圧は130／80mmHg未満になるようコントロールします。降圧薬のアンジオテンシン受容体拮抗薬がよく使われます。たんぱく質の摂取制限はありません。定期的に検査をおこない、血清クレアチニン値が1.5mg／dLを超えたら、塩分とたんぱく質を制限します。

腹部・腰部・背中の痛みや、細菌尿が出るときは、感染症が疑われるので、すみやかに受診します。嚢胞が大きくなり、嚢胞の中に出血する場合もあります。感染性の場合には抗菌薬が使われます。発熱や疼痛などの症状が消失しても3週間は服用を続けます。

腹部などの痛みに対しては、一般的には鎮痛薬が使われます。

抗うつ薬のなかには、嚢胞を増大させる作用をもつものがあるので注意が必要です。腎臓に刺激を与えるような過激な運動でなければ、むしろ運動をした方が良いでしょう。多発性嚢胞腎に合併して、肝臓の異常（先天性肝《かん》線《せん》維《い》症《しょう》）や食道静脈瘤、血小板減少、貧血、白血球減少、頭蓋内出血などを生じることがあります。

近年、バソプレシン拮抗薬という腎嚢胞の増大を抑制する薬が開発されています。

多発性嚢胞腎の生活上の注意

水分が不足すると「多発性嚢胞腎」の症状がすすむ

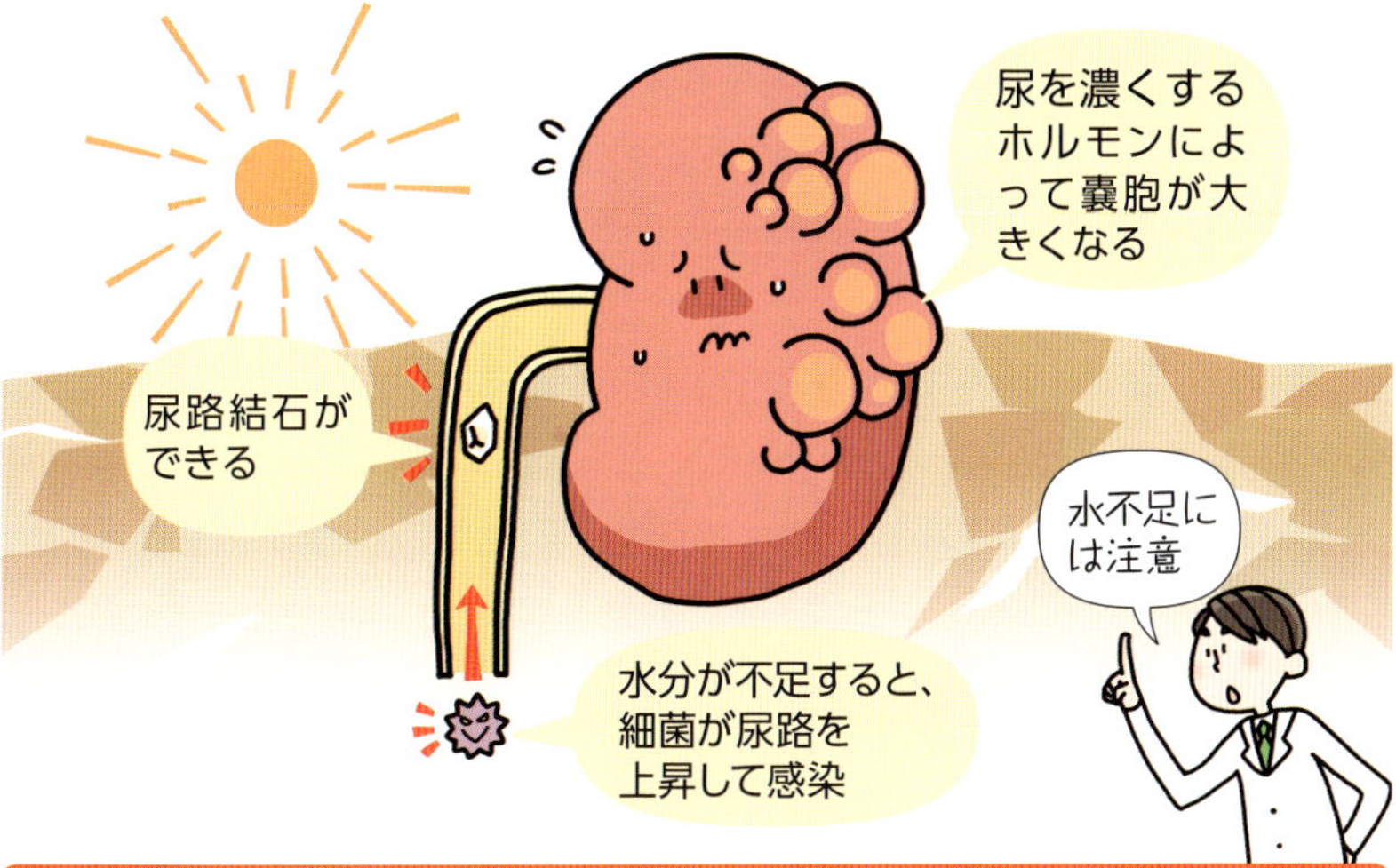
尿を濃くするホルモンによって嚢胞が大きくなる
尿路結石ができる
水不足には注意
水分が不足すると、細菌が尿路を上昇して感染

血圧コントロールと水分摂取が重要

● 血圧のコントロール

朝夕に血圧を測る

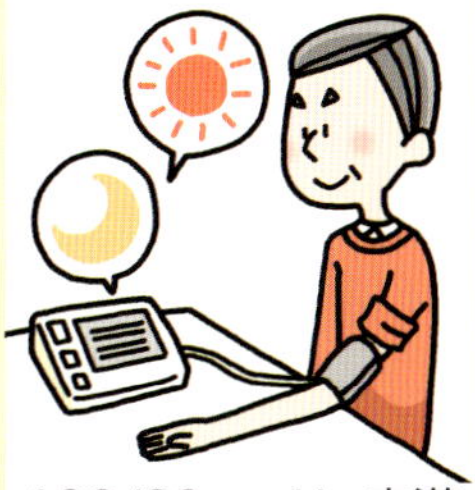

130/80mmHg 未満

● 禁煙とアルコール摂取

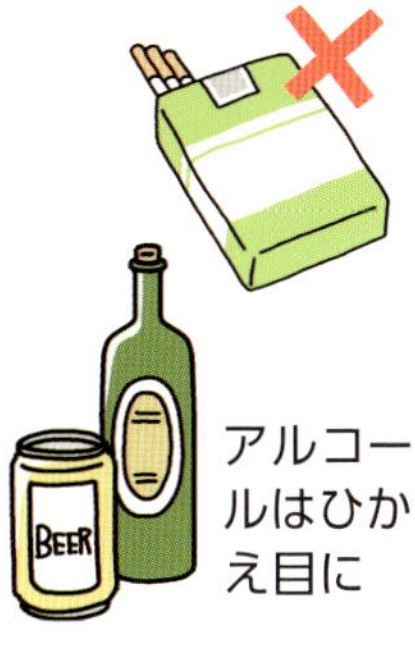
BEER
アルコールはひかえ目に

● 水分の摂取

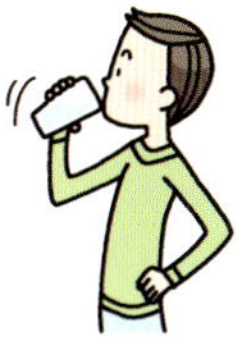

水分はしっかりとる

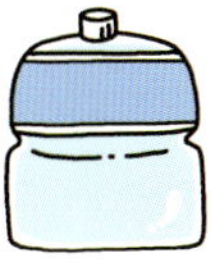

1日2L が目安

腹部・腰部・背中の痛みや、血尿が出るときは、感染症が疑われるので、すみやかに受診してください

腎《じん》盂《う》腎《じん》炎《えん》（急性・慢性）の治療

腎盂腎炎は、尿路を通して腎臓が細菌感染し、炎症を起こす病気です。

急性の腎盂腎炎の治療には、入院し抗菌薬を使用します。1～2週間で治りますが、治療後、1～2週間おいて再度尿検査をおこない、再発の有無を確認します。治療中は、安静と水分補給に努めます。尿路に病気があり、それが感染の原因であれば、原因となる病気も同時に治療しなければなりません。

感染症が重症化すると、細菌が血液に入り敗《はい》血《けっ》症《しょう》といって悪《お》寒《かん》やふるえを伴う発熱が起こり、呼吸不全、腎不全、多臓器障害症候群におちいることもありますから、早期の受診が重要です。

急性の腎盂腎炎に対して、慢性の腎盂腎炎の治療では　安静を心がけ、水分を多くとるようにします。抗菌薬を組み合わせた薬などを内服します。症状が治まった後も、1ヵ月以上服薬を続けます。慢性化の原因となる尿路障害があれば、手術などでその治療をおこないます。これを治療しないと、症状をくり返してしまい、腎不全に進行するリスクが高くなります。

治療中は、定期的に血液中の尿《にょう》素《そ》窒《ちっ》素《そ》や、クレアチニン、電解質などの数値を調べ、また画像検査で、腎臓の大きさや腎盂の形に変化が起こっていないかチェックします。

高血圧などをともなうようになってきたら、塩分制限などの食事療法が必要となります。からだが冷えると腎臓への血流量が減ってしまうので、保温に注意し、夏でも冷房による冷えすぎに注意します。

腎盂腎炎の治療

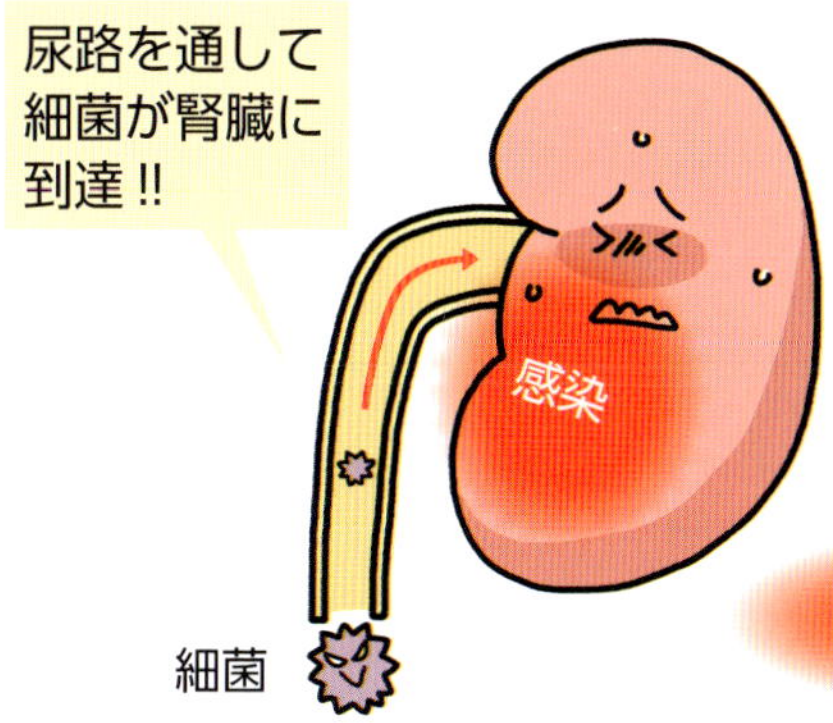

治療には…

感染した細菌を採取し、
培養する

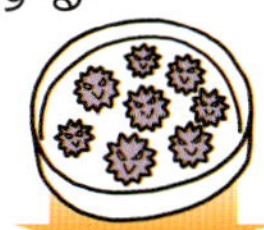

**治療のための
抗菌薬を確定する**

治療中は安静を心がける

急性の場合

1～2週間の
抗菌薬での治
療で治る

↓

その後再検査
をおこない再
発の有無を確
認

尿路の疾患が
原因であれば
その治療も同
時におこなう

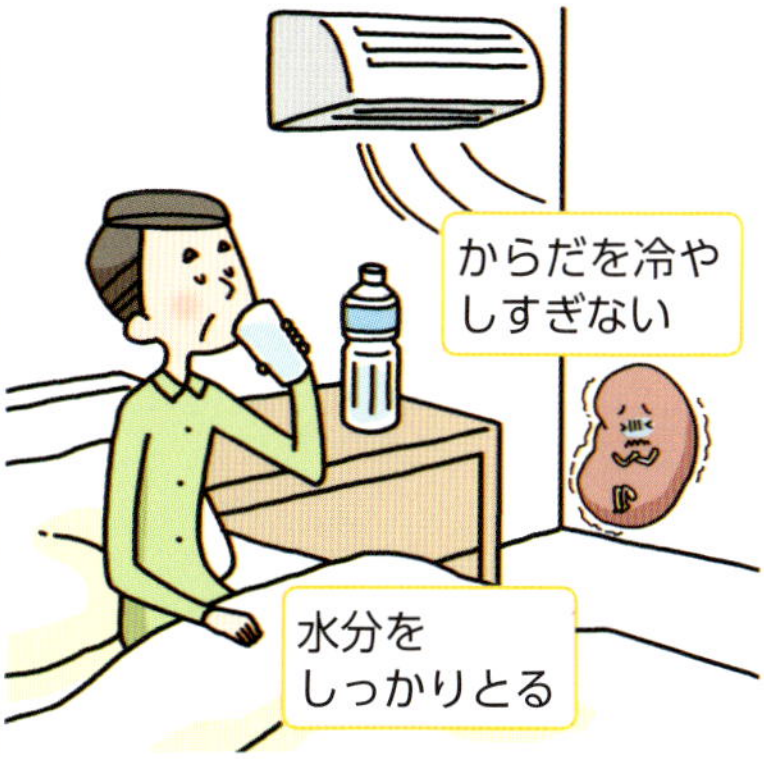
からだを冷や
しすぎない
水分を
しっかりとる

慢性の場合

抗菌薬を組み
合わせた薬な
どを内服

↓

症状が治まっ
た後も1ヵ月
は服用を継続

尿路障害があ
る場合は治療
により、原因
を取り除く

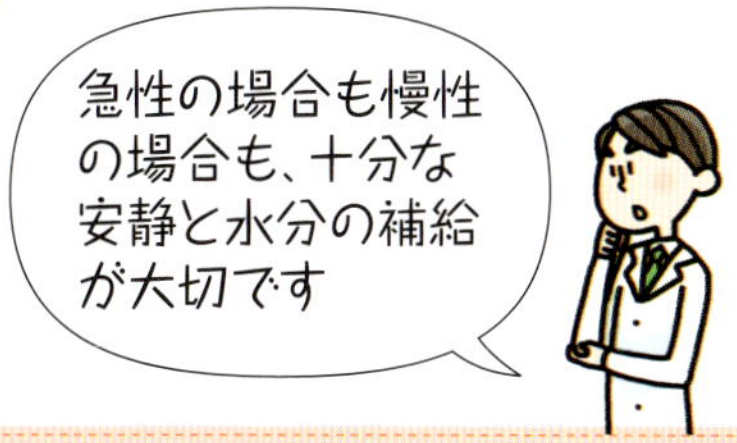
急性の場合も慢性
の場合も、十分な
安静と水分の補給
が大切です

Point!

**治療中は定期的に血液の
数値や画像検査などで
変化があるかをチェックする**

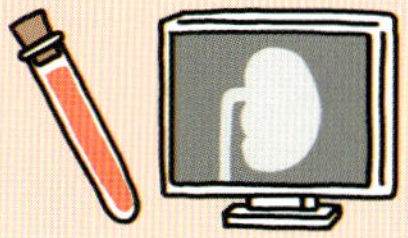

悪性高血圧の治療

悪性高血圧では腎臓だけではなく、脳、心臓、大動脈などに重篤な障害をもたらす恐れがありますから急性期の治療では、ただちに降圧《こうあつ》（血圧を下げる）治療《ちりょう》をおこなわなければなりません。

血圧が非常に高い状態でも、重篤な臓器障害の急速な進行がない状態を高血圧緊急症《こうけつあつきんきゅうしょう》といいます。高血圧緊急症がわかった場合は、障害を防ぐために、医療機関に入院し、24時間以内に血圧を下げる必要があります。

一方、すでに臓器への障害を生じている場合には、よりすみやかに、できれば１時間以内に血圧を下げなければなりません。１時間程度で平均血圧を20～25％下げることになりますが、あまりに急激な降圧は、臓器への血流を低下させてしまい、むしろ危険なため、拡張期血圧は100mmHgより下がらないようにとどめなければなりません。

急性期以降の悪性高血圧の治療では、薬物治療が中心となります。

第一に、血圧を下げるために、カルシウム拮抗薬やＡＣＥ阻害薬といった降圧薬を使います。

薬物治療とともに生活習慣の改善としては、適度な運動をおこなうようにします。禁酒、禁煙を守り、食塩の摂取を１日６ｇ未満に抑えます。

悪性高血圧の治療

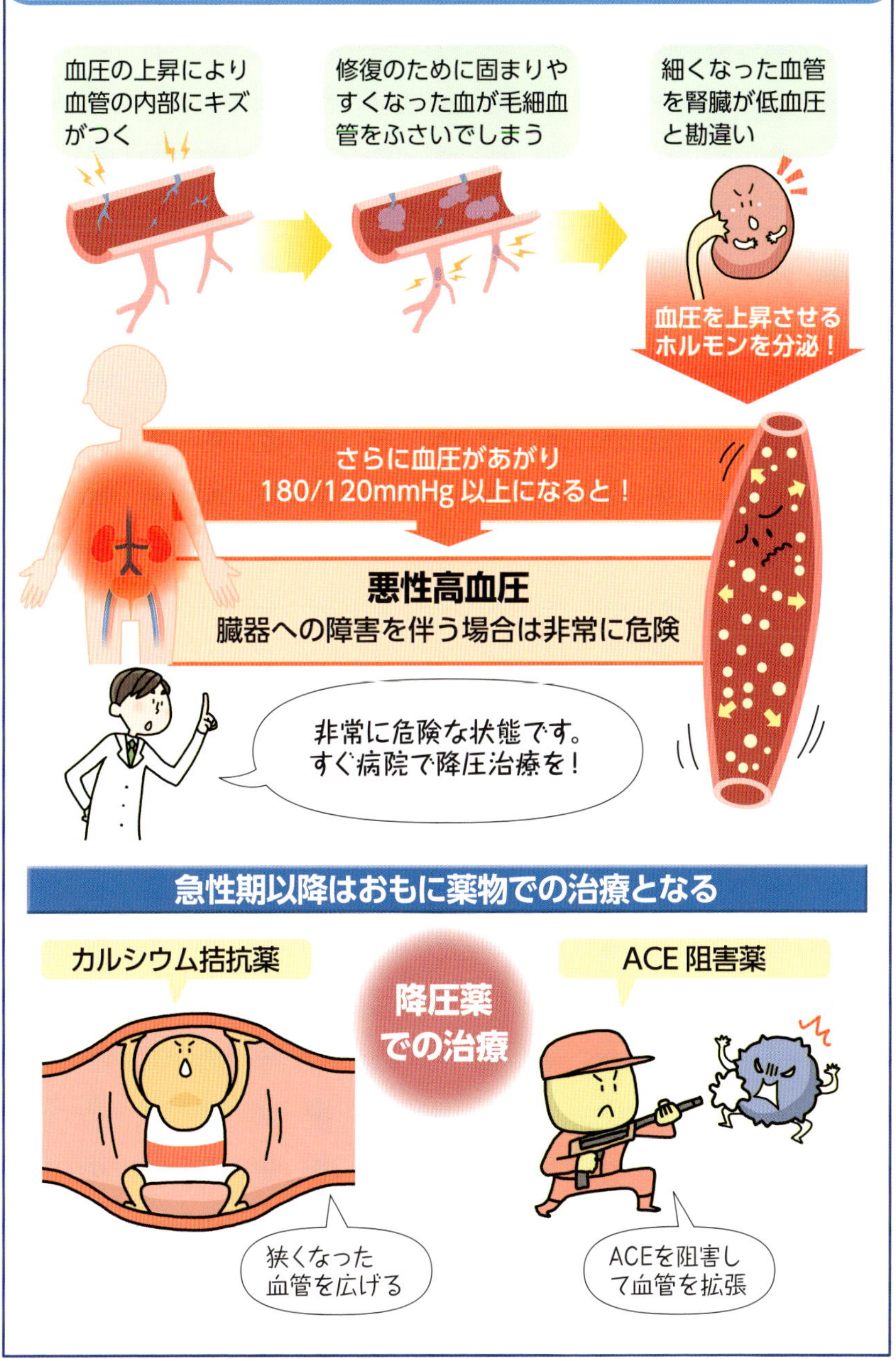
血圧の上昇により血管の内部にキズがつく
修復のために固まりやすくなった血が毛細血管をふさいでしまう
細くなった血管を腎臓が低血圧と勘違い
血圧を上昇させるホルモンを分泌！
さらに血圧があがり 180/120mmHg 以上になると！
悪性高血圧
臓器への障害を伴う場合は非常に危険
非常に危険な状態です。すぐ病院で降圧治療を！
急性期以降はおもに薬物での治療となる
カルシウム拮抗薬
降圧薬での治療
ACE 阻害薬
狭くなった血管を広げる
ACEを阻害して血管を拡張

急速進行性糸球体腎炎《しきゅうたいじんえん》の治療

急速進行性糸球体腎炎の治療は、まず糸球体の炎症を抑えるために、ステロイドや免疫抑制薬（シクロホスファミドなど）を使う薬物療法をおこないます。

病気の発見が遅れ、腎機能の低下が進行しているときは、人工透析を導入します。この場合の人工透析は一時的な処置で、腎炎がおさまった後、腎機能が回復した場合には、続けないで済むこともあります。

ＡＮＣＡ陽性の場合は、ステロイドを大量に点滴するステロイドパルス療法に加えて、免疫抑制薬の併用療法をおこないます。早期に治療をおこなえば、腎不全や命にかかわることはありません。

状況によって、血漿《けっしょう》（血液の中の液体成分）を交換して自己抗体やサイトカインを除去する血漿交換治療も選択します。

ステロイドや免疫抑制薬を使用する際は、免疫機能が抑えられるので、感染症に注意が必要です。また、ステロイドを使用することでむくみがあらわれることもあります。

食事療法では、たんぱく質制限、塩分制限をおこない、エネルギーは十分摂取します。尿の出が悪い時期には、水分制限をおこないます。

いったん良くなっても再度ぶり返すことがあるので、血尿、たんぱく尿、尿量の減少、微熱、だるさ、食欲不振などの症状があらわれた場合は、早く病院を受診することが大切です。

急速進行性糸球体腎炎の治療

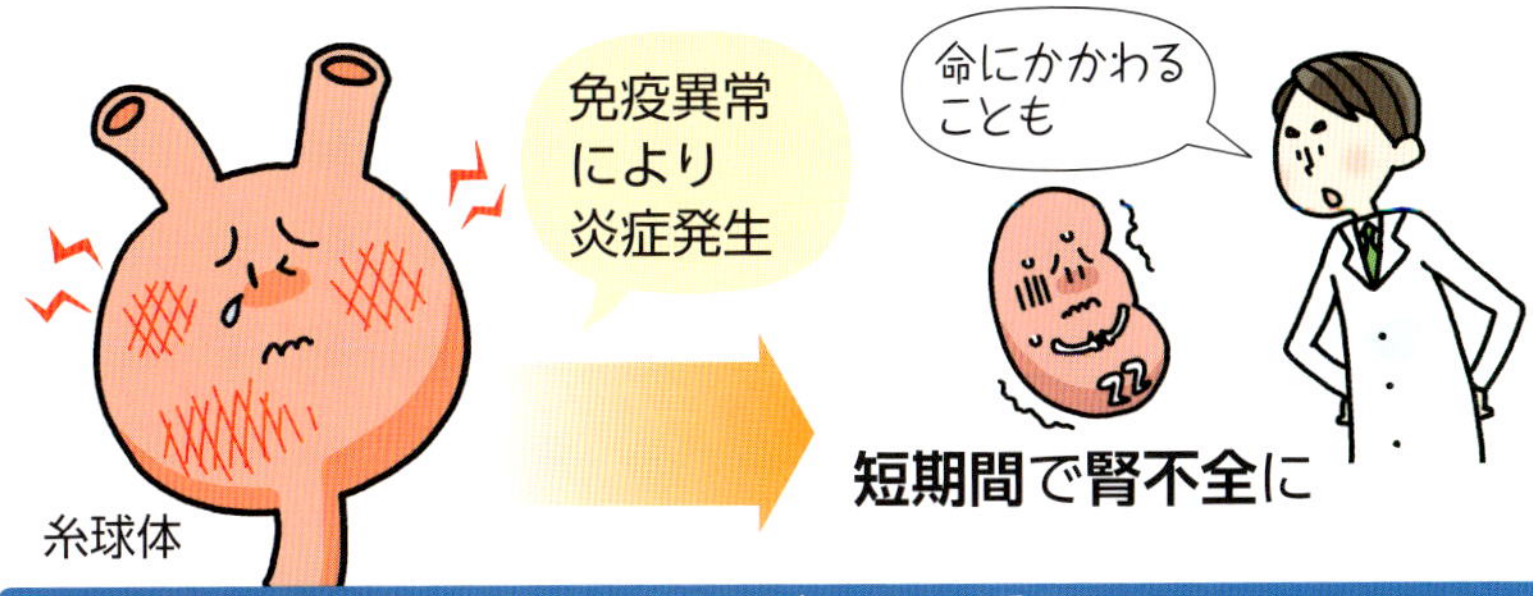

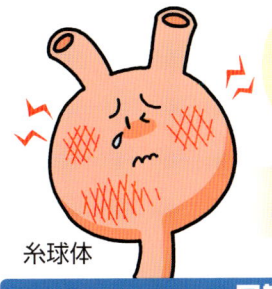

早期で発見がとても重要

病院でしっかり検査する

診断結果から検査の流れ

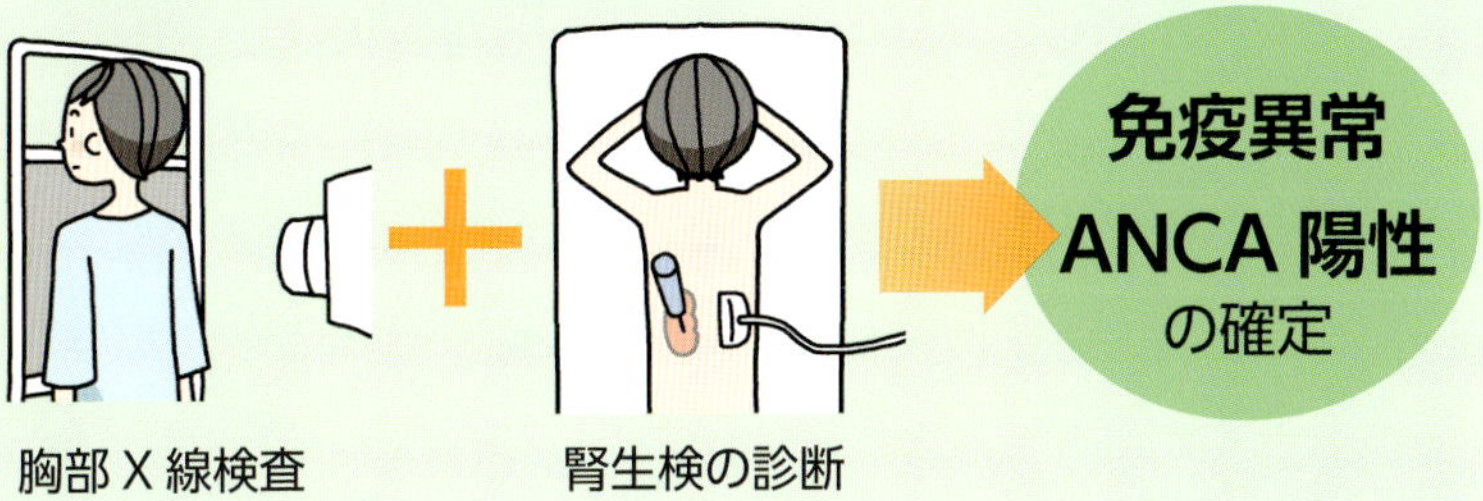

免疫異常（ANCA）が陽性の場合の治療

免疫抑制薬

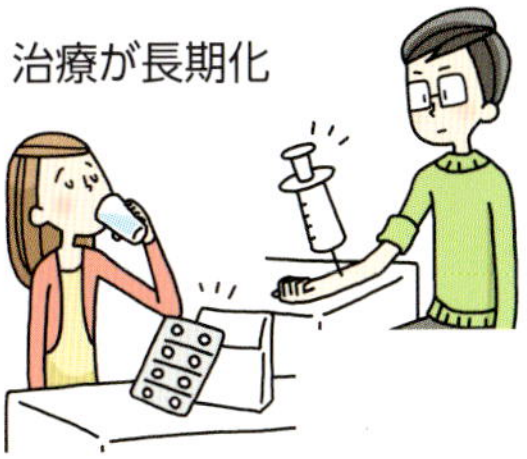

ステロイド治療

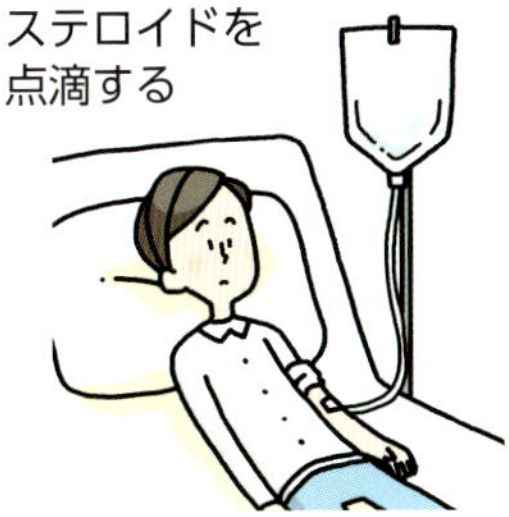

食事は… 高カロリー ＋ 低たんぱく

全身性エリテマトーデス（SLE）によるループス腎炎の治療

全身性エリテマトーデス（SLE）によるループス腎炎の治療では、免疫の働きを抑え、炎症を止めるために、ステロイドを使用した薬物療法をおこないます。無月経などのステロイドの副作用があらわれることがあるので、体調の変化に気づいたら医師に相談しましょう。

効果があらわれにくいときには、大量にステロイド点滴をおこなうステロイドパルス療法や、免疫抑制薬（シクロホスファミドなど）を選択することもあります。

血漿交換療法といって、血液中から抗体を除去し、血液を体内に戻す治療をおこなうこともあります。

発熱、関節炎を抑えるために非ステロイド性抗炎症薬（NSAIDs）を長期に使用するときには、副作用である消化管障害や、とくに腎障害には注意しなければなりません。SLEにかかっている人は薬剤アレルギーを起こしやすいので、注意が必要です。

そのほか、生活上の注意では、紫外線がSLEを悪化させてしまうことがあるので日光に当たりすぎないようにします。感染症、外傷、手術、薬剤アレルギーなども、SLEを悪化させてしまうことがあるので、できるだけ避けるようにします。

ステロイド治療中は、免疫力が落ちるため、かぜなどの感染症に注意が必要です。長くステロイドを使用している人は、副腎の機能が低下している場合があるので、感染症にかかった場合でも、勝手にステロイドの服用をやめてはいけません。

SLEによるループス腎炎の治療

ステロイド治療で免疫異常を抑える

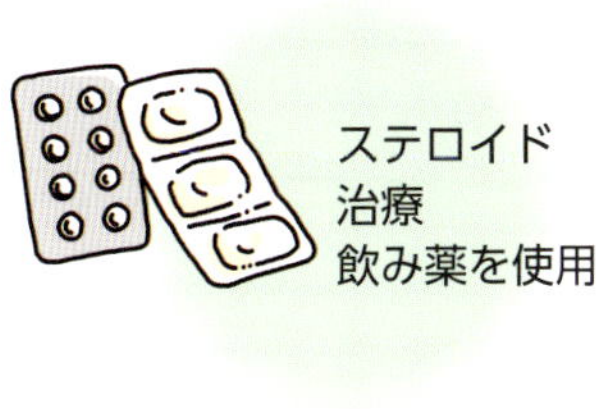

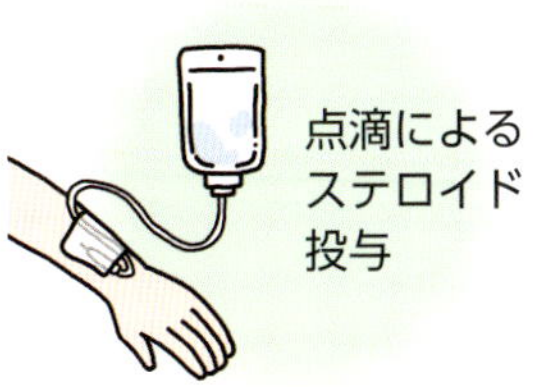

効果が弱いときはステロイドパルス療法などをおこなう

● ステロイドパルス療法

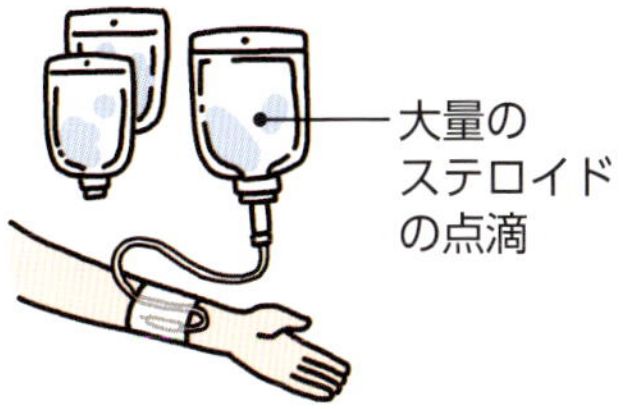

● 免疫抑制薬での治療

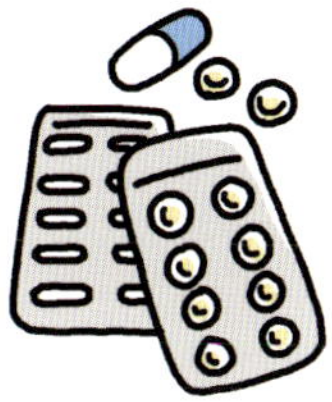

ステロイドの副作用

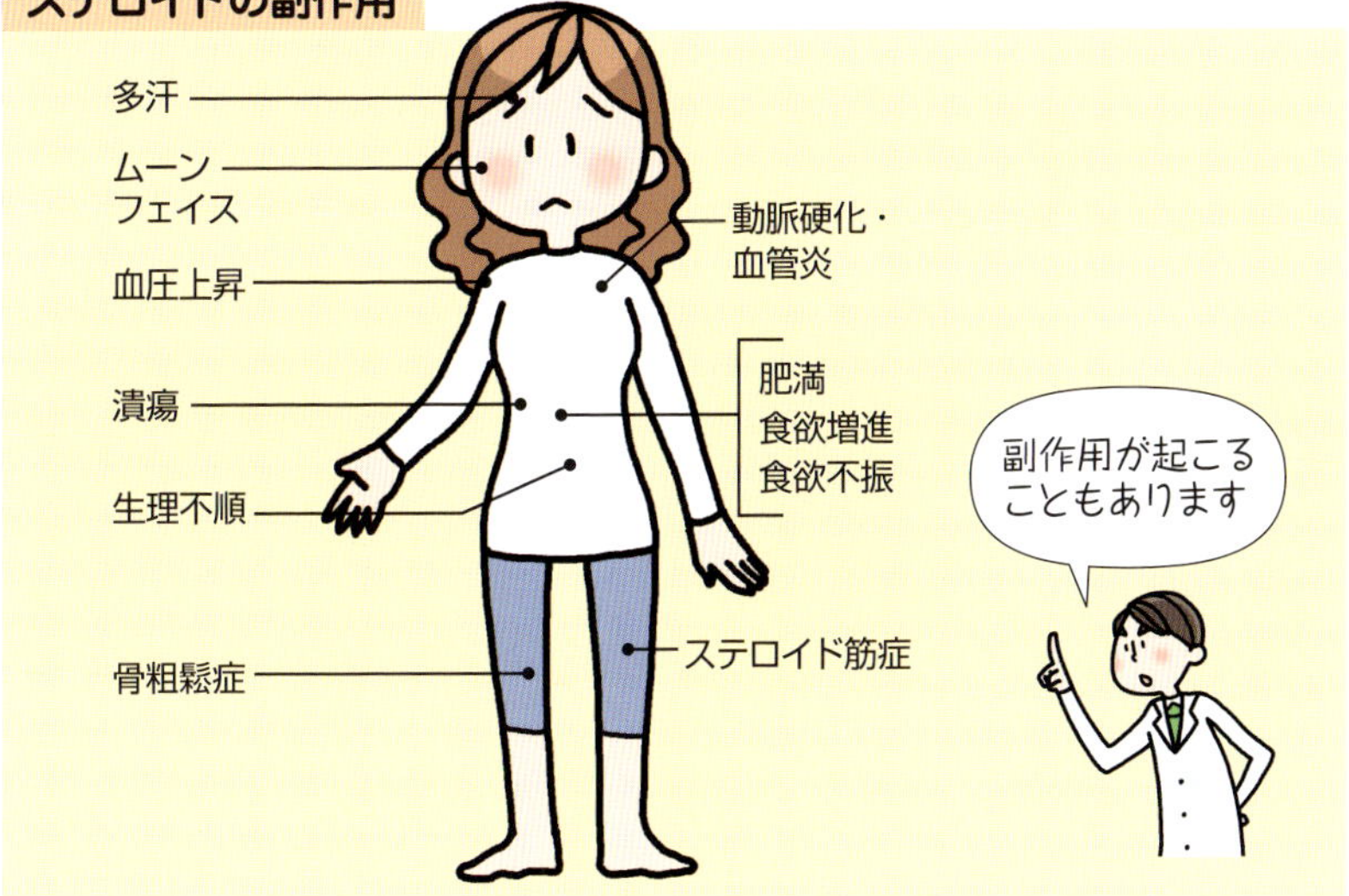

痛風腎《つうふうじん》の治療

原因である痛風を改善するために、尿酸値を下げる治療をおこないます。

薬物療法とともに、食事では、尿酸値を上げるプリン体を含む食品をなるべく避けます。肥満は痛風の原因の一つなので、摂取エネルギー制限と、運動で減量します。ただし、過度の運動や瞬発力を使うような運動はいけません。水分を1日2L以上とり、血中の尿酸を薄め、尿酸の排泄を促します。

痛風発作の痛みがある場合は、尿酸値を急激に低下させると、発作がひどくなるので、痛み止めを飲み、新たに尿酸降下薬《にょうさんこうかやく》は飲みません。発作が起こったら、座布団などを当てて足を心臓より高くし、患部を冷やすと楽になります。尿酸降下薬は、痛風発作が治まって約2週間後から開始します。

尿酸結石をつくらないためには、尿の酸性値（pH）を低くしないことです。薬を使う場合、酸性尿（pH6.0以下）をアルカリ化薬で6.0〜7.0（弱酸性から中性）に保ちます。しかし、アルカリ尿は、リン酸カルシウム結石ができやすくなりますので注意が必要です。

尿酸の排泄が悪いために尿酸値が高い場合は、尿酸の排泄をうながす薬を服用します。これらの薬は、腎機能が低下してくると効果が減弱するため、中等度以上（eGFR30mL/分/1.73^2m未満、または血清クレアチニン値2.0mg/dL以上）の腎障害があれば、尿酸の生成を抑える薬を慎重に服用します。

尿酸がたくさん排泄されているのに尿酸値が高い場合は、尿酸の生成を抑える薬を服用します。痛風発作があったり、高血圧を合併していたりする場合は、尿酸値を6.0mg/dLより低く維持します。

痛風腎の治療

痛風では血液中の尿酸値が高くなり 外に出される尿中の尿酸は少ない

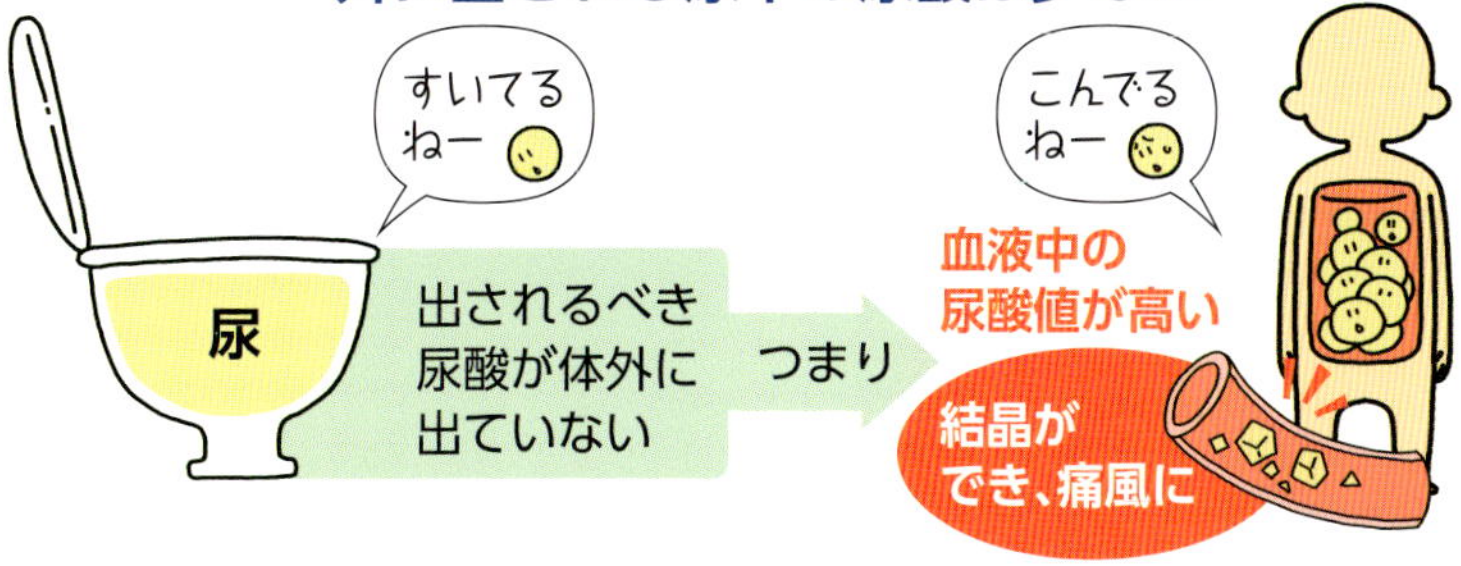

水分補給・薬・食事療法で治療する

● **水分補給**

尿酸の排泄を促すために
1日2L以上とる

● **投薬**

▶尿酸の排泄を促す薬
▶尿酸の生成を押さえる薬

● **食事での治療もおこなう**

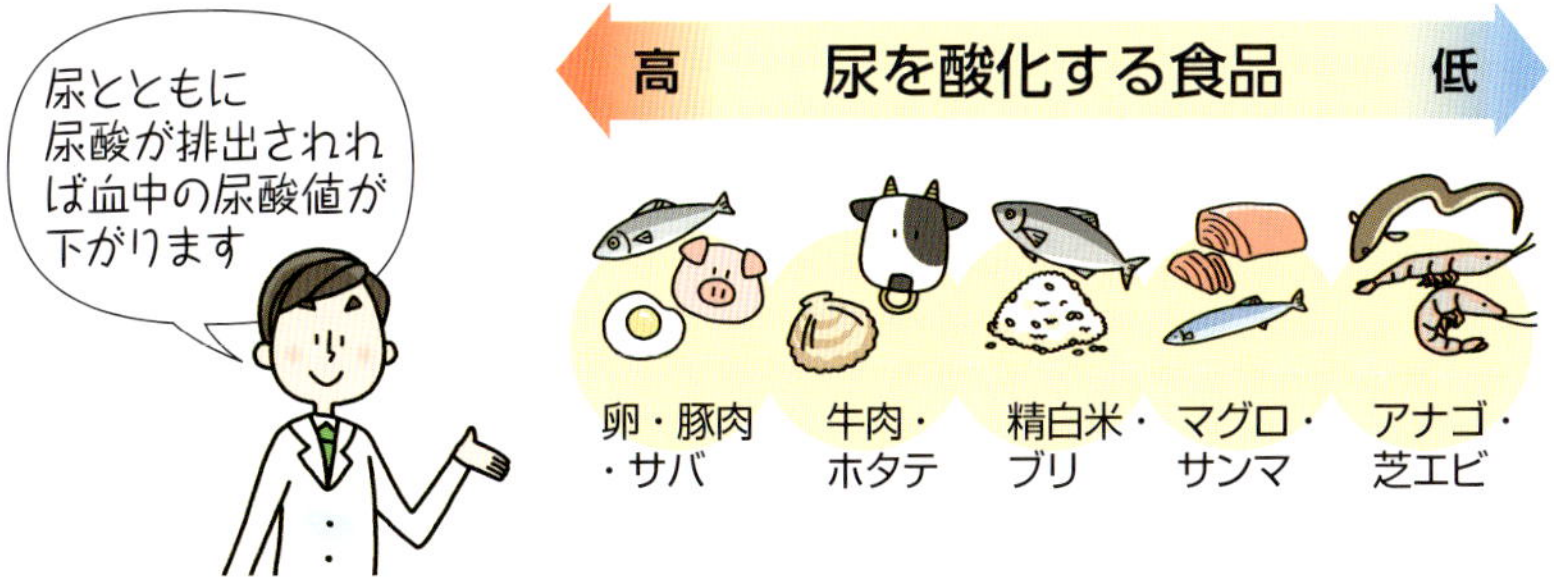
尿とともに
尿酸が排出されれ
ば血中の尿酸値が
下がります
高
尿を酸化する食品
低
卵・豚肉
・サバ
牛肉・
ホタテ
精白米・
ブリ
マグロ・
サンマ
アナゴ・
芝エビ

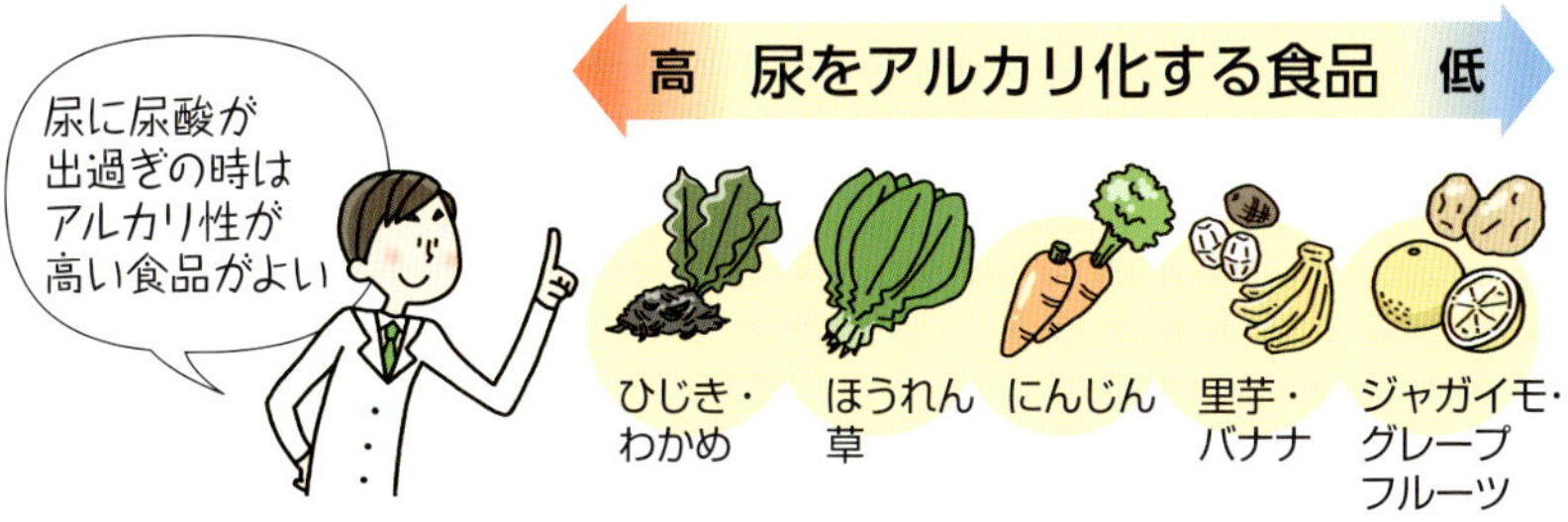
尿に尿酸が
出過ぎの時は
アルカリ性が
高い食品がよい
高
尿をアルカリ化する食品
低
ひじき・
わかめ
ほうれん
草
にんじん
里芋・
バナナ
ジャガイモ・
グレープ
フルーツ

CKDの薬物療法

CKDの治療に使われる薬

ＣＫＤに対する薬物療法は、原疾患と腎臓の機能、症状に応じて、血圧を下げる薬、炎症を抑える薬、血糖値や尿酸値をコントロールする薬などを使い分けます。そのため、使用する薬の種類が多くなります。10種類以上の薬を常時服用しているという人も、少なくありません。

薬の使用についての疑問や不安は、医師や薬剤師に相談し、使用法を守って治療を続けましょう。

ここでは、ＣＫＤの治療に使用される代表的な薬を紹介します。ここで紹介するもの以外にも、治療に使われる薬はありますので、処方された薬についてはそのつど確認し、目的、使用方法、注意事項をよく理解するようにしてください。

CKDで処方される薬剤

分類	作用・用途	おもな製剤名	目的となる病気
降圧薬（ACE 阻害薬）	血圧を上げる物質（アンジオテンシンⅡ）の産生を抑え、血圧を下げる。また、腎保護作用、尿たんぱくを減らす作用もある。	カプトリル、レニベース、ロンゲス、タナトリル、エースコール、コナンなど	高血圧症、腎性高血圧、腎血管性高血圧

CKDで処方される薬剤

分類	作用・用途	おもな製剤名	目的となる病気
降圧薬（ARB 薬）	血圧を上げる物質（アンジオテンシンⅡ）の受容体への結合を抑え、血圧を下げる。また、腎保護作用、尿たんぱくを減らす作用もある。	ニューロタン、ディオバン、オルメテック、アジルバ、ブロプレスなど	高血圧症
降圧薬（カルシウム拮抗薬）	血管を拡張させて血圧を下げる	アムロジン、ノルバスク、ヒポカ、コニール、アテレック、カルスロット、ニバジールなど	本態性高血圧、腎性高血圧、狭心症
降圧薬（直接的レニン阻害薬）	血圧を上げる物質（レニン）の作用を抑え、血圧を下げる。また腎保護作用、尿たんぱくを減らす作用もある。	ラジレス	高血圧症
降圧薬（α《アルファ》遮断薬《しゃだんやく》）	血管平滑筋を弛緩《しかん》させ、血圧を下げる。	カルデナリンなど	高血圧症
利尿薬	ナトリウムの排泄を促進する。体内の余分な水分を排泄する。	ラシックス、ルプラックなど	高血圧症
副腎皮質ステロイド、免疫抑制薬	免疫の働きを調整し、腎臓病の進行を抑える。ネフローゼ症候群や腎炎などで使用される。	ネオーラル、プログラフ、エンドキサン、プレディニンなど	一部の難治性ネフローゼ症候群や慢性糸球体腎炎（一般的でない）、腎臓移植後の拒絶反応を抑える、膠原病
抗血小板薬	尿たんぱくを減らしたり、腎臓病の進行を緩やかにしたりする。また、血液の流れをよくする。	コメリアン、ペルサンチンなど	慢性糸球体腎炎、狭心症、心筋梗塞

分類	作用・用途	おもな製剤名	目的となる病気
カルシウム製剤	カルシウムを補給する。また、血清のリン値を下げる	沈降炭酸カルシウム、カルタンなど	低カルシウム血症、高リン血症
活性型ビタミンD製剤	カルシウムの吸収を助け、骨を強くする。また二次性副甲状腺機能亢進症を予防する。	アルファロール、ワンアルファ、ロカルトロールなど	低カルシウム血症、二次性副甲状腺機能亢進症
高リン血症治療薬	血清のリン値を下げる	炭酸カルシウム、レナジェル、フォスブロック、キックリンなど	高リン血症
高カリウム血症治療薬	血清のカリウム値を下げる	カリメート、ケイキサレート、アーガメイトゼリーなど	高カリウム血症
鉄剤	鉄を補充し、貧血を改善する	フェログラデュメット、フェルムなど	貧血
エリスロポエチン製剤（注射）	貧血を改善する	エポジン、エスポー、ネスプ、ミルセラなど	CKDが原因の腎性貧血
高尿酸血症治療薬	血清の尿酸値を下げる	ザイロリック、フェブリク、ウリアデックなど	高尿酸血症、痛風
尿酸排泄促進薬	血清の尿酸値を下げる	ユリノームなど	高尿酸血症、痛風
アルカリ剤	血液を弱アルカリ性に保つ	重曹、メイロンなど	アシドーシス（血液が腎不全で酸性に傾く）
経口吸着炭	尿毒素を吸着し、腎臓病の悪化を抑える	クレメジン	慢性腎不全

● CKDで処方される薬剤

分類	作用・用途	おもな製剤名	目的となる病気
脂質異常症治療薬	血清コレステロールを下げる	リバロ、リピトール、メバロチンなど	高コレステロール血症
ビグアナイド薬	肝臓での糖新生の抑制	メトグルコ、グリコランなど	糖尿病
チアゾリジン薬	骨格筋・肝臓でのインスリン感受性の改善	アクトス、ピオグリタゾンなど	糖尿病
スルホニル尿素(SU剤)類	血糖依存性のインスリン分泌促進とグルカゴン分泌抑制	グリミクロン、アマリールなど	糖尿病
速効型インスリン分泌促進薬	インスリン分泌の促進	スターシス、グルファストなど	糖尿病
DPP-4阻害薬	よりすみやかなインスリン分泌の促進・食後高血糖の改善	ジャヌビア、エクア、ネシーナ、トラゼンタなど	糖尿病
α-グルコシダーゼ阻害薬	炭水化物の吸収遅延・食後高血糖の改善	ベイスン、セイブルなど	糖尿病
SGLT2阻害薬	ブドウ糖の再吸収を抑制し、排出を促進	スーグラ、ルセフィ、フォシーガなど	糖尿病
インスリン注射薬	インスリンにより、血糖値を下げる	ニューマログ、ノボリンなど	糖尿病
漢方薬	補助薬としてとして使われる	柴苓湯《さいれいとう》、五苓散《ごれいさん》など	病態にあわせて選択

『わかりやすいCKD・透析テキスト』(じほう、平成26年、藤田芳郎監修)より一部改変

生活習慣病の予防と改善

高血圧の改善がなによりも大切

腎臓の働きが低下すると、まず、塩分や水分がからだから出にくくなって血液の量が増えるので、血圧が上昇します。腎臓から出ているレニンという酵素は、アンジオテンシンという血圧を調節するホルモンをつくるうえで欠かせません。腎臓の働きが低下すると、高血圧になりやすくなります。さらに、高血圧になると糸球体が硬くなり末梢血管《まっしょうけっかん》の血液が流れにくくなり、ますます血圧が上がります。

高血圧の改善には、生活習慣の見なおしが勧められますが、とくに食事での食塩摂取を控えることが重要です。減塩は、心筋梗塞や脳梗塞などの予防効果が、降圧薬以上であるといわれます。目安は塩分摂取量６ｇ未満です。

同時に運動をこころがけ、肥満の人は減量に取り組みます。

薬による降圧治療は、慎重に腎臓の様子をみながら、２〜３ヵ月かけてゆっくり血圧を下げます。降圧の目標は、収縮期が１３０㎜Hg未満、拡張期が80㎜Hg未満（１３０／80㎜Hg未満）です。ただし糖尿病を合併しておらず、たんぱく尿も出ていない人は１４０／90㎜Hgが降圧の目標値です。ＣＫＤの人には、使われる降圧治療薬がある程度限られます。レニン-アンジオテンシン（ＲＡ）系阻害薬であるアンジオテンシン受容体拮抗薬（ＡＲＢ）、アンジオテンシン変換酵素（ＡＣＥ）阻害薬、直接的レニン阻害薬、（ＤＲＩ）、カルシウム拮抗薬、利尿薬を病状に合わせて使います。

高血圧の治療

腎機能低下は高血圧を誘い、高血圧は腎機能低下を誘う

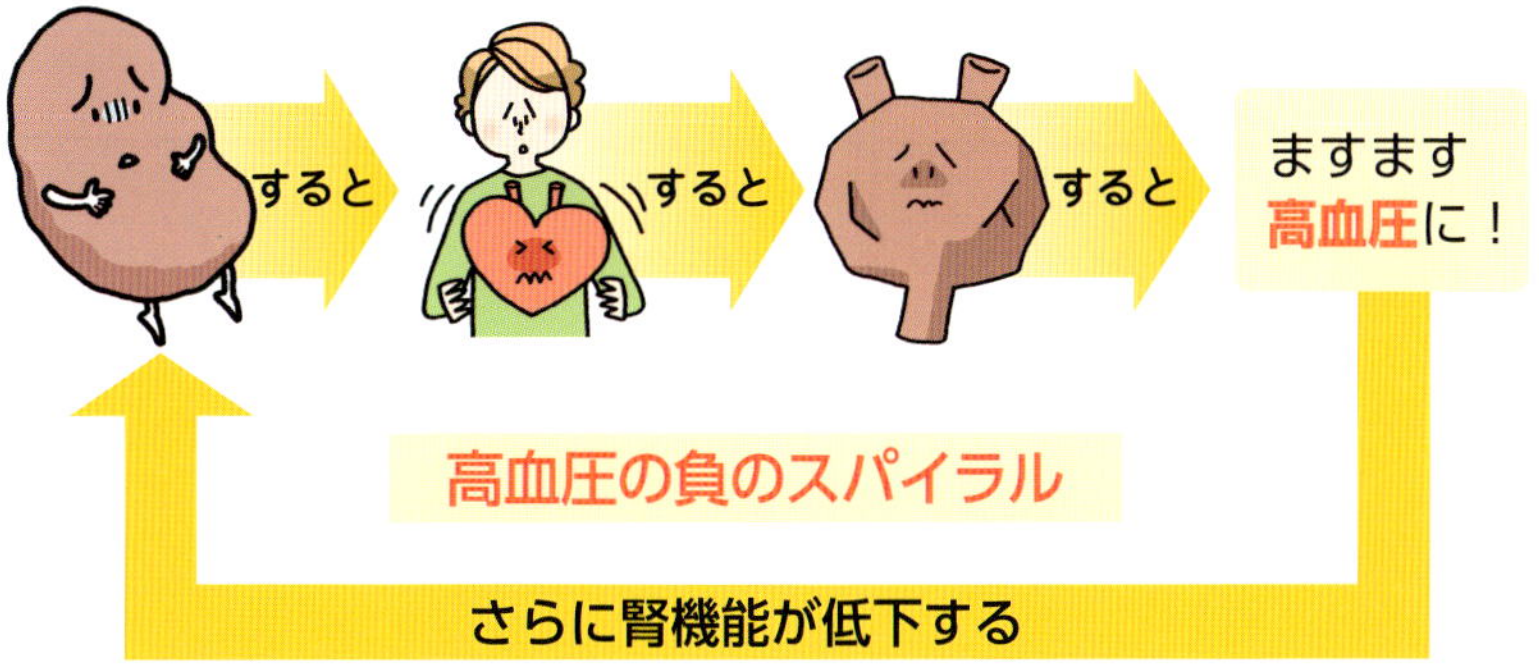
腎機能が低下すると
すると
高血圧に！
すると
糸球体が硬くなる
すると
ますます
高血圧に！
高血圧の負のスパイラル
さらに腎機能が低下する

高血圧の主な治療

食生活

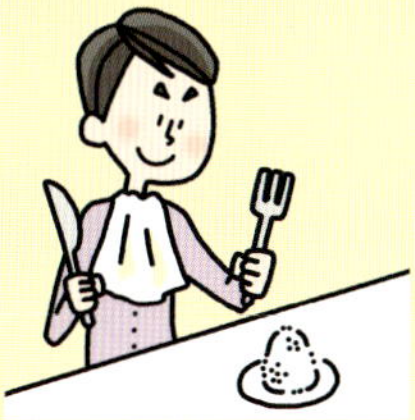

減塩　1日 **6g 未満**

塩分の目安（参考）

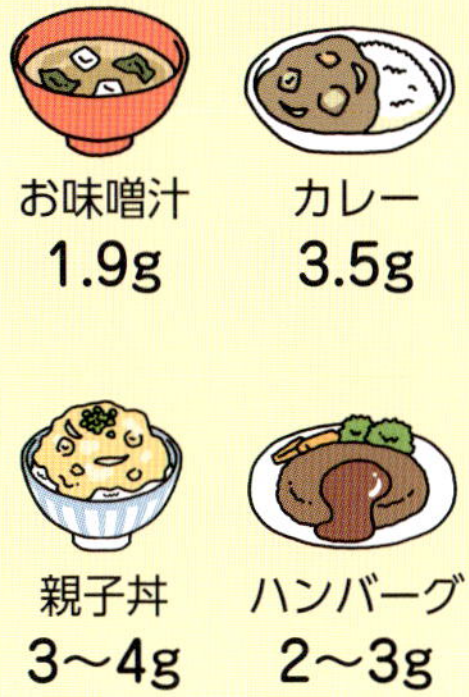
お味噌汁
1.9g
カレー
3.5g
親子丼
3〜4g
ハンバーグ
2〜3g

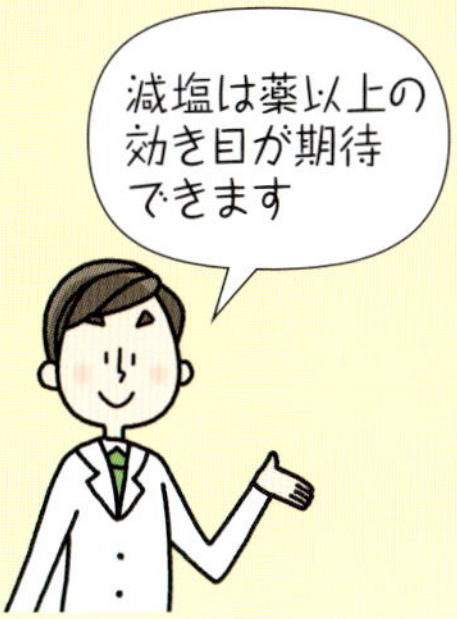
減塩は薬以上の
効き目が期待
できます

適度な運動

●ウォーキング

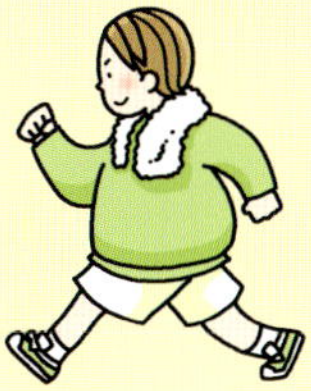

肥満の人は
減量に取り組む

●ストレッチ

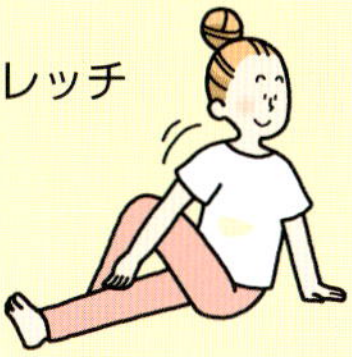

など

脂《し》質《しつ》異《い》常症《じょうしょう》を改善する生活

脂質異常症は、血液中にコレステロールや中性脂肪（トリグリセライド）などの脂質（脂肪）が増えすぎている状態です。脂質は、エネルギーを蓄えたり細胞をつくったりする大変重要なものですが、増えすぎると血管が硬くもろくなったり、脳や心臓の血管に梗塞《こうそく》（血管がふさがる）を起こす原因になります。脂質異常症は、腎臓にも動脈硬化をもたらすので、ＣＫＤを発症・促進させる原因です。

ＣＫＤの人で、脂質異常症と診断された場合は、まずは食事や運動などで改善に努めます。動脈硬化の原因となるＬＤＬコレステロール値を１２０mg／dL以下に抑えるようにし、できれば100mg／dLをめざします。

脂質異常症の改善には、脂肪の摂取を、総摂取エネルギー量の20～25％に抑え、動物性の脂肪より、植物性の脂肪を摂るようにします。背青魚の脂肪は、中性脂肪や血中コレステロール値を下げ、また動脈硬化を予防する効果があるので、魚を積極的に摂るようにすると、脂質異常症の改善が期待できます。ほかには、食物繊維《しょくもつせんい》を多く摂るようにし、またお酒はアルコール量にして1日25ｇ以下にとどめます。食生活の是正と同時に、肥満の解消や、運動も必要です。

生活習慣の改善だけでは効果がなかった場合には、薬物療法をおこないます。スタチンというコレステロール改善薬がよく使われます。腎機能が低下しているときには、使用できないこともあります。

脂質異常症はLDLコレステロールが動脈硬化をつくる

血管に悪影響を与える脂質（コレステロール）がいる

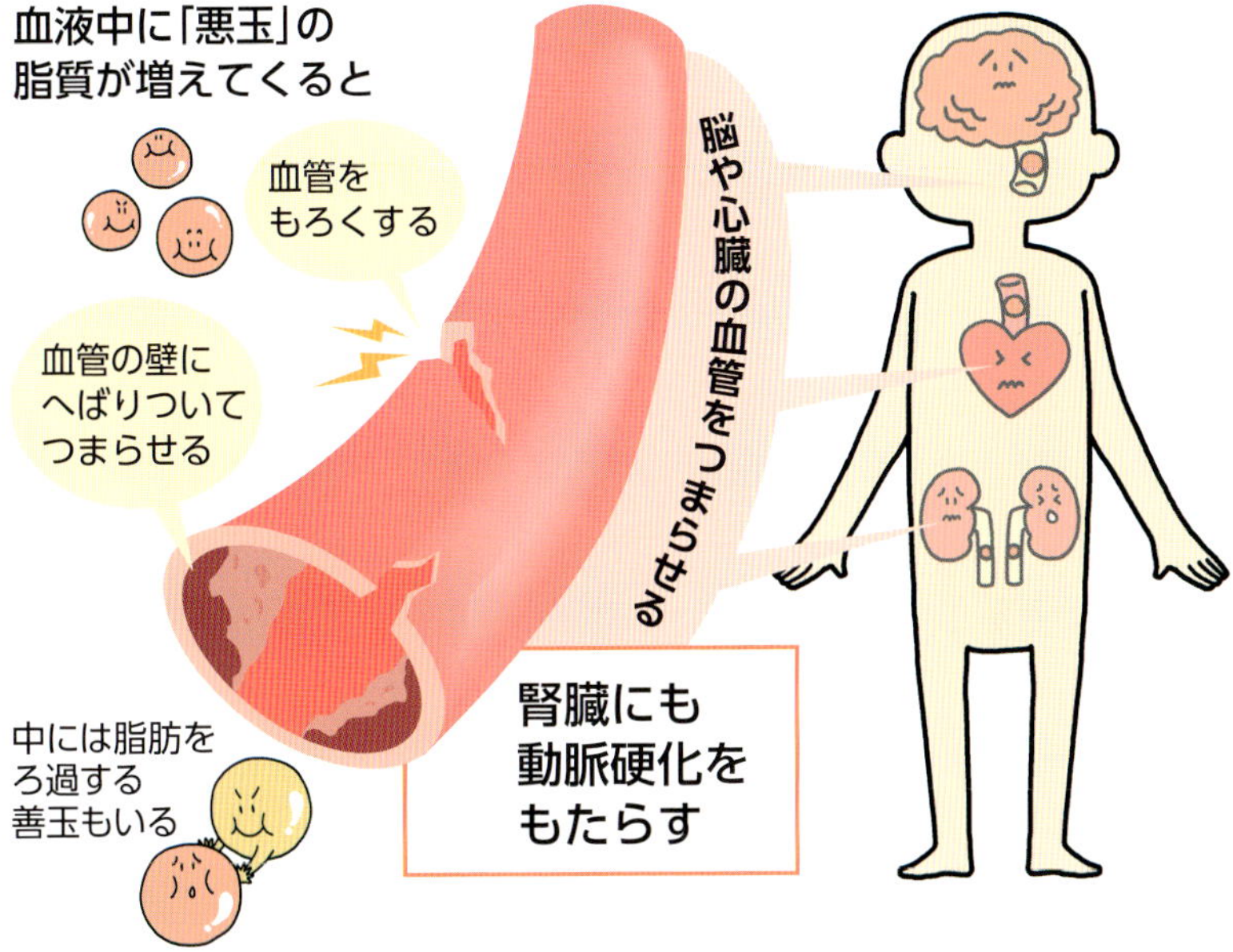

血液中に「悪玉」の
脂質が増えてくると
血管を
もろくする
血管の壁に
へばりついて
つまらせる
中には脂肪を
ろ過する
善玉もいる
脳や心臓の血管をつまらせる
腎臓にも
動脈硬化を
もたらす

増えすぎて困る脂質は「LDLコレステロール」

- 減りすぎると困る　HDL コレステロール　善玉
- 悪玉　LDL コレステロール　増えすぎると困る

治療は生活習慣の改善が中心

- 禁煙

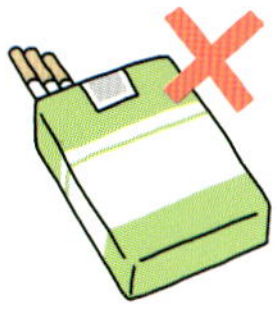

- 食生活

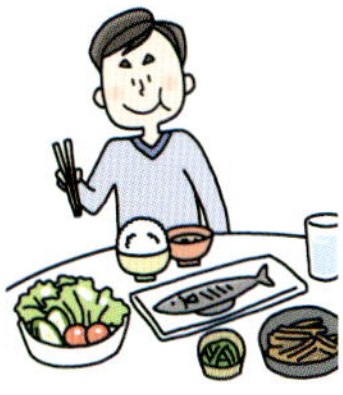

- 適正体重の維持

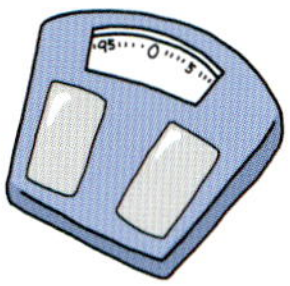

- 運動の増加

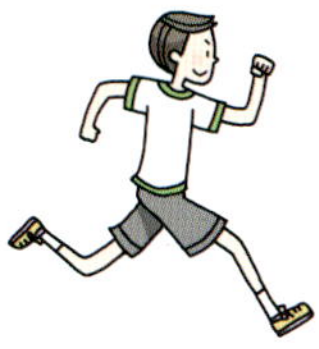

糖尿病ではなくても、高血糖の改善は大切

血糖値が高い状態が続くと、血管に障害が起こりやすくなります。糖尿病のリスクを高めるばかりではなく、腎臓病も悪化させ、また動脈硬化や、脳梗塞などの危険性も増すので、高血糖は、糖尿病と診断されていない人でも改善するようにしましょう。

血糖値は食後に高くなり、膵臓《すいぞう》から分泌されるインスリンの働きで徐々に下がります。適度な運動はインスリンの働きを良くします。また肥満や、糖質、脂肪の多い食事は、インスリンの働きを悪くして（インスリン抵抗性を高めて）しまうので改善するようにしましょう。

また、誰でも食事をすれば血糖値が上がりますが、この上がり方が急激だと糖尿病を悪化させるリスクが高くなります。食事の際に、お茶や野菜など血糖値を上げにくいものから食べるようにしましょう。そうすると、血糖値の上昇がゆるやかになり、インスリンの分泌も過剰にならなくて済み、膵臓の負担が少なくなります。反対に、血糖値を急激に上げやすいものは、糖分や炭水化物です。

ＣＫＤと同様に、糖尿病もまた初期には自覚できる症状の少ない病気です。年に一度は健診を受けましょう。

また、血糖値を上げまいと、むやみに炭水化物（糖質）をひかえるのは危険です。治療内容や体調によっては低血糖を起こすことがあります。また、炭水化物のかわりに脂肪や、たんぱく質の摂取量が増えてしまいがちなので、ＣＫＤの人は注意が必要です。

高血糖の改善は肥満対策から

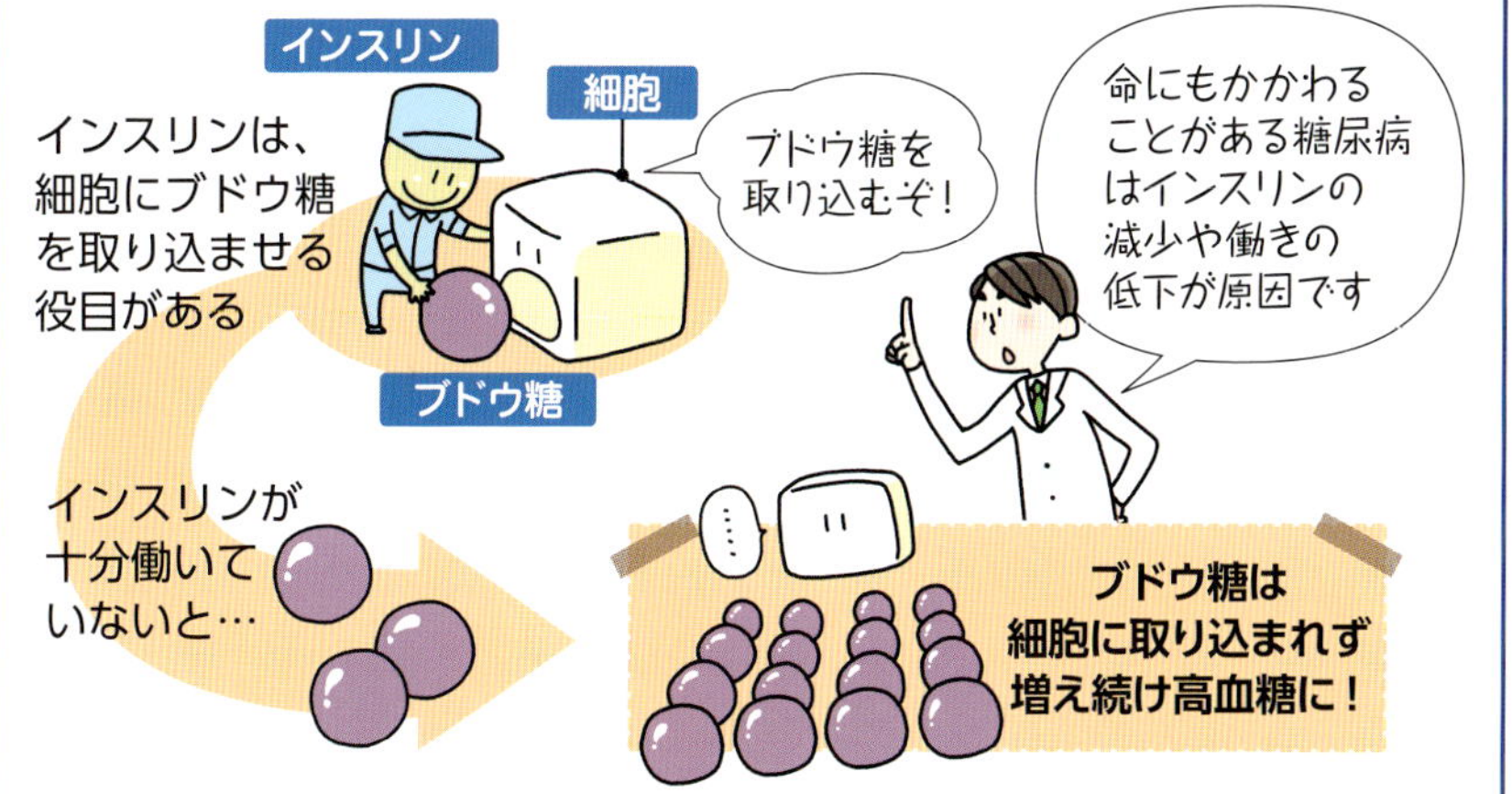
インスリン
細胞
インスリンは、細胞にブドウ糖を取り込ませる役目がある
ブドウ糖を取り込むぞ！
命にもかかわることがある糖尿病はインスリンの減少や働きの低下が原因です
ブドウ糖
インスリンが十分働いていないと…
……
ブドウ糖は細胞に取り込まれず増え続け高血糖に！

この状態が続くと 糖尿病 になり合併症を引き起こす

高血糖の改善法は「肥満を改善する」こと

● 食生活での肥満予防 ●

野菜をたっぷりとる

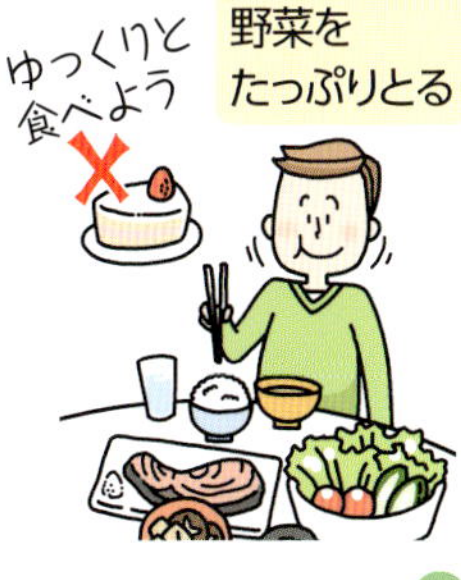
ゆっくりと食べよう

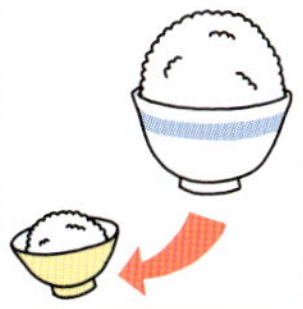

器は小さいものに

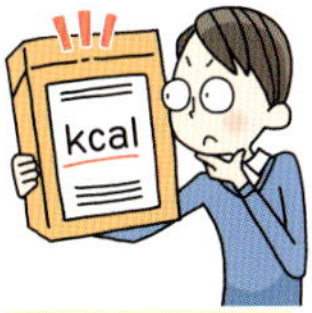

食品のエネルギーを知る

油っぽいドレッシングはひかえる

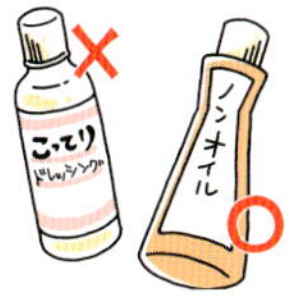

● 運動量増加での肥満予防 ●

遠回りをしてなるべく歩こう

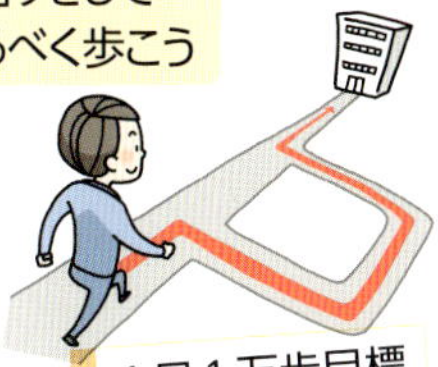

1日1万歩目標

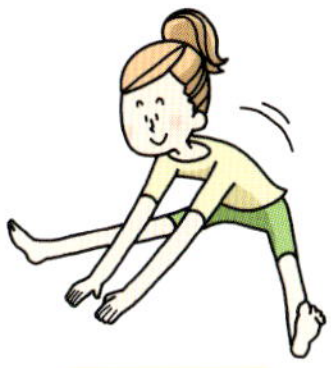

ストレッチ

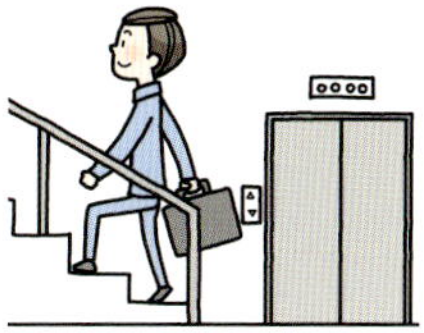

階段を使おう

高尿酸血症《こうにょうさんけっしょう》を改善する生活

高尿酸血症は、痛風や、腎機能の低下につながります。年齢や性別を問わず血清尿酸値が7.0mg／dLを超えたら、食生活の改善や運動などで、高尿酸血症の改善を図りましょう。

プリン体の多く含まれる食品（肉や魚介類など）を避け、水分を多くとり、油っぽいものや、甘いものをひかえます。またなるべく運動を心がけ、肥満を予防、解消します。アルコールは、乳酸を増やして尿酸の排出を抑えるので、プリン体が含まれているかどうかにかかわらずひかえます。

尿酸値が8.0mg／dL以上で、腎障害、尿路結石、高血圧、虚血性心疾患、糖尿病、メタボリックシンドロームなどを合併している場合、または尿酸値が9.0mg／dL以上の場合は、尿酸降下薬での治療が必要です。尿酸降下薬には、尿酸の生成を抑える「尿酸生成抑制薬」と尿酸の排泄を促す「尿酸排泄促進薬」があります。

痛風のある人は、尿酸値を一気に下げると、たまっていた尿酸が溶け出し、発作（痛み、発熱など）が起きることがあるので、尿酸降下薬を使うときは少量から始め、2～3ヵ月ほどかけてゆっくりと尿酸値を改善していきます。また、尿酸値が下がった後も、すぐに薬をやめると再発することがあるので、すぐにはやめず、運動や食事など生活習慣の改善も続けながら、尿酸値の低い状態を維持するようにします。

高尿酸血症の目安と食事療法

尿酸値

9.0mg/dL 痛風発生高リスク

7.0mg/dL 高尿酸血症

7.0mg/dL を超えたら
食事療法スタート

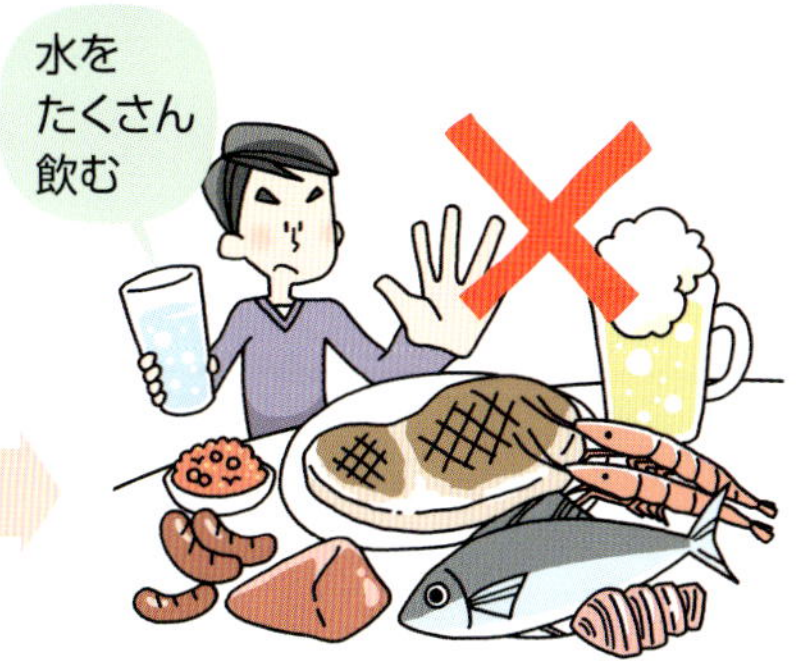

プリン体が多く含まれる食品はさける

50gあたりの脂質量とプリン体量一覧

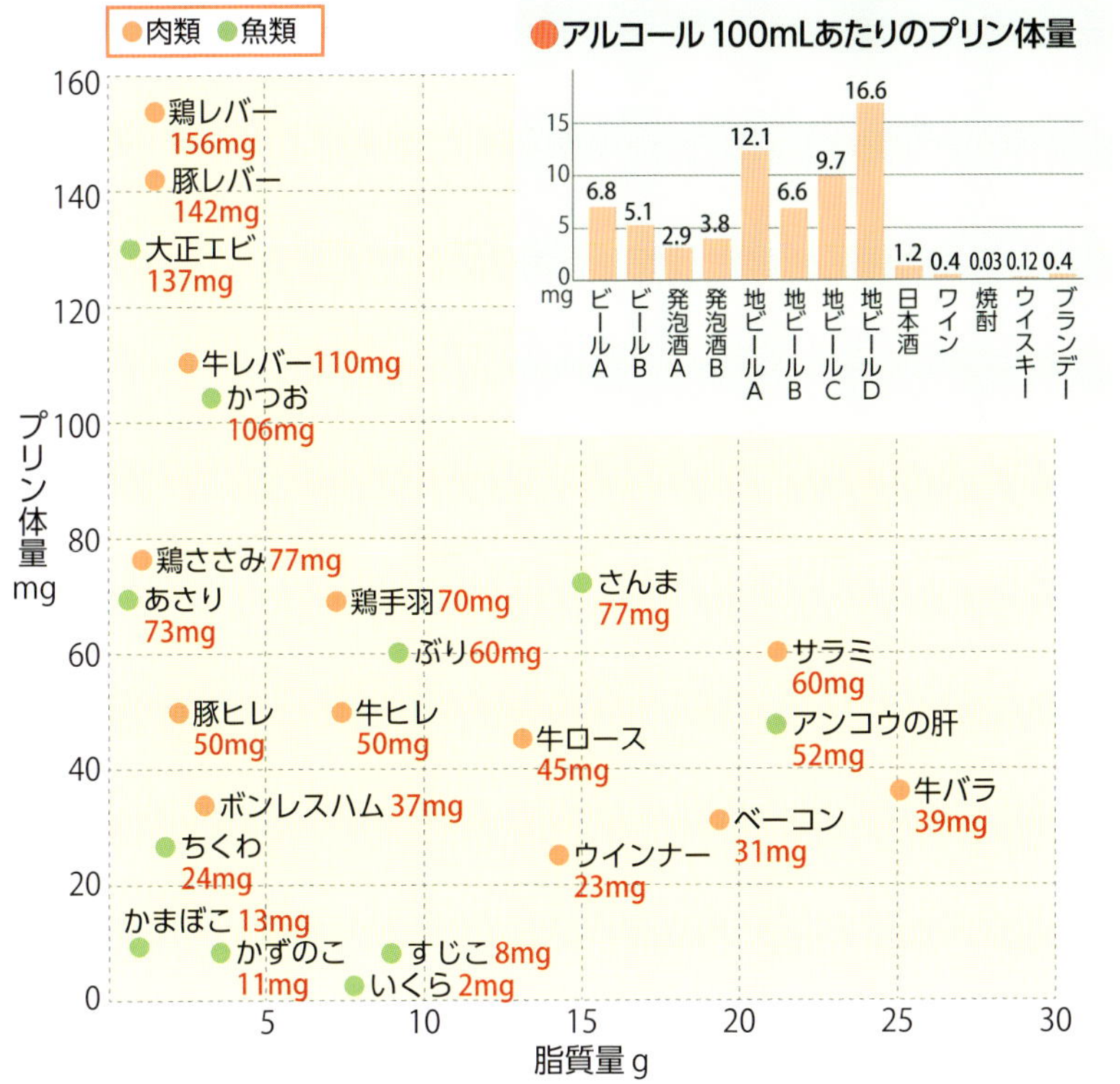

「保健指導における学習教材集（確定版）」（厚生労働省）の資料 D24、D25 より改変

肥満を改善する生活

肥満は、ＢＭＩ（体格指数）が25以上の場合を指します。肥満の人、とくにおなかの内臓のまわりに脂肪がつく内臓脂肪型肥満の人は、糖尿病や脂質異常症、高血圧症などの生活習慣病と合併すると、心血管障害や脳卒中を発症しやすくなります。

いろいろな減量法がありますが、肥満を改善するために確実に効果があるのは、食事と運動です。

自分が1日にどのくらいのエネルギー量を摂取しているか、食べたものと量を記録して、計算してみましょう。この際、食事以外にもお菓子や、飲み物もきちんと調べます。現在肥満の人はそこから、控えられるものはないか検討してみます。

お酒はエネルギー量が高いので、なるべくひかえ、飲むときも適量に抑えるようにします。お酒が飲みたいからといって食事を減らしてはいけません。

運動は、特別なことをする必要はなく、日常生活の中でなるべくからだを動かすようにしましょう。エスカレーターのかわりに階段を使う、からだを使って掃除や片づけをする、率先して買い物や、犬の散歩など歩く用事を引き受けるなど、生活の中で自然に運動量を増やすのが長続きのコツです。

また、減量中は、体重を毎日測るようにすることで、減量効果を確認でき、モチベーションの維持にもつながります。

肥満改善のために自分のBMIを知る

肥満の人は多くの病気のリスクを抱えている

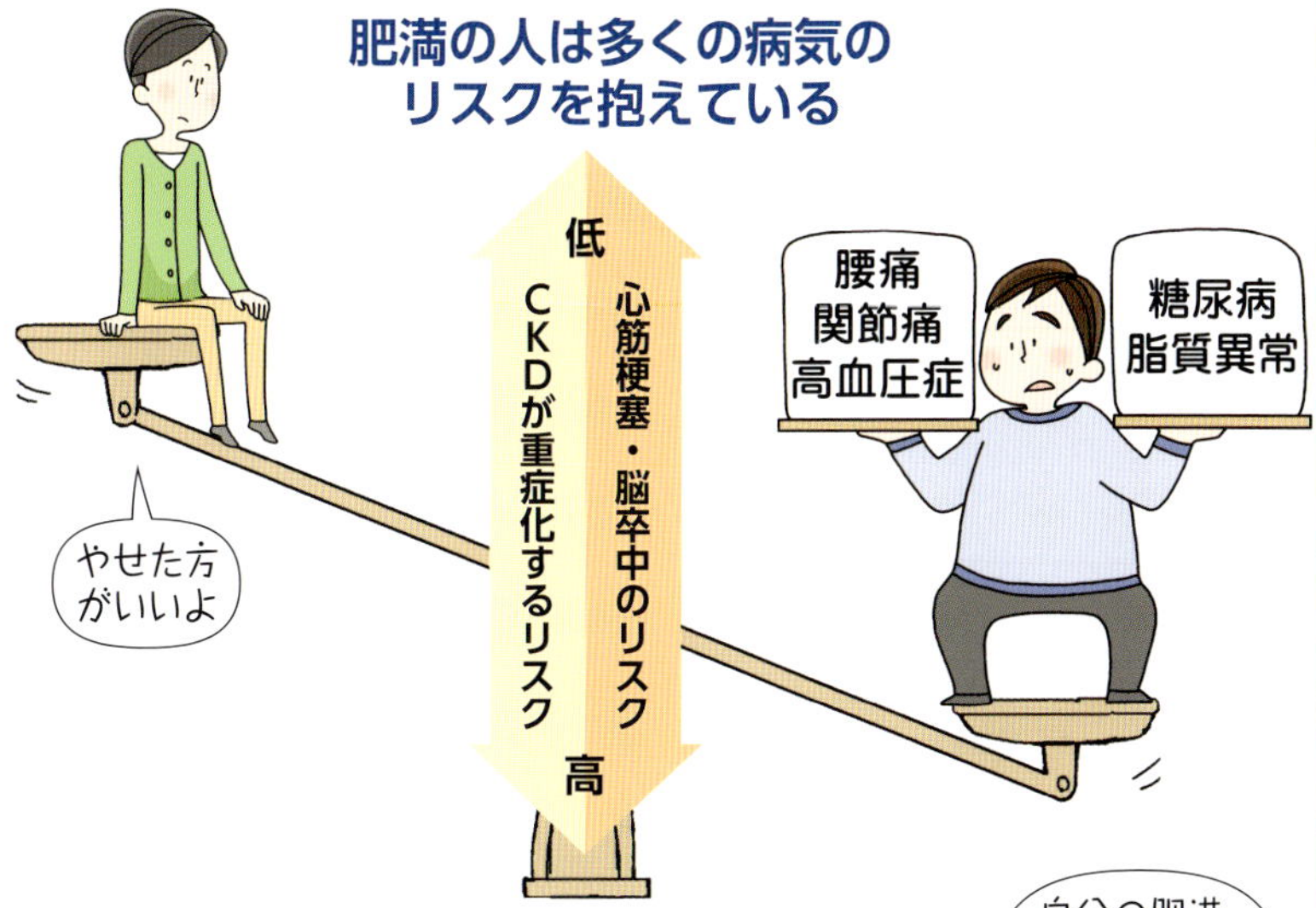

肥満度の目安	BMI	
体重÷(身長×身長)→BMI	18.5 未満	低体重（やせ）
	18.5 以上　25 未満	普通体重
	25 以上　30 未満	肥満（1 度）
	30 以上　35 未満	肥満（2 度）
	35 以上　40 未満	肥満（3 度）
	40 以上	肥満（4 度）

日本肥満学会（2000 年）より一部改変

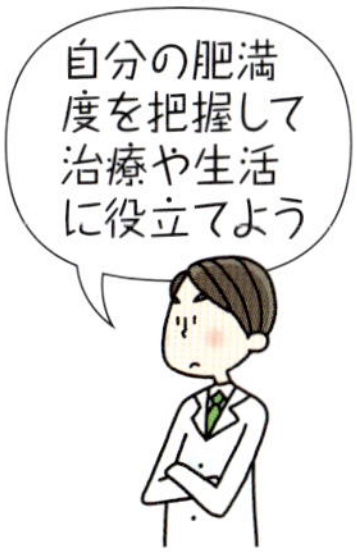
自分の肥満度を把握して治療や生活に役立てよう

肥満の防止と進行させないために

1日に食べてよい量を知る

まず「標準体重」がいくつになるか計算する

基本のBMI

$$22 \times 身長_{(m)}^{2} = 標準体重$$

この「標準体重」に労働スタイルに合わせた数値をかける

- **軽労働の人**
  標準体重× 25 ～ 30kcal
- **普通の労働の人**
  標準体重× 30 ～ 35kcal
- **重い労働の人**
  標準体重× 35kcal ～

例 身長 160㎝、「普通の労働の人」の場合…

22 × 1.6m × 1.6m ＝ 56.32kg ＜標準体重

56.32kg×30（普通の労働の人の消費kcal）＝1700kcal（1日に食べてよい目安）

ＣＫＤの食事療法

栄養のとり方・エネルギーはしっかりとる

一般に、ＣＫＤの食事はたんぱく質が制限されます。しかし食べ物からとるたんぱく質が少ないと、エネルギーが足りないときに、筋肉のたんぱく質がエネルギーとして費やされてしまい、その老廃物が血中に増えるので、かえって腎臓に負担をかけてしまいます。

極端にやせた人や肥満者、高齢者でなければ、ＣＫＤの進行度（ステージ）にかかわりなく、１日の摂取エネルギー量は、標準体重１kgあたり25～35kcalが勧められます。標準体重60kgの人ならば、１日１５００～２１００kcalが適正な摂取エネルギー量です。

肥満の人では、１日の摂取エネルギー量は、標準体重１kgあたり20～25kcalとします。標準体重90kgの人ならば、１日に１８００～２２５０kcalです。

もちろん、１日に必要なエネルギー量は、その人の運動量によって違ってきます。体重の変化は記録し、適正なエネルギー量をとっているかどうかを確認しましょう。

標準の範囲内の体重の人で、１カ月後に体重が減っていれば、標準体重１kgあたり５kcal増やします。減っていなければそのまま続けます。肥満の人で、１カ月後に体重が減っていなければ、さらに５kcal減らします。減っていればそのまま続けます。糖尿病の人の摂取エネルギー量については、また別の基準が設けられているので医師と相談しましょう。

CKDの人の1日にとるべきエネルギー量

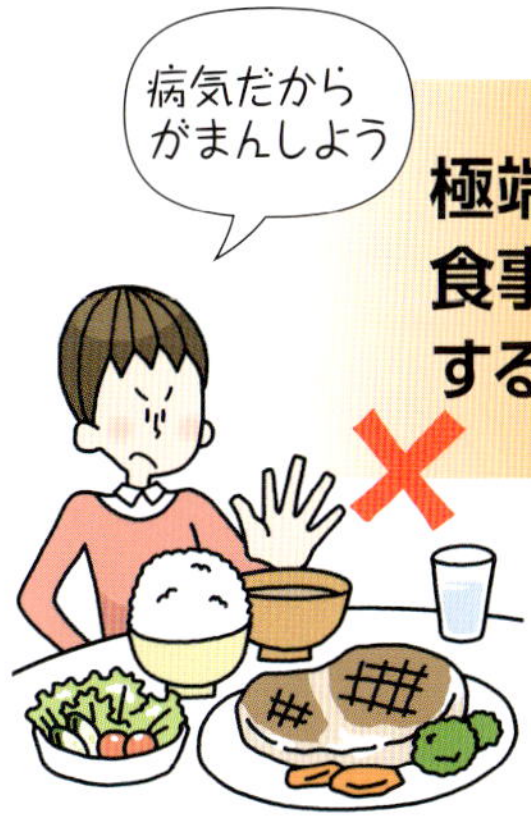
病気だから
がまんしよう

極端な食事制限をすると…

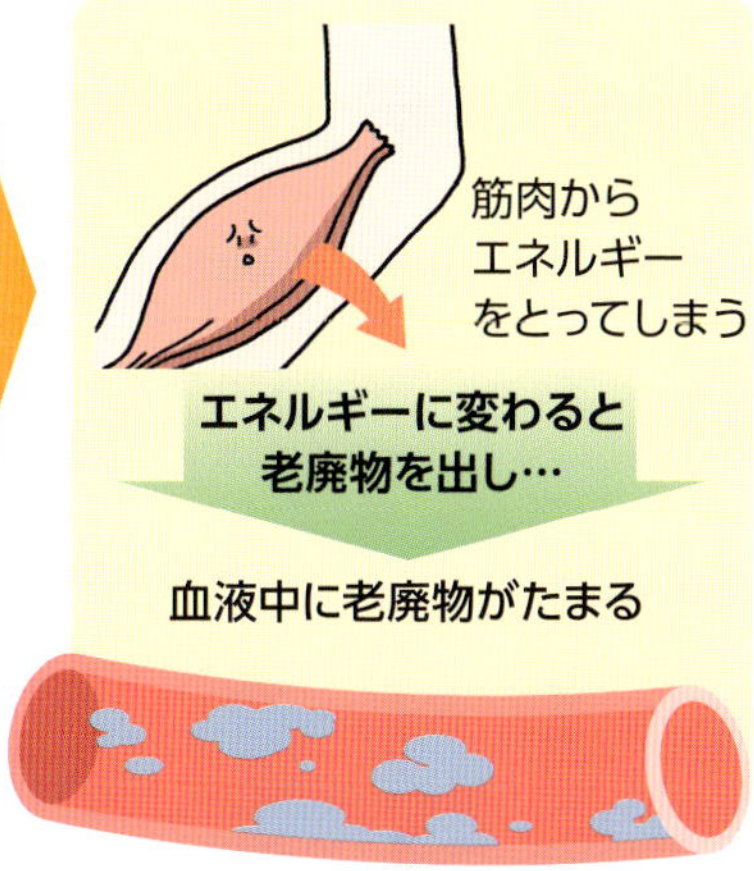
筋肉から
エネルギー
をとってしまう
エネルギーに変わると
老廃物を出し…
血液中に老廃物がたまる

食事制限をしすぎるとかえって腎臓に負担をかける

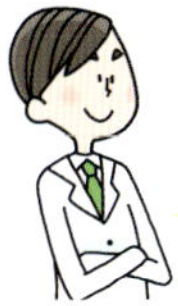

CKDでも1日の**適正エネルギー**はとる

体重が上下しないように管理しよう

1日の運動量により変化

標準体型60kg

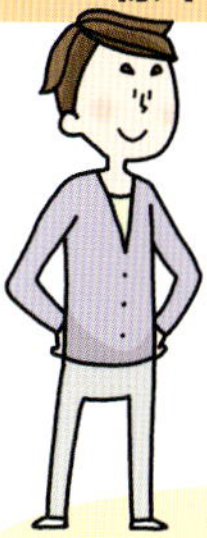

● 1日あたり
1500～2100kcal
をとる

1ヵ月後に体重が減っていれば

1日あたり **300kcal** 増やす
（標準体重 1kg あたり 5kcal）

肥満体型90kg

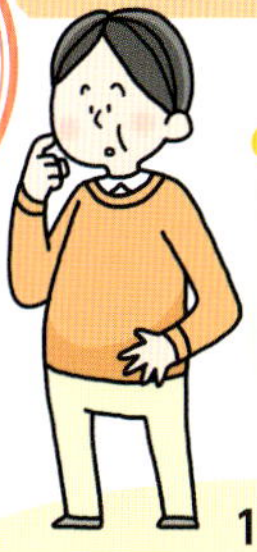

● 1日あたり
1800～2250kcal
をとる

1ヵ月後に体重が減っていなければ

1日あたり **300kcal** 減らす
（標準体重 1kg あたり 5kcal）

栄養のとり方・減塩の工夫

血液中には、0.8％のナトリウム（塩、Na）が含まれています。このナトリウムの血中濃度が高くなると、血圧が上がり、血管壁《けっかんへき》が傷つき硬くなって、血管腔《けっかんくう》がだんだん狭くなっていきます。狭くなった血管で血流を保とうするためさらに血圧は高くなります。同時に、塩分の過剰摂取により、糸球体では血液とナトリウムのろ過量が増え、負担が増し、これが長く続くと糸球体の能力が低下していきます。

ですから、ＣＫＤの人は塩分摂取量には気をつけなくてはなりません。

日本人の1日の食塩摂取量は、平均で11～12ｇです。ＣＫＤの人では、病気のステージにかかわらず1日6ｇ未満（3～6ｇ未満）に抑えるように勧められています。

ただし、ステージＧ1、Ｇ2（ＧＦＲが60以上）の人で高血圧や体液過剰（むくみがあらわれます）がなければ、もう少し緩やかな制限でもかまいません。Ｇ4、Ｇ5の人で体液過剰があれば、より制限を厳しくする必要があります。

食塩量を減らすためには市販の減塩食品などを活用しましょう。

治療だからと、急に塩味を薄くすると、慣れない人は物足りなく感じることがありますので、レモンやお酢、ごま、香辛料など、塩分に頼らない味つけをして食事を楽しみましょう。そのほか、醤油やソースはかけずにつける、インスタント食品は避ける、汁物は出汁《だし》を多めにし、味噌汁は1日1杯にとどめるなどの工夫で、塩分摂取を抑えることができます。

減塩が心臓・血管、腎臓を守る

日本人の1日の
食塩摂取量は
11g ～ 12g

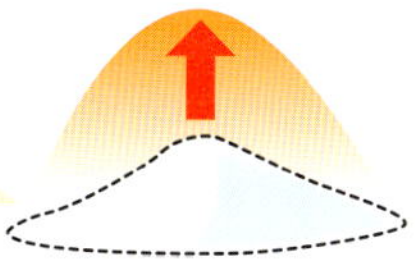

平均よりも大きく
上回ってしまうと
血管や腎臓の負担
が増える

● **塩分過多による高血圧で腎負担大！**

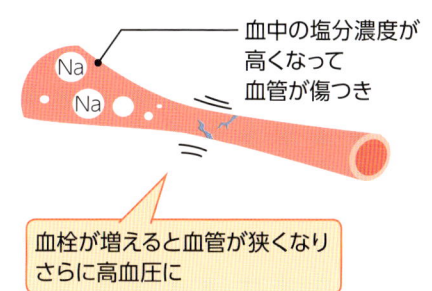

血中の塩分濃度が
高くなって
血管が傷つき

血栓が増えると血管が狭くなり
さらに高血圧に

● **塩分過多で負担増！**

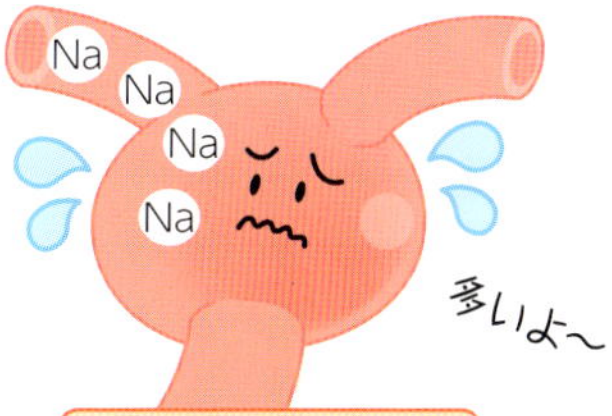

塩分をろ過する量が
増えてしまう

CKD 患者は減塩を心がける

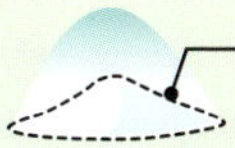

1日
6g 未満

調理の工夫で無理なく減塩しよう

**汁物は出汁《だし》を
多めに**

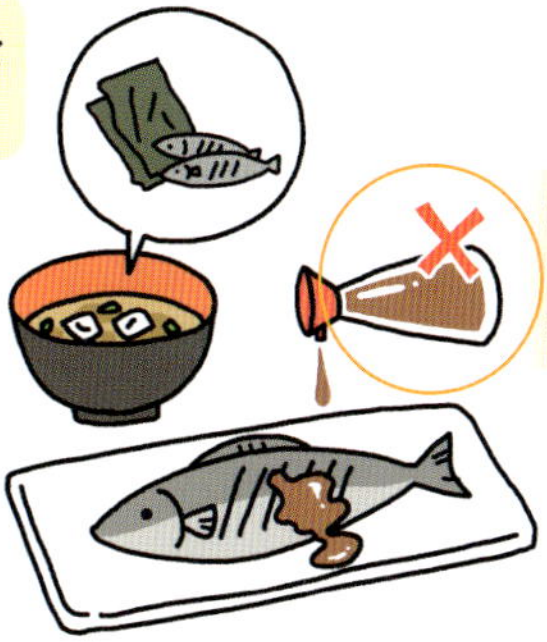

塩分の
多い
醤油は

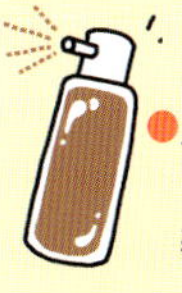

●スプレー
タイプの
醤油さし

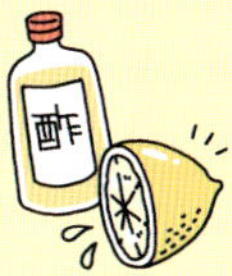

●レモン・お酢
などで代用する

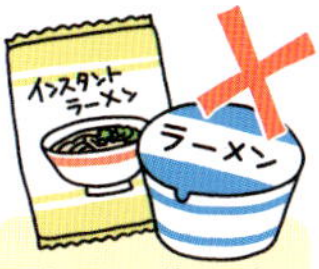

**インスタント
食品は塩分
が多い**

塩分に頼らない味つけを
工夫しよう

糖尿病性腎症の人の食事（糖質、たんぱく、脂質、食塩）

糖尿病性腎症では、より食事の内容に注意が必要です。糖尿病の食事療法の目的は、血糖を下げることですが、糖尿病性腎症になると、腎機能の低下の進行を遅らせる要素も加えなければなりません。

また、糖尿病の食事はエネルギーを節制し、そのなかで十分な栄養をとる工夫が必要なのですが、糖尿病性腎症では、十分な栄養を確保しつつ、さらにたんぱく質や塩分、カリウムなどの制限を加える必要があります。なかでも、たんぱく質のとり方が重要で、糖尿病の段階では過不足なくとらなければなりませんが、糖尿病性腎症になると、たんぱく制限が必須となります。反対に、たんぱく質を減らした分のエネルギー量を補うため、炭水化物や脂質の割合を増やします。

塩分は、糖尿病では血圧の高い人だけが減塩しなければなりませんでしたが、糖尿病性腎症になると、からだに塩分が溜まりやすくなります。そのため、腎臓の保護や高血圧、動脈硬化の発症・進展を防ぐため、血圧に関係なく塩分制限が勧められます。

カリウムの摂取にも注意が必要です。糖尿病性腎症が進行すると、カリウムが尿中へ排泄されにくくなるので、血液内のカリウム濃度が高くなります。カリウムが血液中に増えすぎると頻脈《ひんみゃく》（1分間に100回以上の脈拍）や心不全が起きやすくなるので、とりすぎに注意しなければなりません。

また、薬も腎臓に優しいものに変更したり、新しく降圧薬や貧血改善薬が必要になることもあります。

糖尿病性腎症の人は食事に注意

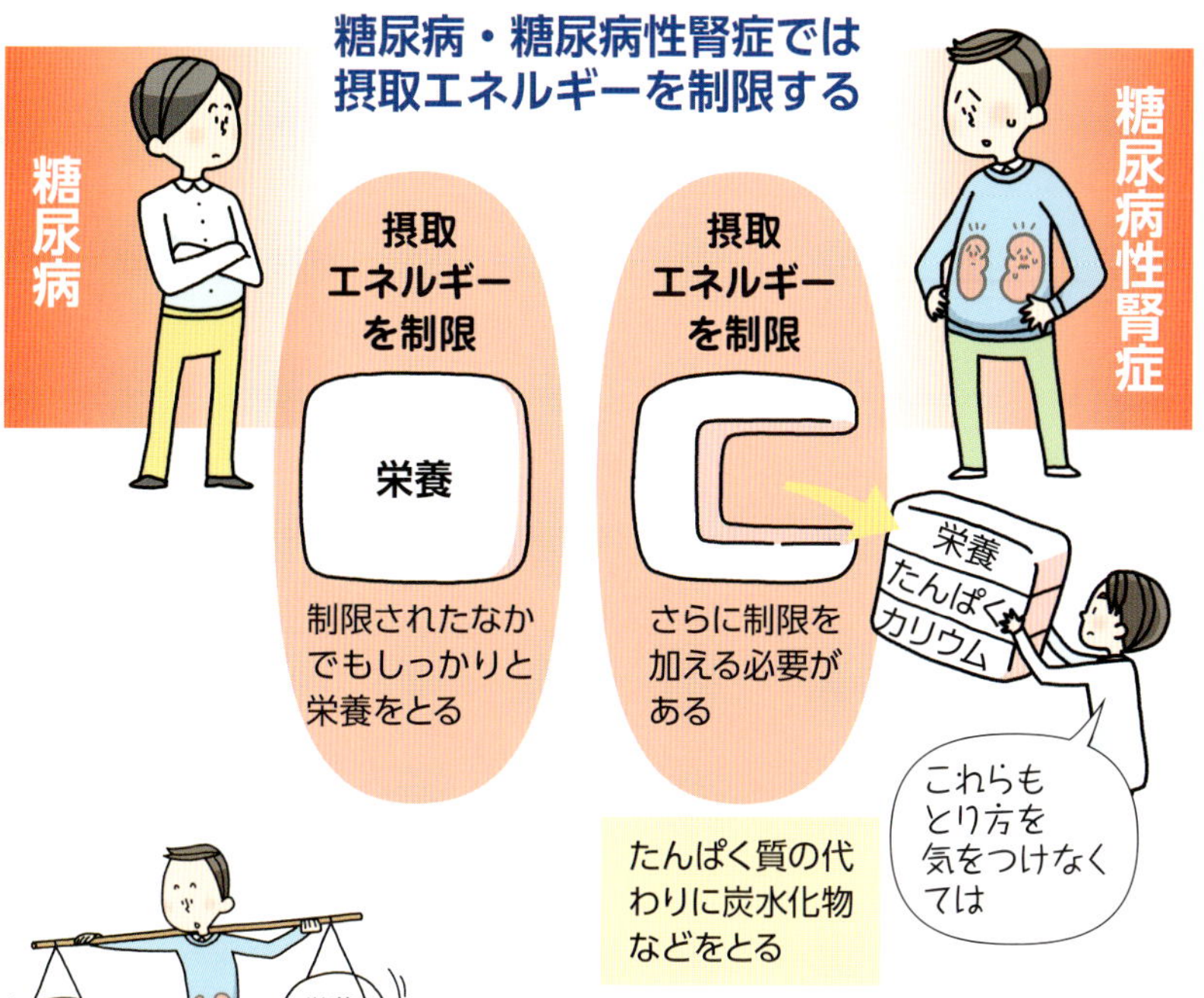

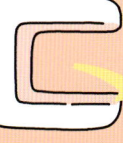

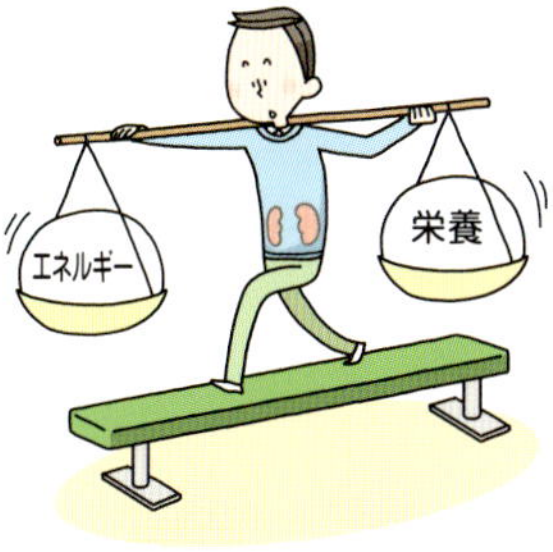

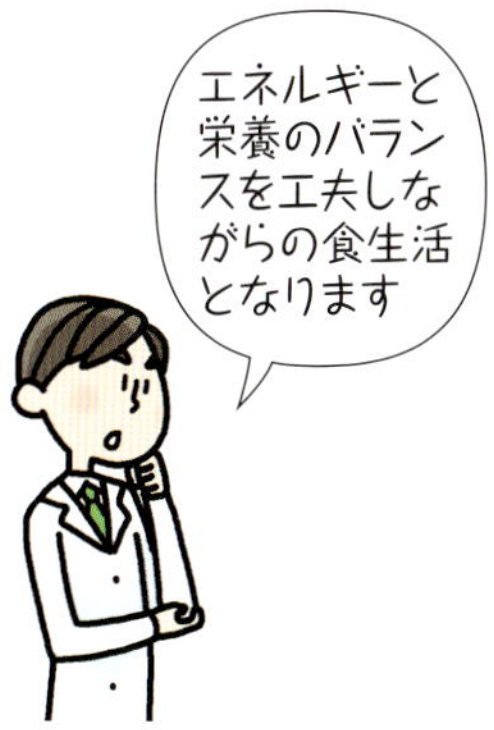

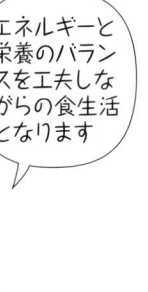

● 糖尿病と糖尿病性腎症の食事

栄養等	糖尿病		糖尿病性腎症
総エネルギー	適切に摂取	→	適切に摂取
たんぱく質	過不足なく摂取	→	腎機能の低下に応じて制限
食塩	高血圧があれば減塩	→	1日6g以下に減塩
カリウム	制限なし	→	ステージに応じて制限
脂質	制限	→	たんぱく制限の代わりに適度に摂取
食品交換表	糖尿病の「食品交換表」	→	糖尿病性腎症の「食品交換表」

ＣＫＤの運動療法

からだを動かして生活の質を高める

ＣＫＤは、各ステージを通して、運動のしすぎや過労は避けなければなりません。十分な睡眠や休養が重要です。ただし、動いてはいけないという訳ではありません。適度な運動であればおこなった方がよく、おこなう場合は、血圧、尿たんぱく、腎機能（ＧＦＲ）などの状態を慎重に見ながら、医師と相談し、運動量を調節する必要があります。

運動療法は、高血圧、脂質異常、高血糖、肥満といったメタボリックシンドロームの予防や改善によいことが知られています。ＣＫＤはメタボリックシンドロームと深い関係にあるので、運動はＣＫＤの進行を遅らせ、心血管疾患を予防し死亡率を下げる効果があります。

とくに肥満は、末期腎不全に至るリスクが高まるので、とくに運動による減量が勧められます。

また、ＣＫＤの人は、栄養不足や尿毒症などによって、筋肉が衰え弱っていることが多いので、運動を続けることで、日常生活の活動力が回復し、ＱＯＬ（生活の質）が高められます。適度な運動ではたんぱく尿が増えたり、ＧＦＲが低下したりする心配はありません。

運動の強度は、メッツ（ＭＥＴｓ）という単位で表されます。メッツとは、その運動のエネルギー消費量が安静時の何倍になるかを示した強度のことです。ＣＫＤの進展によい影響を及ぼすとされる運動の強さは、一般に中等度です。５～６メッツが、中等度の運動強度とされています。

CKDの人に適した運動量

メタボになってしまうとCKDが悪化してしまう

メタボ防止・メタボ改善のために運動して減量する

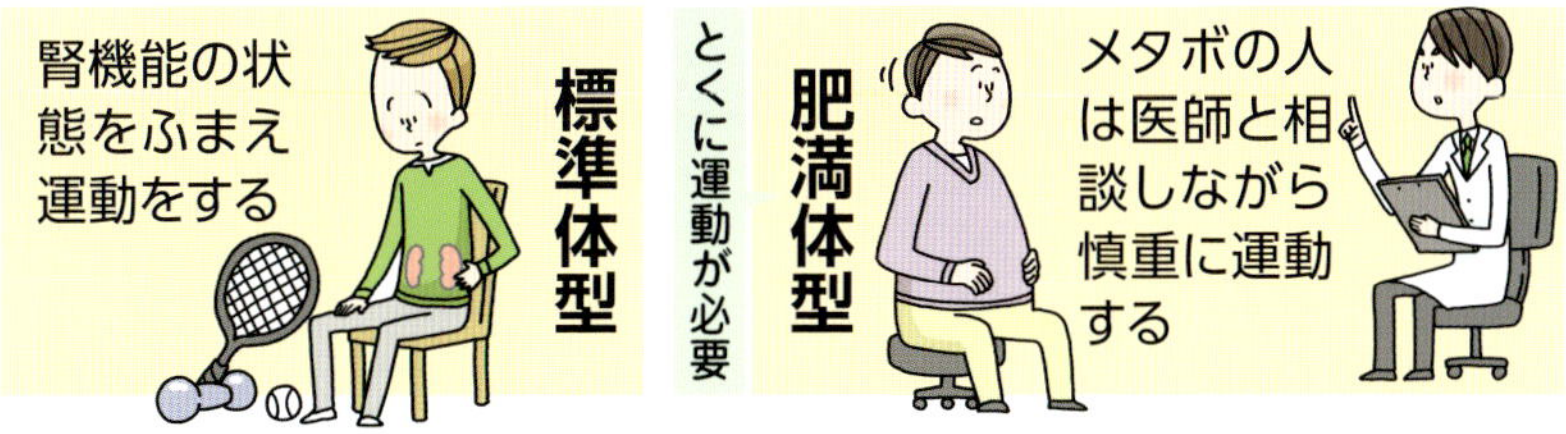

腎機能の状態をふまえ運動をする
標準体型
とくに運動が必要
肥満体型
メタボの人は医師と相談しながら慎重に運動する

運動強度 中等度 を目安にしよう

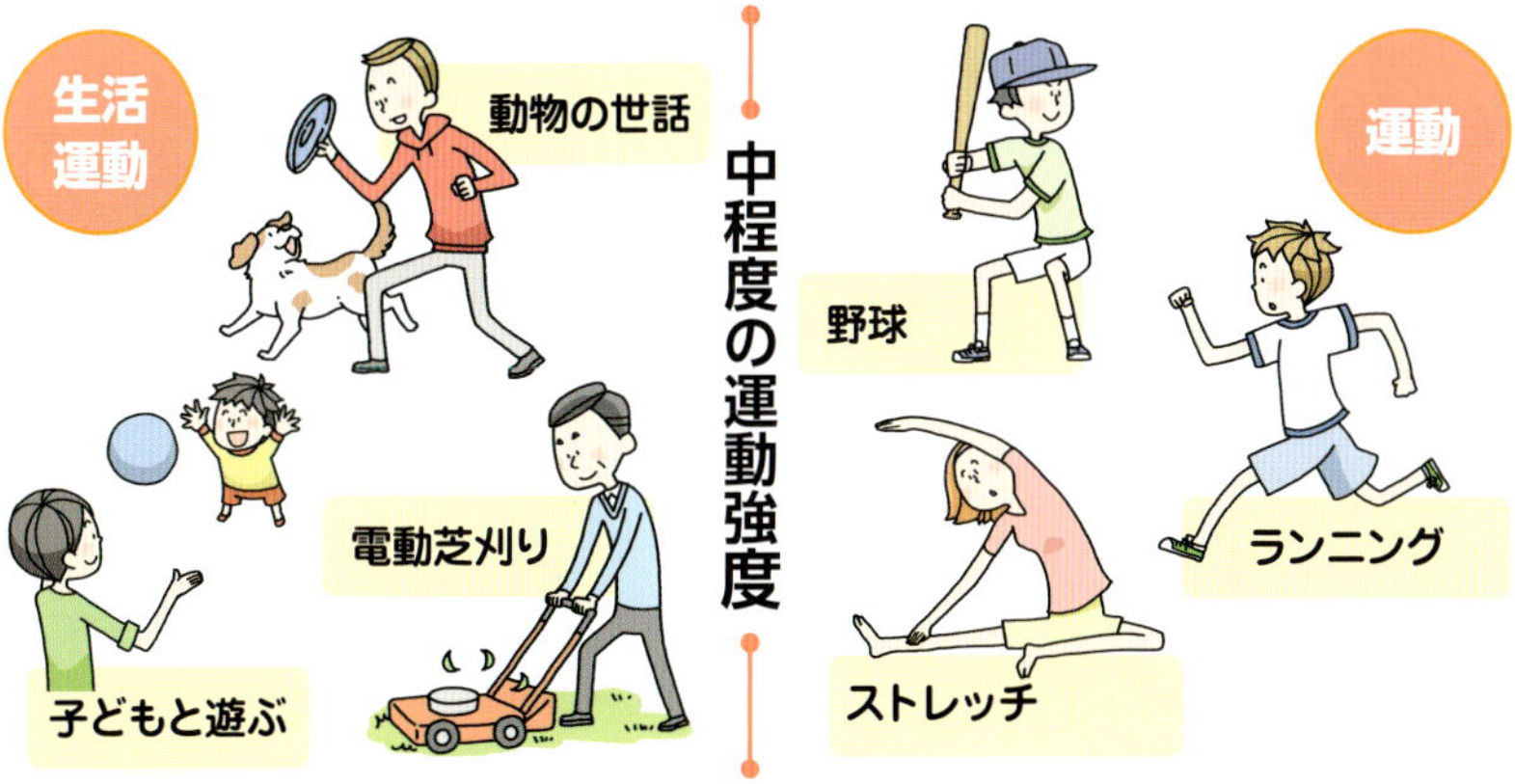

生活運動
動物の世話
中程度の運動強度
運動
野球
電動芝刈り
ランニング
子どもと遊ぶ
ストレッチ

●運動強度（METs《メッツ》）と運動

METs	生活活動	運動
3.0～3.5	普通歩行（～67m/分） 階段を下りる、室内の掃除、軽い荷物運び、釣り（全般）	バレーボール、ボウリング、体操（軽・中等度）
4.0～4.5	やや速歩（93m/分程度）、子どもと遊ぶ・動物と遊ぶ（中等度）、庭の草むしり	水中歩行、卓球、テニス（ダブルス）、ゴルフ（クラブを自分で運ぶ）
5.0～5.5	動物と遊ぶ（活発に）、かなり速歩（107m/分）、シャベルで土や泥をすくう	ソフトボールまたは野球、スキー、バドミントン
6.0	スコップで雪かき	ゆっくりしたジョギング、水泳（のんびり）、バスケットボール
8.0	運搬（重い荷物）	サイクリング

中等度の運動（5.0～6.0）

「運動基準・運動指針の改定に関する検討会、報告書」（厚生労働省）より改変

禁煙とストレスの解消

タバコは、ＣＫＤを発症させる原因の一つで、またＣＫＤを進行させてしまいます。日本のIgA腎症患者を対象とした調査では、タバコの本数が多いほど腎臓の働きが低下する確率が高いことがわかっています。また喫煙はそれだけでも、心血管疾患の危険性を高めます。ぜひ、禁煙しましょう。

タバコに含まれているニコチンは、心拍数を増加させ血圧を上昇させるとともに、血液の粘着性を高めて、動脈硬化を促進させます。一酸化炭素は、ヘモグロビンと結合するため、赤血球の不足による低酸素状態を招きます。動脈硬化や有害物質の排泄は腎臓の負担を増し、ＣＫＤを悪化させます。

ニコチンには依存性があるので、禁煙するためには、タバコを身の回りから遠ざけるなどの環境づくりと同時に、なぜやめるのか具体的な目標を掲げたりする工夫も必要です。また、意思だけでやめることが難しい場合には、禁煙外来で薬物を使用しながら禁煙することもできます。

ストレスは、タバコ、運動不足、肥満などとともに、ＣＫＤの発症にかかわる生活習慣の一つです。また、タバコの吸い過ぎやお酒の飲み過ぎ、過食を招く原因ともなります。ストレスを減らすためには、睡眠、休息を十分とり、適度な運動を日常生活に取り入れ、こまめに解消することが大切です。ひとりで対応しきれないストレスに対しては、周囲の人たちと力を合わせて、よりよい解決の糸口を見出すことが重要です。また、ストレス解消のために趣味や生きがいとなるものをもつことも必要です。

ストレス・喫煙と CKD との関係

喫煙やストレスは CKD を悪化させる

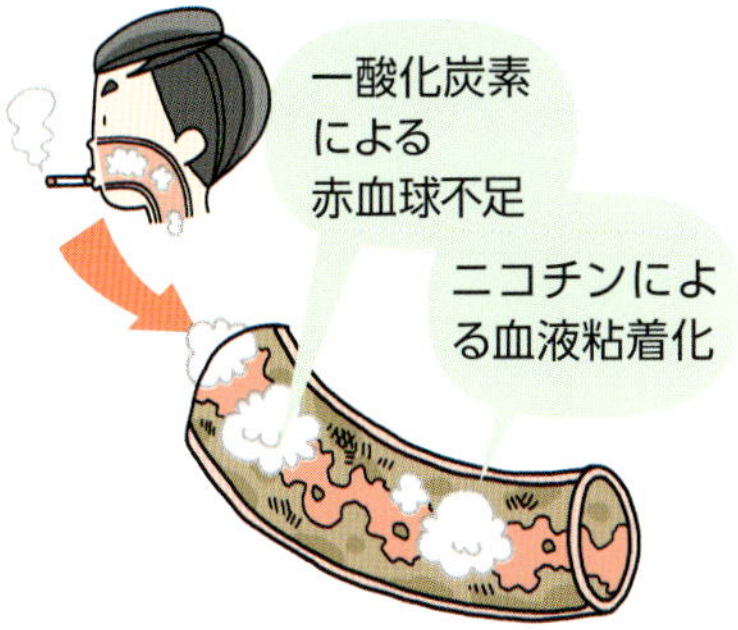
一酸化炭素
による
赤血球不足
ニコチンによ
る血液粘着化

ろ過すべき有害物質の増加

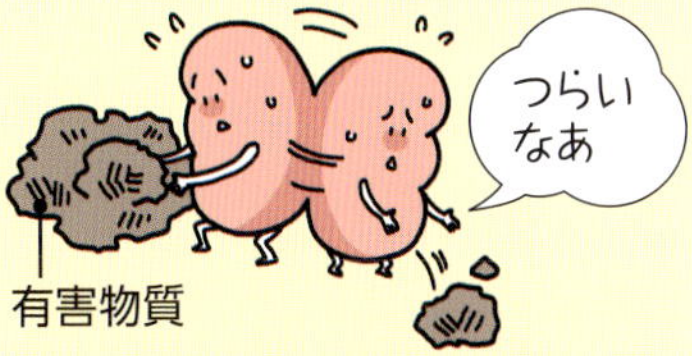

腎臓の負担増加

CKD 悪化!!

すぐに禁煙を！

●目標設定 禁煙開始日を決める	●行動契約 禁煙宣言をする、宣言書にサインする
●セルフモニタリング 禁煙行動を手帳などに記録する	●刺激統制法 タバコが吸いたくなる場所や状況を避ける
●反応妨害法 タバコが吸いたくなったら、別の行動をする	●オペラント強化法 うまくできたら自分で自分をほめる

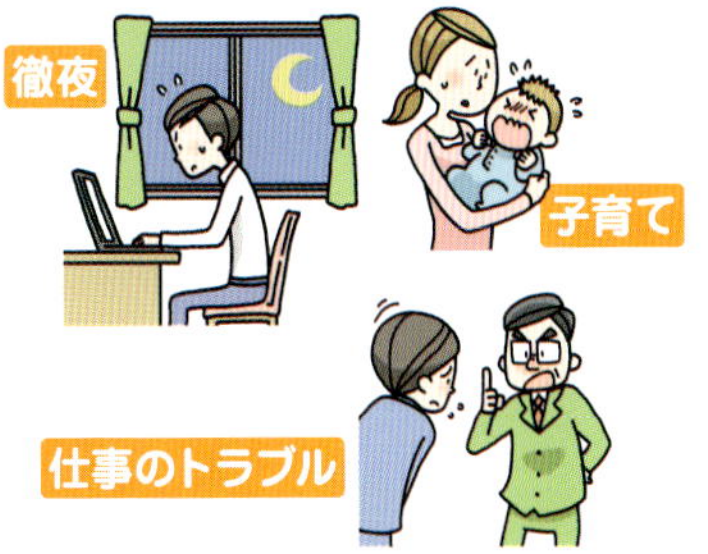
徹夜
子育て
仕事のトラブル

日々の生活でたまっていく
ストレス

ストレス自体CKDの発症にかかわるが

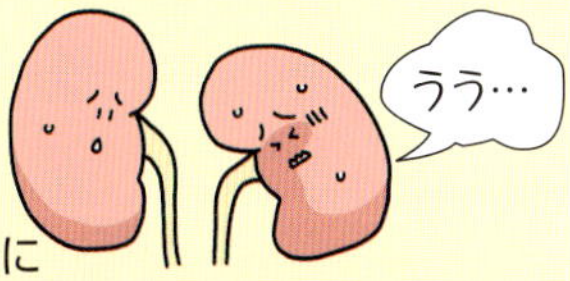

さらに
**喫煙・過食・アルコールの
過剰摂取をまねき**

CKD 悪化!!

ストレス解消の工夫を

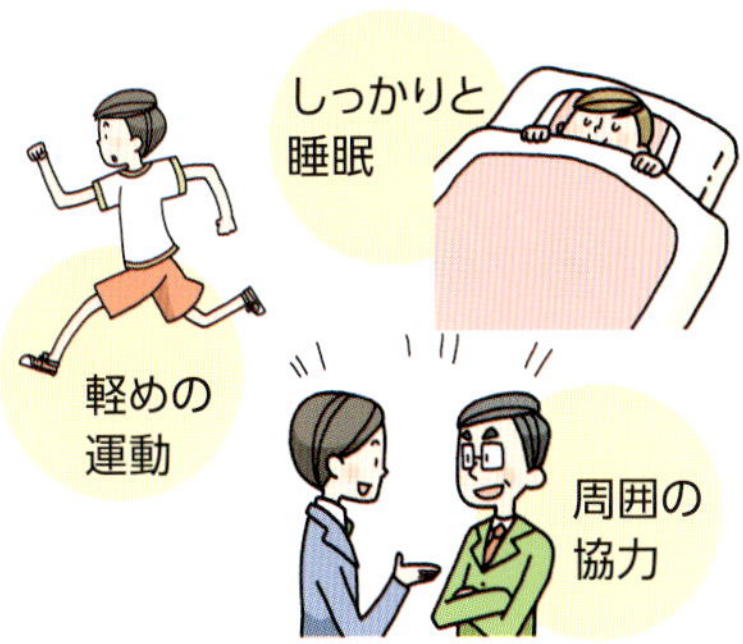
しっかりと
睡眠
軽めの
運動
周囲の
協力

ＣＫＤの合併症とその治療

ネフローゼ症候群

ＣＫＤが進行してくると、有益な物質（アルブミン）が尿に排出され、ネフローゼ症候群があらわれることがあります。症状は、顔や手足または全身のむくみ、胸部や腹部に水がたまる（胸水《きょうすい》、腹水《ふくすい》）、また尿量の減少、血圧の低下などです。血液が凝固《ぎょうこ》（個体化して固まること）しやすい状態のため、腎静脈や下肢《かし》深部《しんぶ》静脈《じょうみゃく》に血栓症を起こすことがあります。

たんぱく尿が1日3.5g以上、血清アルブミンが3.0g／dL以下になると、ネフローゼ症候群と診断されます。このほか、脂質異常症があらわれることもあります。

ＣＫＤの原疾患ごとに治療法は異なりますが、塩分制限と同時に、非常に抵抗力が低下しているので、入院での治療が必要です。

ネフローゼ症候群には、腎臓が原因のものと全身疾患が原因のものがあります。

腎臓に原因があるものでは、治療はおもにステロイドを中心におこない、場合によって免疫抑制薬などを併用します。

全身疾患が原因で生じるものには、糖尿病性腎症や膠原病《こうげんびょう》やがんなどがあり、各病気に応じた治療をおこないます。

ネフローゼ症候群の症状と原因

腎臓の病気でよくあらわれる合併症です

たんぱく尿
1日3.5g
以上

血清
アルブミン
3.0g/dL以下

この値に
なると

ネフローゼ症候群

主な症状

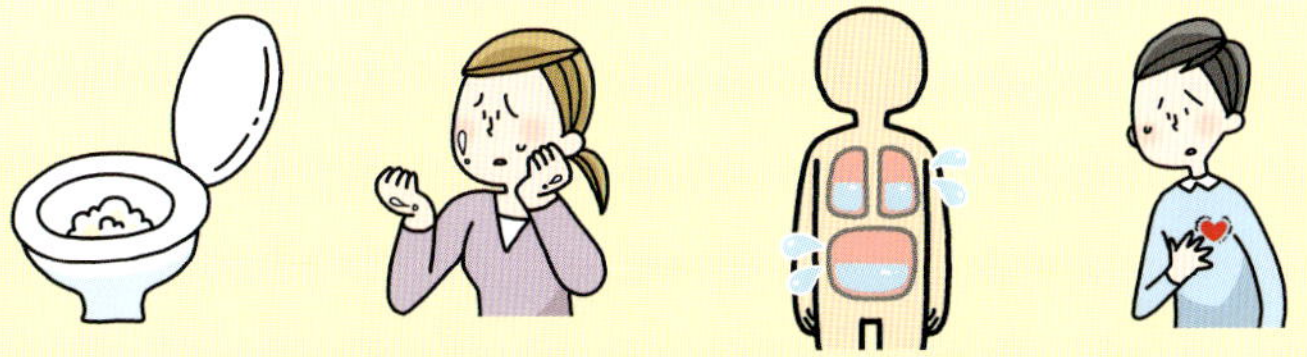

- 尿の泡立ち
- 全身のむくみ
- 胸部・腹部に水
- 血圧の低下

基本的に入院での治療となる

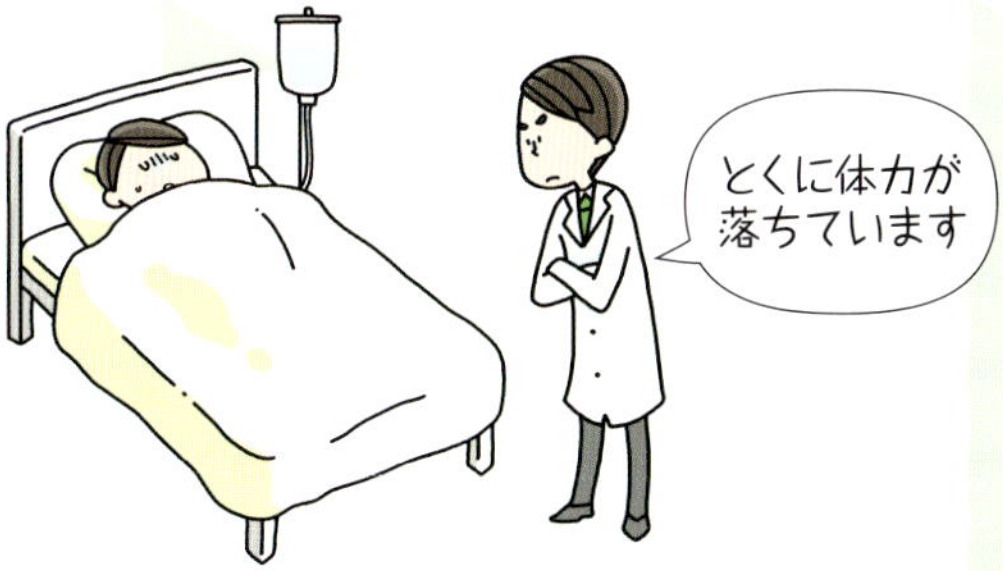
とくに体力が
落ちています

全身疾患が原因

がん
糖尿病性腎症
膠原病《こうげんびょう》

各病気に
あった治療
をおこなう

腎臓に原因がある

ステロイド
免疫抑制薬

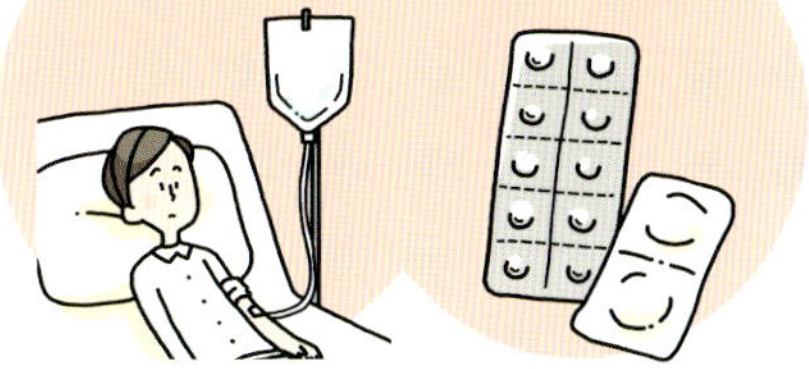

腎性高血圧

ＣＫＤが原因の高血圧です。腎性高血圧の原因には、腎実質性《じんじっしつせい》と腎血管性の２種類があります。腎実質とは、腎臓の本体、つまり糸球体とネフロンの部分で、ここが病変を起こして減少するために起こるのが腎実質性の腎性高血圧です。このタイプは、ＣＫＤの原疾患の多くにみられます。

いっぽう腎血管性の腎性高血圧は、腎動脈が狭くなって、腎臓に十分血液が流れないために起こります。腎性高血圧のうちの約１％でみられます。原因は血管の異形成《いけいせい》（線維・筋肉成分が異常に増える）、大動脈炎症候群（40歳以下の女性に多い）、動脈硬化性変化（50歳以上の男性に多い）などです。

どちらのタイプも水分と塩分の排泄量が減るので、血圧を上げて腎臓に血液を集めようとして血圧を上昇させます。血圧の上昇は、腎機能を低下させ、それがまた高血圧を生むという悪循環におちいります。高血圧はＣＫＤの進行を加速させるので、降圧療法が大変重要です。

腎実質性の場合、一般の高血圧と治療は同様です。

腎血管性の場合、カテーテルを血管に入れて、狭くなったところを治療バルーンやステント（網目状の金属製の筒）で拡張する手術や、狭くなった部分を切除する手術をおこないます。

薬物療法は、ＡＣＥ阻害薬やＡＲＢを使いますが、効きにくい場合は、カルシウム拮抗薬、利尿薬も使います。

腎性高血圧の原因と治療

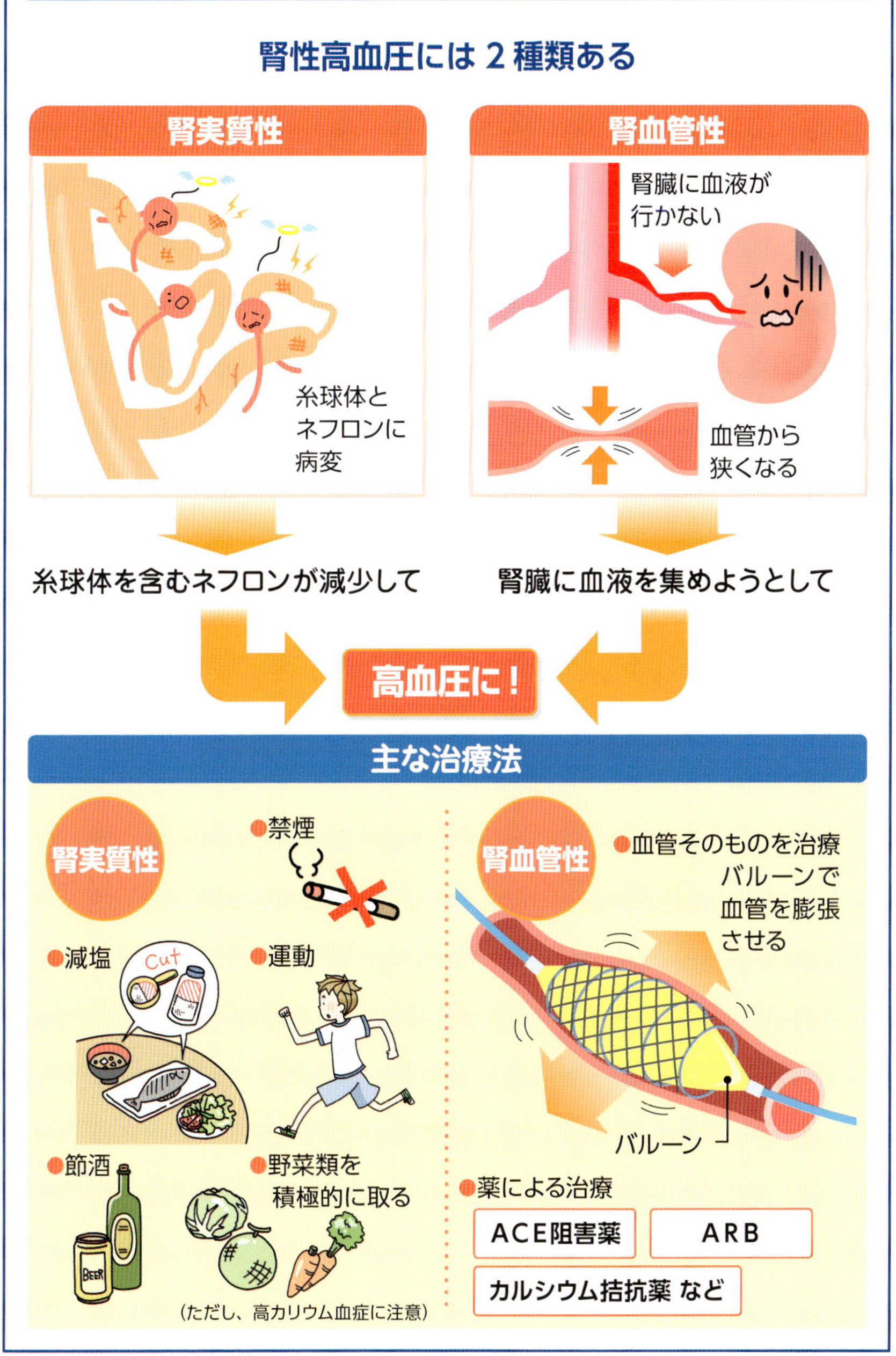
腎性高血圧には 2 種類ある
腎実質性
糸球体とネフロンに病変
腎血管性
腎臓に血液が行かない
血管から狭くなる
糸球体を含むネフロンが減少して
腎臓に血液を集めようとして
高血圧に！
主な治療法
腎実質性
●禁煙
●減塩
Cut
●運動
●節酒
BEER
●野菜類を積極的に取る
（ただし、高カリウム血症に注意）
腎血管性
●血管そのものを治療
バルーンで血管を膨張させる
バルーン
●薬による治療
ACE阻害薬
ARB
カルシウム拮抗薬 など

腎性貧血

ＣＫＤが原因で貧血が生じることがあります。腎臓は、骨髄《こつずい》で血液をつくらせる作用をもつエリスロポエチンというホルモンを産生・分泌していますが、腎臓の不調でエリスロポエチンの産生が不足したり、尿毒症で赤血球の寿命が短くなったりして貧血が起こります。血液中に鉄分の不足している状態ですが、鉄分の補給だけでは治りません。腎性貧血は徐々に進行するので気がつきにくい合併症です。クレアチニン・クリアランスが40mL／分以下、血清クレアチニン1.6mg／dL以上になると出やすいといわれます。

症状は、皮膚や爪、唇が青白くなったり、吐き気、だるさ、疲れやすさなどです。食欲不振、息切れ、立ちくらみ、めまい、動悸《どうき》、むくみなどの症状もあります。

貧血の症状が強いほど、末期腎不全になりやすく、また全身の臓器に悪影響を及ぼすので、なるべく早めに貧血を発見し、治療を始めることが重要です。

早期から適切な治療をおこなうことで、心血管病の改善、腎不全の進行を遅らせることがわかっています。

治療は、エリスロポエチン製剤を皮下注射して、造血を助けます。また、鉄剤を補給し、良質のたんぱく質、ビタミンB_{12}、葉酸《ようさん》（ビタミンB群の一種。レバー、うなぎ、緑黄色野菜に多く含まれる）をとるようにします。

エリスロポエチン製剤は、ヘモグロビン（Ｈｂ）濃度が10g／dL以下で使用を開始します。

腎性貧血の治療法

腎臓の調子が悪いと血をつくるホルモン分泌が低下する

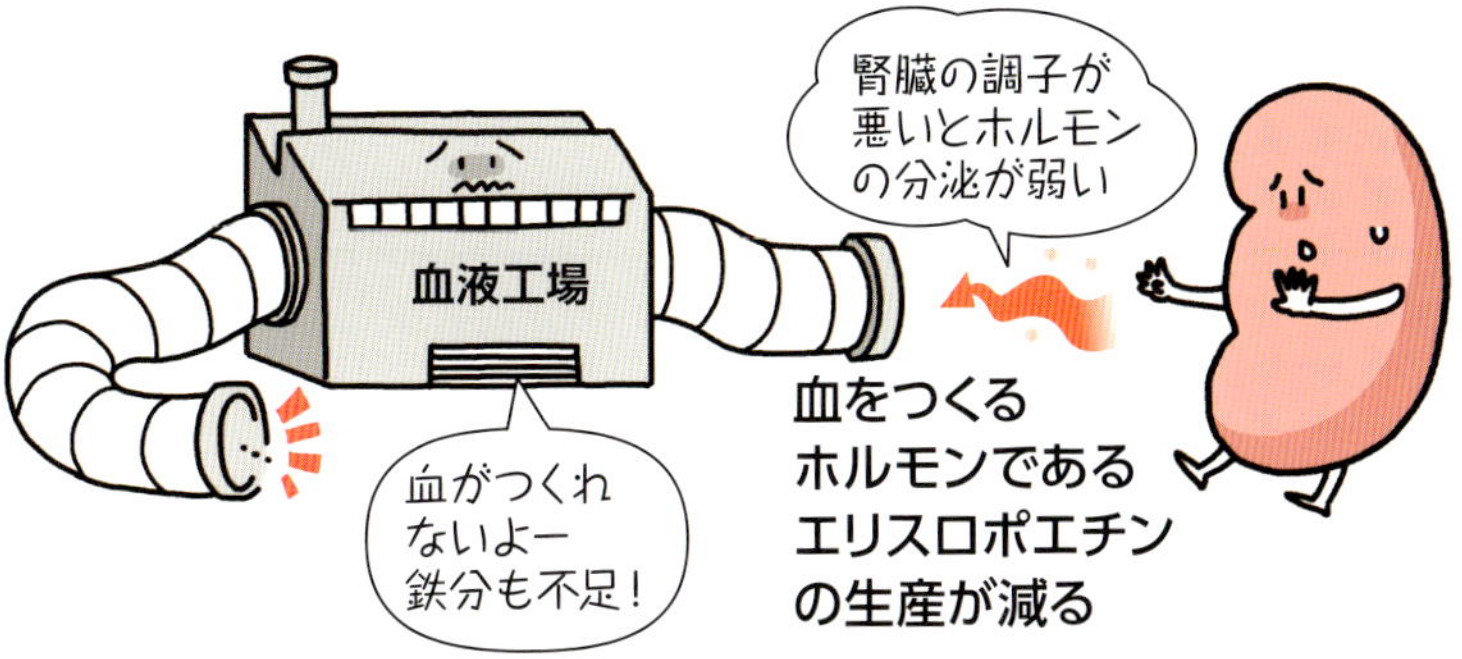

貧血はさらに腎臓の症状を悪化させる

そしさらに貧血に…
悪循環

早期に造血を助ける治療をおこなう

食事から造血を助ける

- 鉄分
- 葉酸
- ビタミンB_{12}

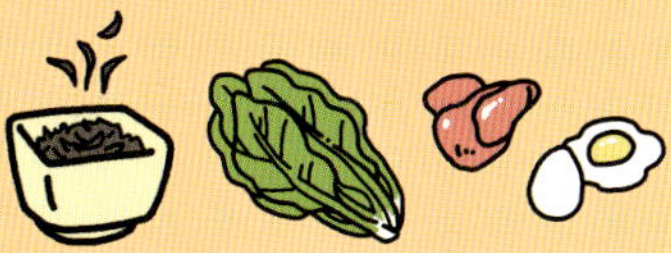

薬剤から造血を助ける

エリスロポエチン製剤を皮下に注射

ヘモグロビン濃度 10g 以下

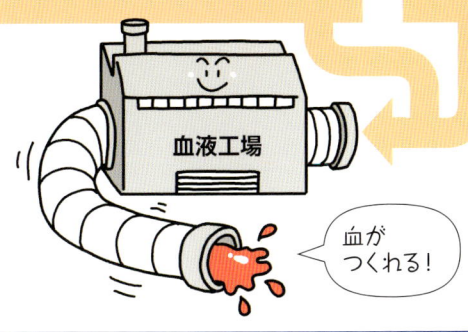

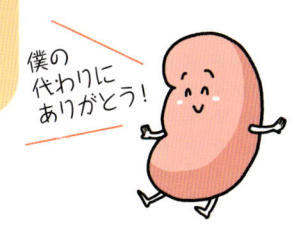

高カリウム血症

高カリウム血症は、ＣＫＤが進行してカリウムが尿から排泄されず、血中にカリウムが多くなり、不整脈を起こすこともある、非常に危険な合併症です。症状として、手や口のしびれ、不整脈、脱力、味覚異常などがあります。

血清カリウム値が5.0ｍＥｑ／Ｌ《ミリイクイバレントパーリットル》以上を高カリウム血症といい、血清カリウム値7ｍＥｑ／Ｌ以上では心停止の危険があるので、緊急に治療が必要となります。

5.0ｍＥｑ／Ｌ以上になった場合は、食事に注意が必要です。5.5ｍＥｑ／Ｌ以上になると余分なカリウムを排泄するために、カリウムを消化管内で吸着させて便に排泄させるカリウム抑制薬（高カリウム血症治療薬）による治療をおこないます。カリウム抑制薬は、食物に含まれるカリウムを吸着するので、空腹時に服用しても効果がありません。食直前や食直後に内服します。

カリウムが多く含まれている生の果物、野菜、魚、肉などは控えます。カリウムを減らす工夫としては、野菜などは1時間程度水にさらしたり、茹でこぼします。いも類は、茹でてもカリウムが抜けにくい食品なので、小さく切ってから煮て、汁は捨てます。

たんぱく質制限により、肉類、魚類からのカリウム摂取量が減ると、野菜、果物、いも類などの制限を緩和できます。

高カリウム血症の治療

CKDの進行が引き起こす非常に危険な合併症

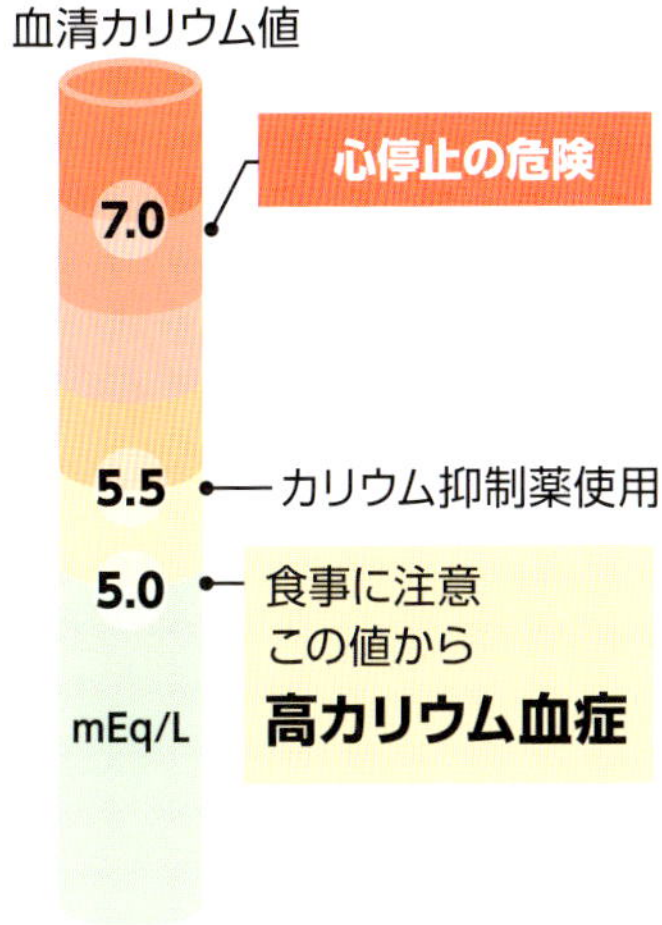

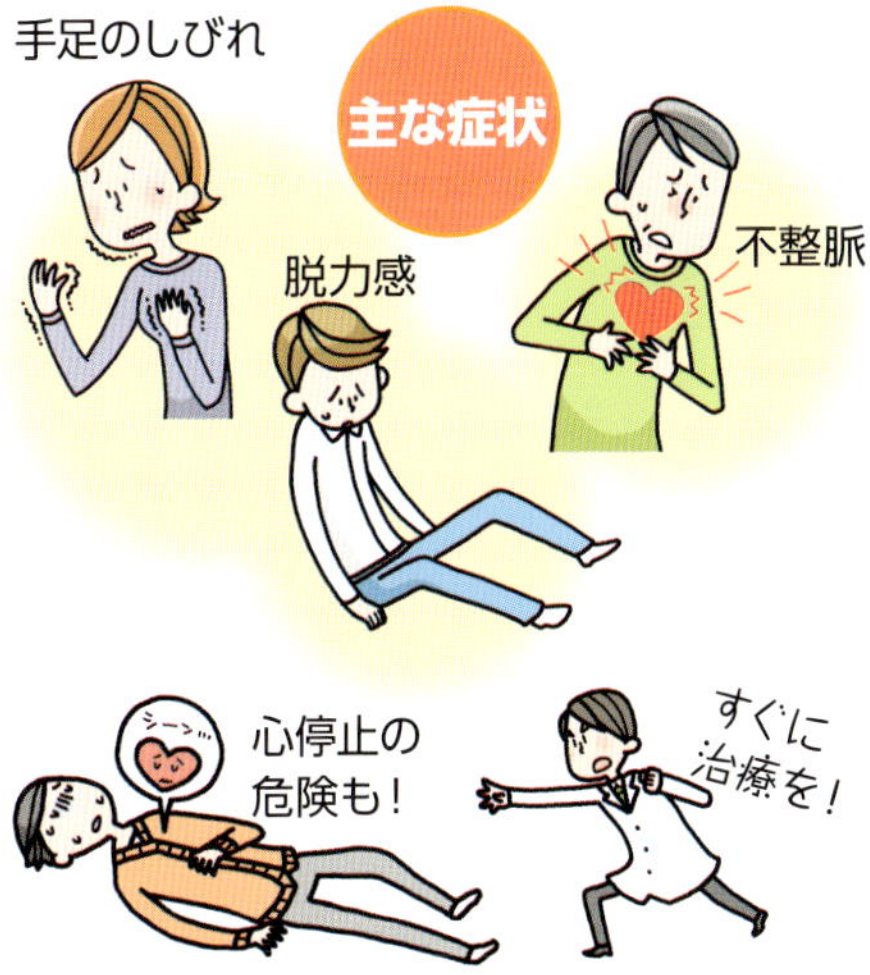
主な症状
手足のしびれ
脱力感
不整脈
シーン
心停止の危険も！
すぐに治療を！

高カリウム血症で食事制限

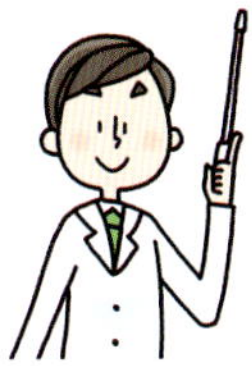

カリウムを多く含む食事は避けましょう

例えば…

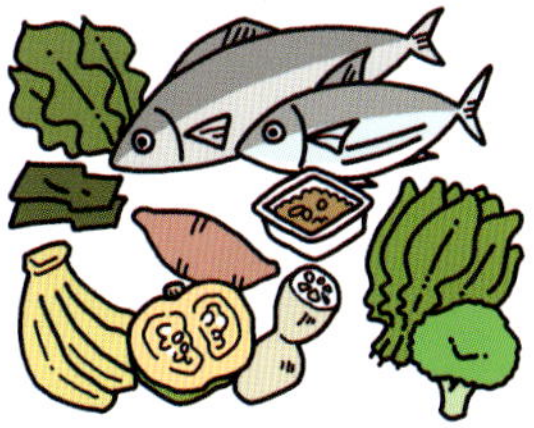

- わかめ
- バナナ
- レンコン
- かぼちゃ
- ほうれん草
- ブロッコリー

etc…

カリウムを減らす工夫

一例です

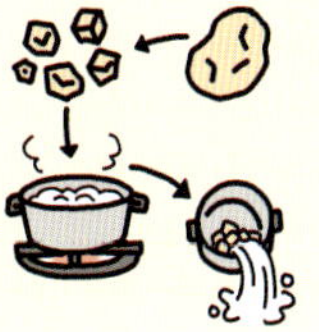

芋類は小さく切ってから煮て、汁は捨てます

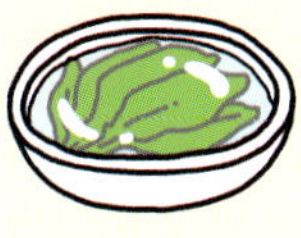
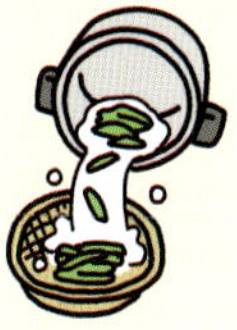

野菜などは1時間程度水にさらしたり、茹でこぼします

高リン血症

ＣＫＤが進行してリンが尿から排泄されず、血中にリンがとどまる合併症です。高リン血症は、自覚症状はありませんが、骨がもろくなったり、血管壁などに石灰化《せっかいか》を起こして動脈硬化を起こし高血圧や心血管疾患などをもたらします。症状に乏しく、長い時間をかけて進行するので、日頃から血清リン濃度を測定し、早期発見、早期治療を心がけることが大切です。また食事療法によってリンの摂取をひかえ予防することも大事です。

リンの石灰化は、カルシウムと結合して起こります。これを異所性石灰化といいます。関節に石灰化が起こると関節炎を、目であれば結膜炎を、皮膚ならかゆみを生じます。

血清リン濃度は、医療機関ごとに設定している基準値を超えていれば異常ととらえます。一般的には、リンが2.5～4.5mg／dLを逸脱していれば治療をおこなう必要があります。

食べ物に含まれているリンを腸の中で吸着して、からだに吸収させることなく体外へ便とともに排泄するリン吸着薬を使って体内のリンを減らします。

リンの多く含まれている食品は、肉や乳製品、小魚、ピーナッツ、インスタント食品などです。リンは、たんぱく質の多い食品に含まれているので、たんぱく制限食をとることで、同時にリンの摂取も抑えることができます。ただし、たんぱく質はからだにとって必要不可欠な栄養素ですから、むやみに食べる量を減らしてはいけません。

高リン血症の治療

リンとカルシウムが結合して石灰化を起こす

石灰化をおこす場所でそれぞれの症状が起こる

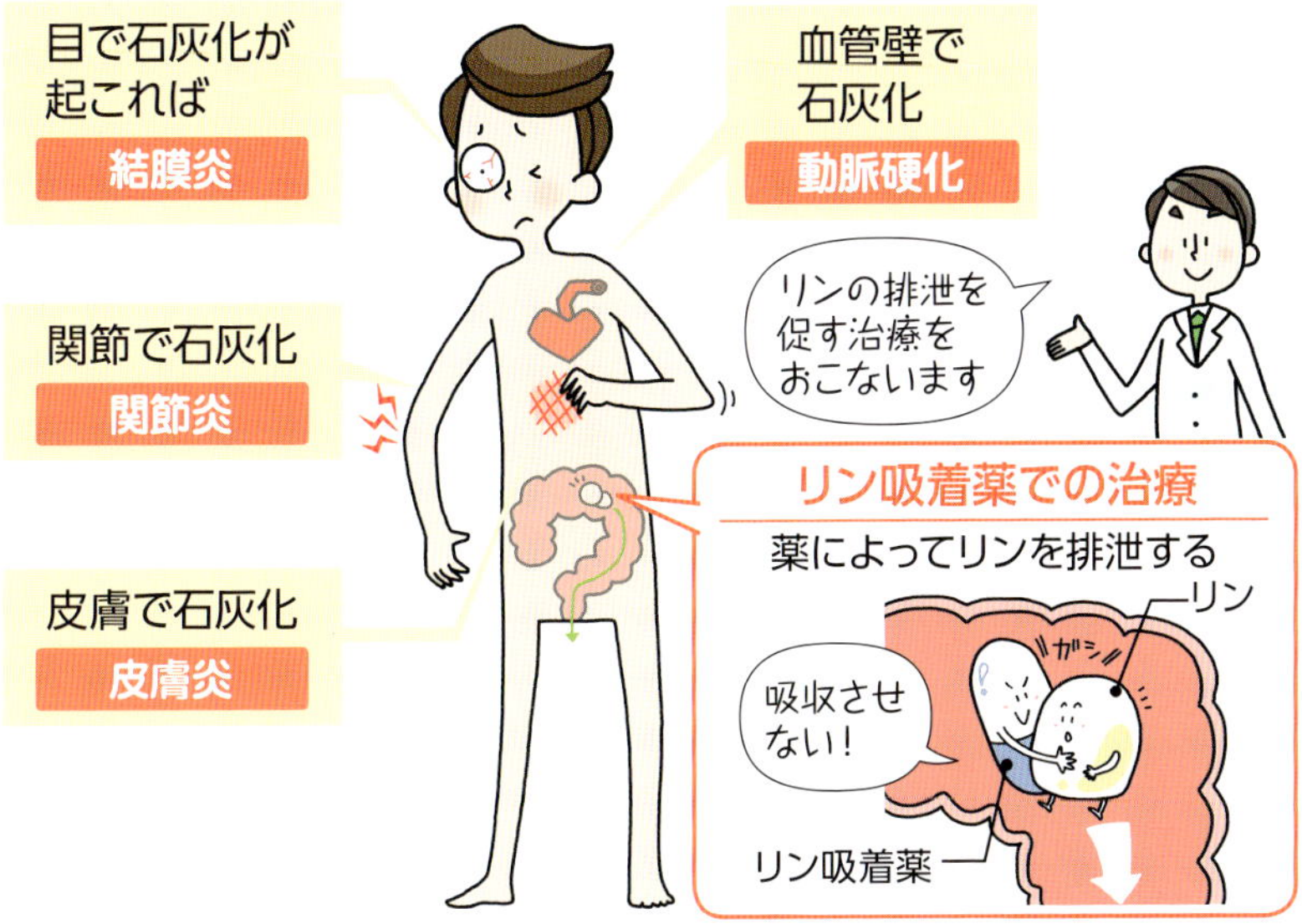

リンが多く含まれている食品は避ける

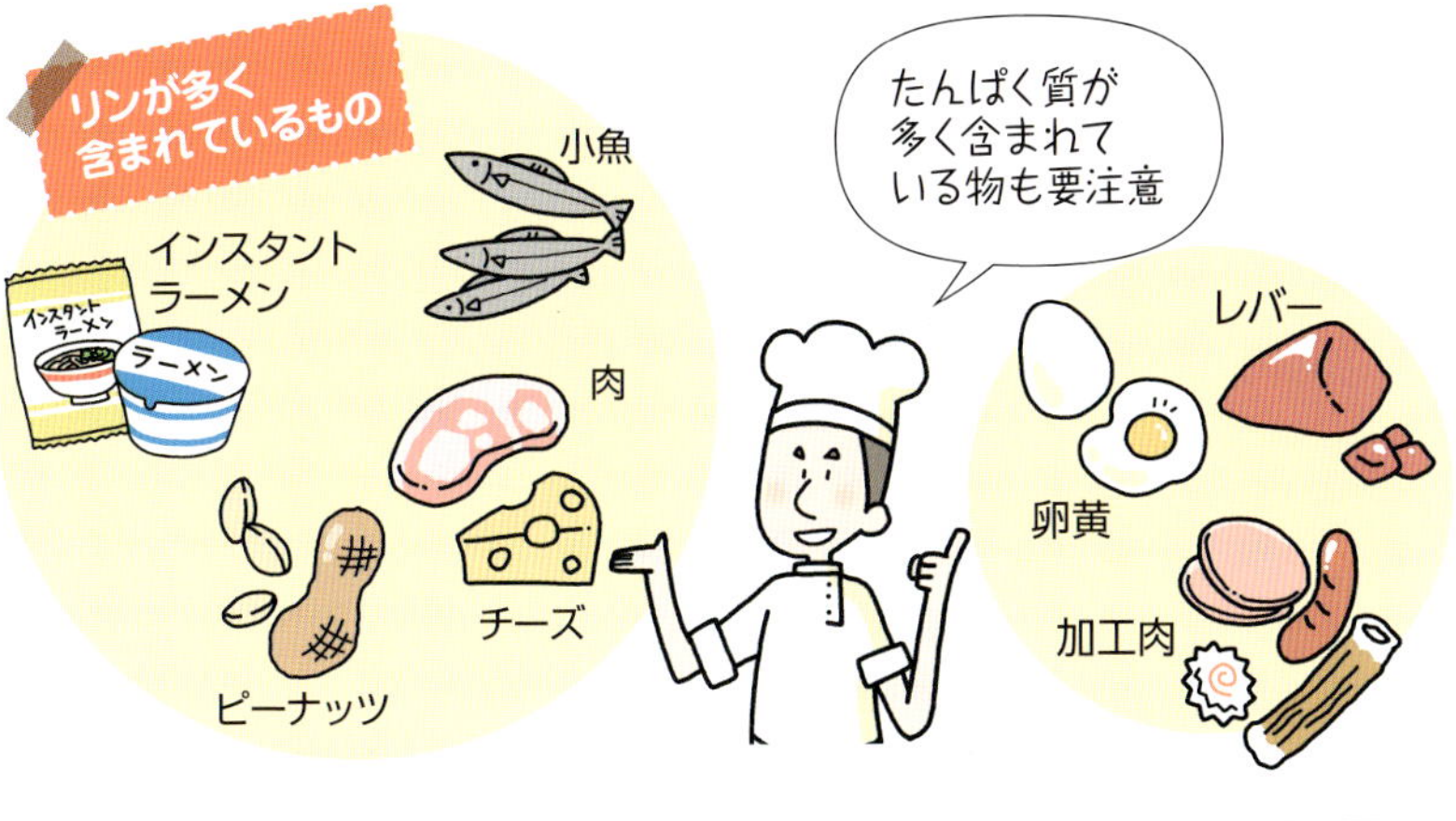

リンが多く含まれているもの
小魚
インスタントラーメン
インスタントラーメン
ラーメン
肉
チーズ
ピーナッツ
たんぱく質が多く含まれている物も要注意
レバー
卵黄
加工肉

低カルシウム血症

ＣＫＤが進行し、高リン血症が起こり、血中のリンがカルシウムと結合するため、低カルシウム血症が起こります。血中のカルシウム不足が続くと筋肉が収縮して、けいれんやチクチクした感じをおぼえることがあります。また、手指が自由に動かせなくなるテタニー発作を起こす場合もあります。中枢神《ちゅうすうしん》経《けい》に影響がおよぶと、手足のしびれや錯乱、意識混濁《こんだく》、けいれん、低血圧症、不整脈などが起こります。

低カルシウム血症に先だって高リン血症があるので、高リン血症への治療が先におこなわれます。

急性の低カルシウム血症の場合は、カルシウムの注射をおこない、慢性の場合は、カルシウム剤やビタミンＤ剤などの飲み薬で治療します。カルシウム濃度の治療目標値は8.4～10.0mg／dLです。

腎臓は、カルシウムやリンを尿として排出する一方、活性型ビタミンＤをつくっています。活性型ビタミンＤは、腸管からのカルシウムの吸収促進や骨の新陳代謝にかかわっています。

副甲状腺ホルモン（ＰＴＨ）は、骨を溶かして（骨吸収）血中にカルシウムを増やす働きがあるので、低カルシウム血症では副甲状腺ホルモンが分泌されて骨がもろくなります。同時に、活性型ビタミンＤも少ないのでカルシウムが十分吸収されず、骨の形成もよくできません。

このようなリンをはじめとするカルシウム、副甲状腺ホルモンなどのＣＫＤによる異常を骨・ミネラル代謝異常といいます。

CKDによる骨・ミネラル代謝異常

CKDが引き起こすカルシウム不足

CKD

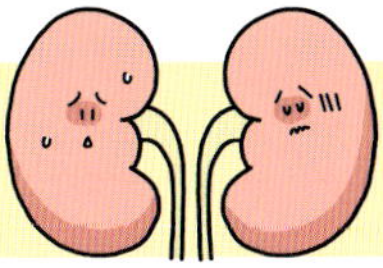

リンが排出されず血液中のリンの濃度が上がる

高リン血症 ▶P128

腎臓が活性型ビタミンDをつくれなくなる

石灰化によるカルシウム減少

リンがカルシウムと結びつき

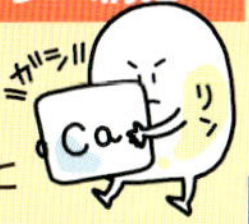

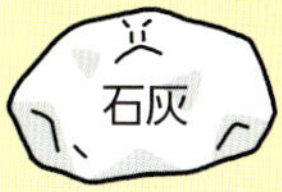

石灰化してどんどんカルシウムが減る

カルシウム濃度が低下

低カルシウム血症

カルシウム吸収障害

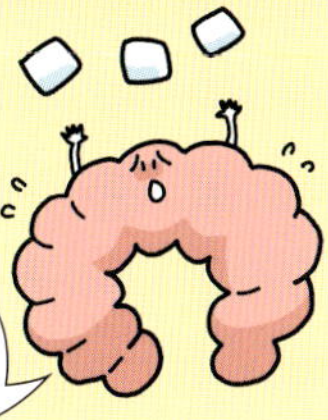

活性化ビタミンDがこないから…

低カルシウム血症の治療

元の症状である**高リン血症**の治療

● **急性低カルシウム血症**

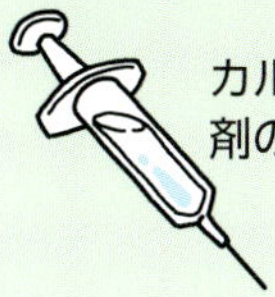

カルシウム剤の注射

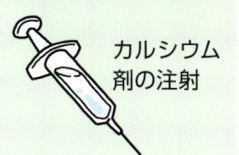

● **慢性低カルシウム血症**

カルシウム剤

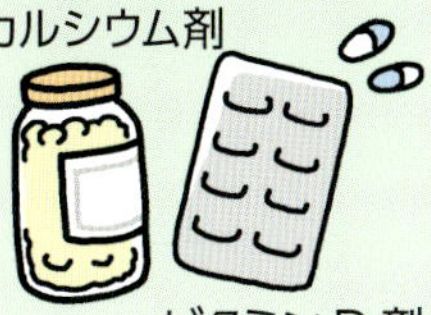

ビタミンD剤

アシドーシス

アシドーシスとは、血液が酸性にかたよった状態のことです。

健康な人の動脈血のpH《ペーハー》は、弱アルカリの7.4±0.04で安定していますが、アシドーシスでは7.36以下になった状態です。7.36前後では一般的にほぼ無症状ですが、吐き気、嘔吐、疲労のほか、呼吸が通常より速くなることがあります。これが7.0以下になると、中枢神経に悪影響を与え、錯乱《さくらん》や昏睡《こんすい》状態になり、死亡することもあります。

ＣＫＤがアシドーシスをきたすしくみは次のようなものです。

人のからだはたくさんの酸性物質を生産していますが、肺や腎臓から二酸化炭素や酸を排出してからだにたまらないようにしています。しかし、ＣＫＤによって腎臓から酸の排出が十分にできなくなると、血中に酸性物質が蓄積しアシドーシスを引き起こします。また、腎臓は酸を排泄するとともに、血中のpHのバランスもとっているので、ＣＫＤはこうしたことからも血液の酸性化を招きます。

ＣＫＤの進行によりアシドーシスが起こると、細胞内から血液の平衡を保つためにカリウムが放出されるため、高カリウム血症を起こします。この場合は、利尿薬でカリウムを尿中に排出させるか、重炭《じゅうたん》酸塩《さんえん》（重炭酸ナトリウム）で血液を中和させます。

また食事からとるカリウムを制限し、高カリウム血症改善薬を服用することもあります。

アシドーシスの原因と症状

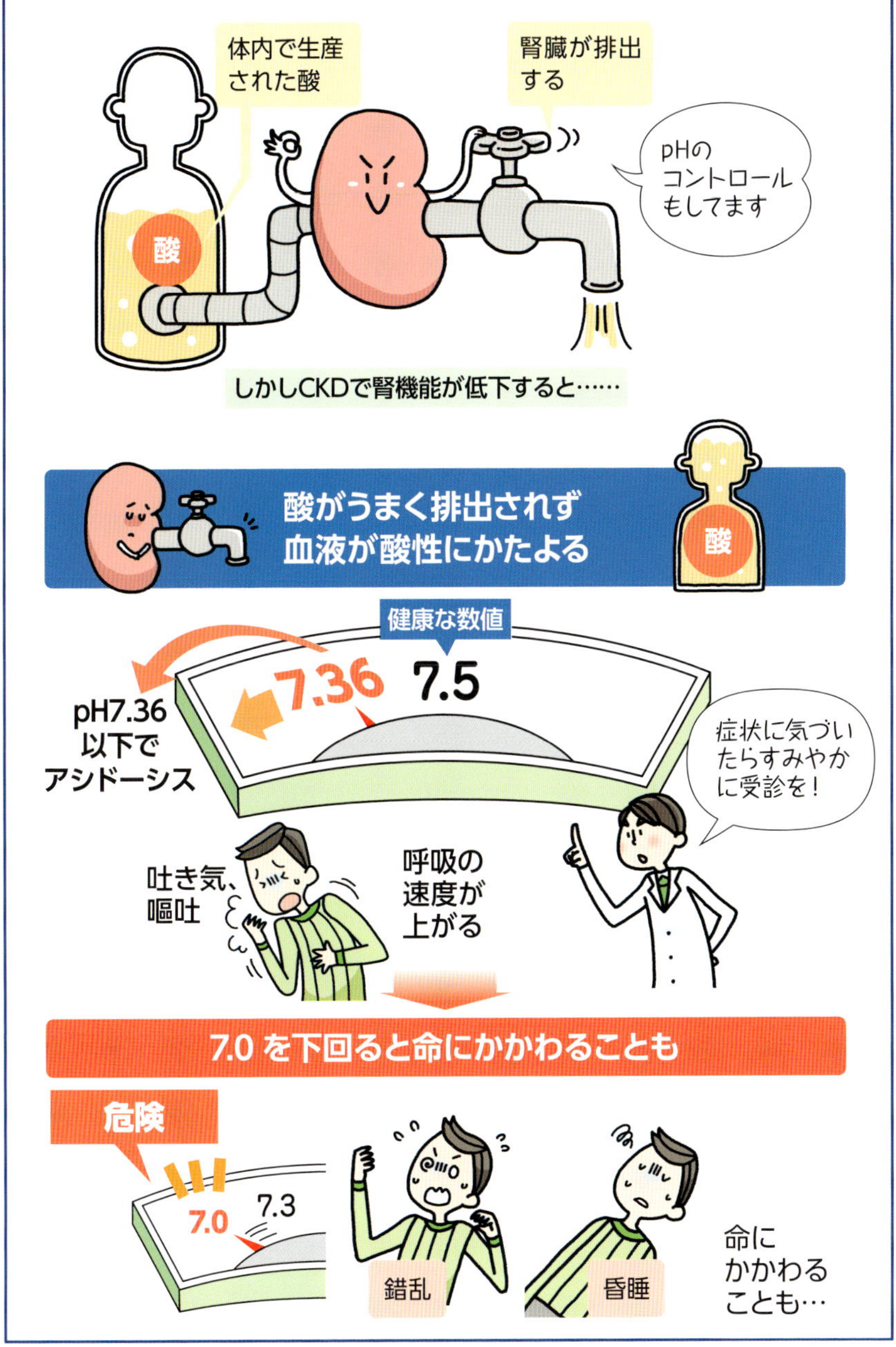
体内で生産
された酸
腎臓が排出
する
pHの
コントロール
もしてます
酸
しかしCKDで腎機能が低下すると……
酸がうまく排出されず
血液が酸性にかたよる
酸
健康な数値
7.36
7.5
pH7.36
以下で
アシドーシス
症状に気づい
たらすみやか
に受診を！
吐き気、
嘔吐
呼吸の
速度が
上がる
7.0を下回ると命にかかわることも
危険
7.0
7.3
錯乱
昏睡
命に
かかわる
ことも…

高齢者のＣＫＤ

目標値にゆるやかに近づく

年齢が高くなるほど、ＣＫＤの患者数とともに、透析導入の患者数も増加します。透析導入の平均年齢は68歳で、透析導入している人では、65歳以上の高齢者が67％です。

高齢になると腎機能は低下しますが、しかし軽度の糸球体ろ過量（ＧＦＲ）の低下なら、ある程度年齢による自然な経過と考えて、尿たんぱくが過剰に出ていなければ神経質になる必要はないでしょう。

高齢者でＣＫＤの人は、高血圧の場合は、急激に血圧を下げず、ゆっくり下げる必要があります。降圧目標は一般成人であれば１３０／80mmHgが望ましいのですが、高齢者の場合は１４０／90mmHgとし、１～３ヵ月かけて徐々に下げます。

立ちくらみや糸球体ろ過量の低下があれば、一時的に降圧薬を減量して様子をみます。高齢者は、収縮期血圧が１１０mmHg以下になるとかえって危険なので、適正な範囲に保つことが大事です。

食事療法では、高齢者が低たんぱく療法や減塩を厳格におこなうと、食欲不振になって、かえって低栄養になることがあります。一時的に塩分制限をゆるめたり、料理の味のメリハリをつける、治療用特殊調整食品を使うなど、工夫してみることも必要です。

また、ＣＫＤ以外の病気などで薬を使用していることが多いので、使用している薬を正確にそれぞれの医師に告げ、安全な使用を心がけます。

高齢者の治療はあせらず、ゆっくりとおこなう

高齢になるとCKDの発症リスクは高まる

透析導入している人の多くが高齢者

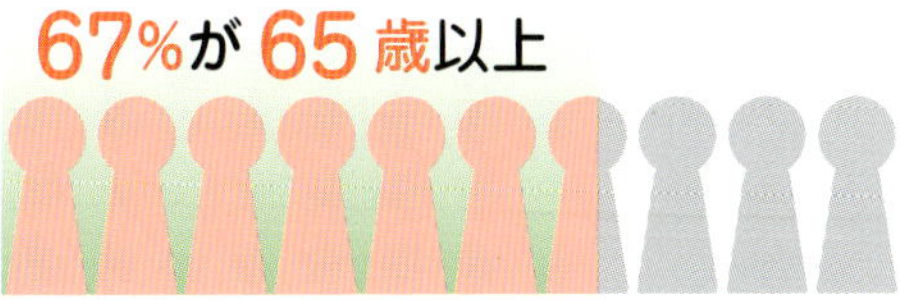
67%が65歳以上

高齢者のCKD治療で注意すること

高血圧の場合

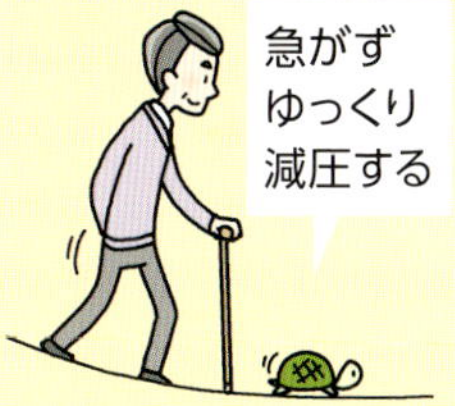
急がず
ゆっくり
減圧する

目安 140/90mmHg
数ヵ月かけて下げる

食事療法

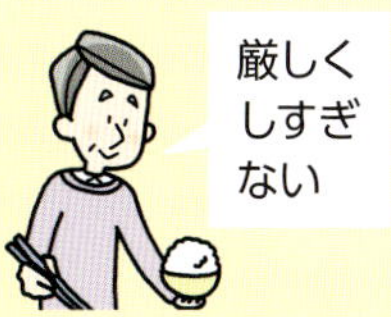
厳しく
しすぎない

低たんぱく
減塩
が基本
治療用の食品も活用

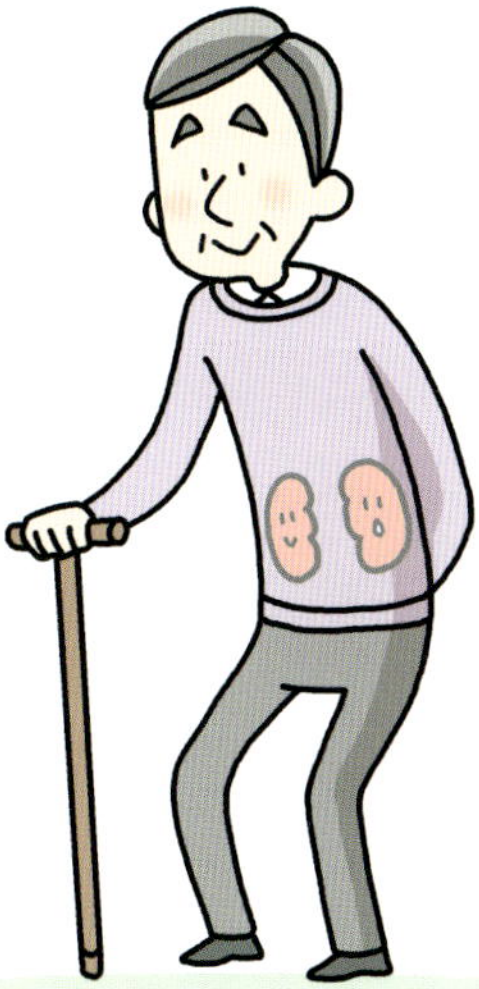

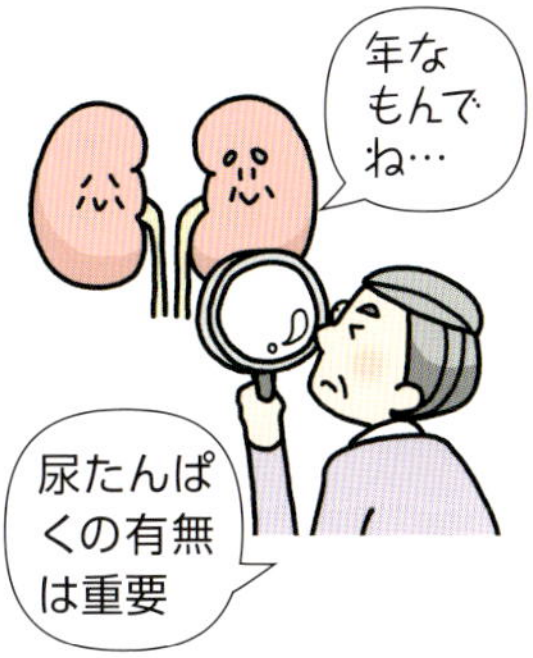

体調の変化や検査の結果がCKDによるものか加齢によるものか見きわめる

薬

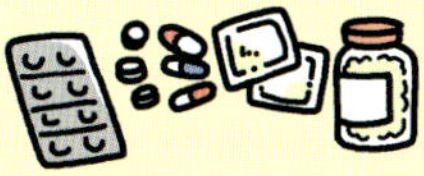

正確に把握し管理する

高齢者は様々な薬を服用しているケースが多い

むくみのケア

腎機能が低下して、腎臓から水分の排出が少なくなるとむくみ（浮腫《ふしゅ》）が起きます。

また、血液の中のたんぱく質（アルブミン）は、水分を保つ働きがありますが、CKDによりたんぱくが多く排出され、血中にたんぱくが減ってくると、水分が血管外にもれ出し、むくみの原因となります。むくみは一般に、心臓から遠い部位や、低い部位に起こることが多いのですが、手足ばかりでなく内臓に生じることもあります。とくに肺や心臓がむくむと、命にかかわることもあります。

むくみを予防、解消するためには、まず、1日3～6g以内に塩分制限をおこないます。また、アルブミンを点滴して、血中のたんぱくを増やす治療法もあります。尿量が減っているときには、医師と相談しながら、水分をとる量も調節します。

薬は、利尿薬が用いられます。利尿薬は効果があらわれるまでに3時間ほどかかるので、就寝前は避け、朝昼に服用します。

むくみがあると、小さな傷も悪化しやすいので、とくに足の手入れが大切です。水虫やタコ、ウオノメなどがないか観察し、小さな傷でも見つけたらすぐに消毒し、手当てします。

知らない間に低温やけどをすることがあるのでカイロやこたつの熱に気をつけ、靴擦《くつず》れを起こさないように足に合った靴を履くようにします。とくに、糖尿病の人は注意が必要です。

血行が悪くなりがちなので、同じ姿勢や、重い荷物を持ち続けるようなことは避け、からだを締めつけない服を着るようにし、適度にからだを動かしましょう。

むくみの治療と日常生活での注意

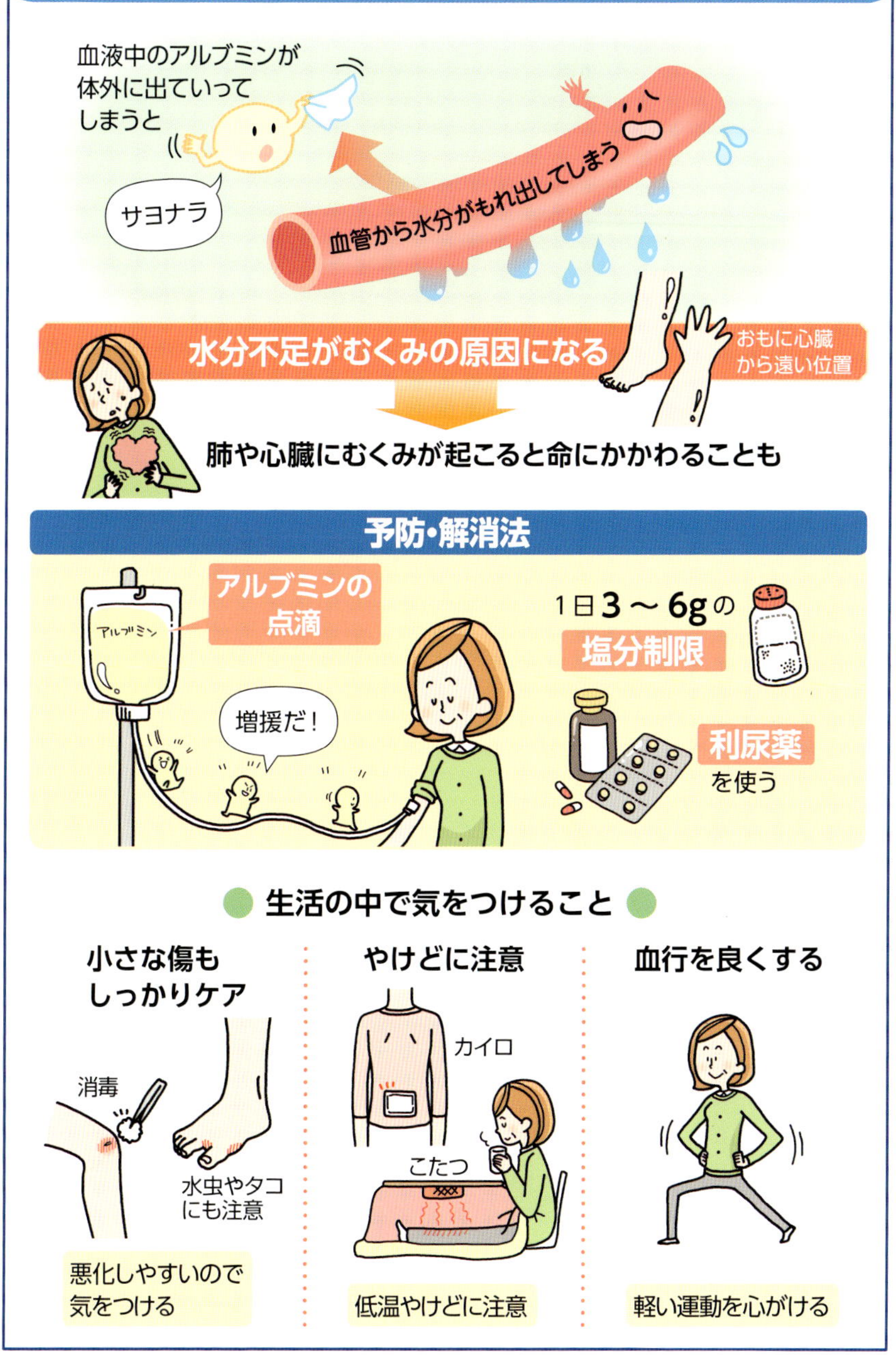

血液中のアルブミンが
体外に出ていって
しまうと
サヨナラ
血管から水分がもれ出してしまう
水分不足がむくみの原因になる
おもに心臓
から遠い位置
肺や心臓にむくみが起こると命にかかわることも
予防・解消法
アルブミンの
点滴
アルブミン
増援だ！
1日3～6gの
塩分制限
利尿薬
を使う
生活の中で気をつけること
小さな傷も
しっかりケア
消毒
水虫やタコ
にも注意
悪化しやすいので
気をつける
やけどに注意
カイロ
こたつ
低温やけどに注意
血行を良くする
軽い運動を心がける

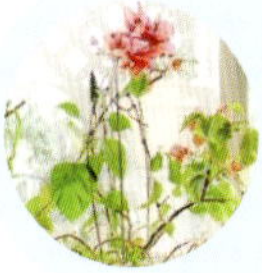

column

透析の準備は計画的に

CKDが進行して糸球体ろ過量が15mL／分／$1.73m^2$未満の末期腎不全になると、尿毒症の症状があらわれてきます。はじめはだるさ、吐き気、疲れやすい、むくみなどですが、進行すると咳、息苦しさ、歯肉や胃からの出血、けいれんなどが出現します。自覚症状があまりみられない場合もありますが、症状が重いときは、腎代替療法を選ぶ時期がきたと考えられます。

腎代替療法とは、食事療法や薬で腎臓病の症状が治まらないときに腎臓の代わりの働きを、透析や腎移植でおこなう治療法です。

透析には、大きく分けて血液透析と腹膜透析がありますが、現在、ほとんどの人が血液透析を選んでいます。これには、血液透析を受けるための処置がかかりつけの医療機関ででき、また腹膜透析の自己管理が難しいことなどが理由にあげられます。

患者さんは、腎代替療法が必要と告げられると、不安や困惑、悲観的に感じ、医師の説明を理解しきれないことがあるかもしれません。あとから「こんなはずではなかった」と後悔するケースもめずらしくありません。

なるべく早めに腎代替療法の説明を受け、各療法の長所、短所を検討しておくことが大切です。

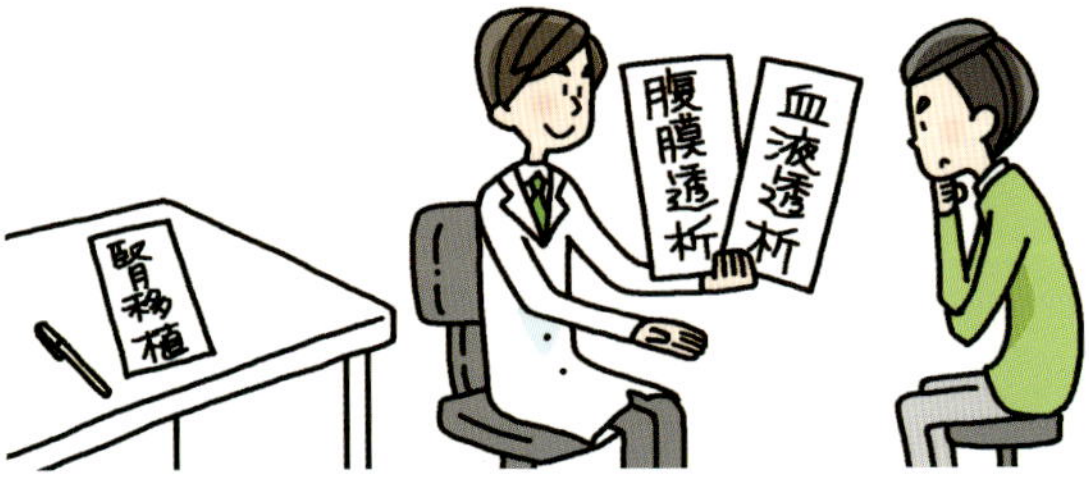

透析が必要になったら

第４章

The fourth chapter

腎臓が十分に機能を果たせなくなった場合には、腎代替療法といって、透析療法または、腎移植をおこなう必要があります。本章では、透析療法の説明と、生活上の注意、腎移植について説明します。

透析療法

腎臓の機能を人工的に補う

ＣＫＤが進行して、腎臓の機能が低下し十分に働けなくなった状態を腎不全といいます。腎臓が働かないと、からだから老廃物を排出したり、体液の状態を保つことができなくなりますから、私たちは生きていくことができません。このように機能を失った腎臓の働きを補うのが透析療法です。

透析療法は、人工透析、血液透析療法ともいい、装置に体液を通過させることで、老廃物や余分な水分を取り除き、体液の状態を調整します。

透析療法には医療機関でおこなう血液透析（ＨＤ）と、自宅でもおこなうことのできる腹膜透析（ＣＡＰＤやＡＰＤ）の2つの種類があります。どちらを選ぶかは病状や生活スタイルなどを考慮して医師が決定します。

どちらの方法でも、それなりに時間や手間を要します。また、腎臓の機能を完全に補うことはできないので、日常生活にもいろいろな制限が出てきます。

しかし、透析療法が必要になったからといって必要以上に失望することはありません。透析療法を適切におこない、からだの状態を良く保つことができれば、生活を楽しみ、健康な人と変わらない寿命をまっとうできるのです。

透析の方法

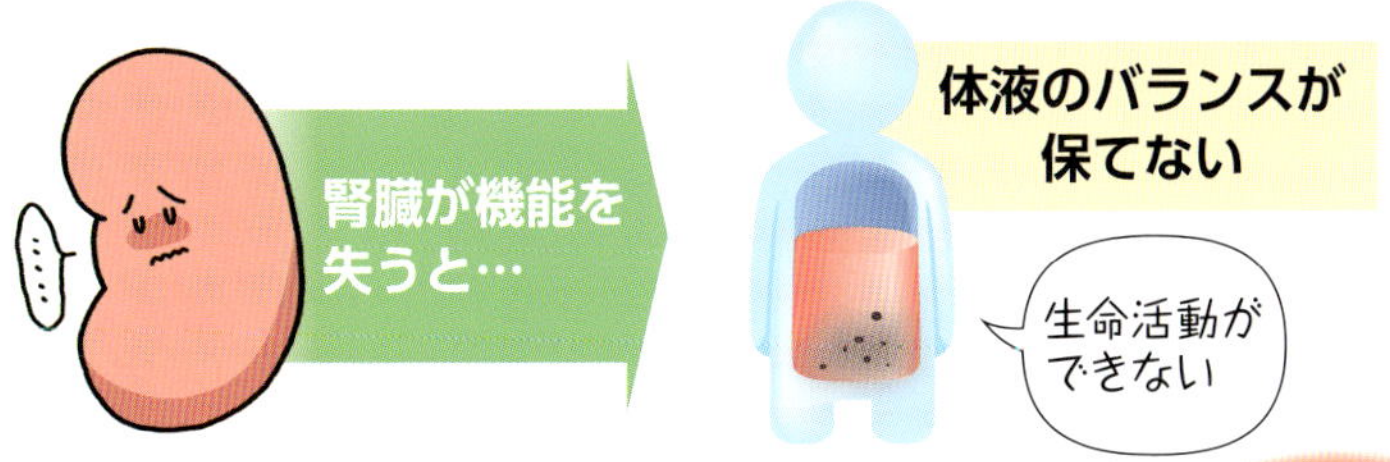

腎臓が機能を失うと…
体液のバランスが保てない
生命活動ができない

働かなくなった腎臓のかわりが必要となり → 透析療法

● 腎臓のかわりの装置

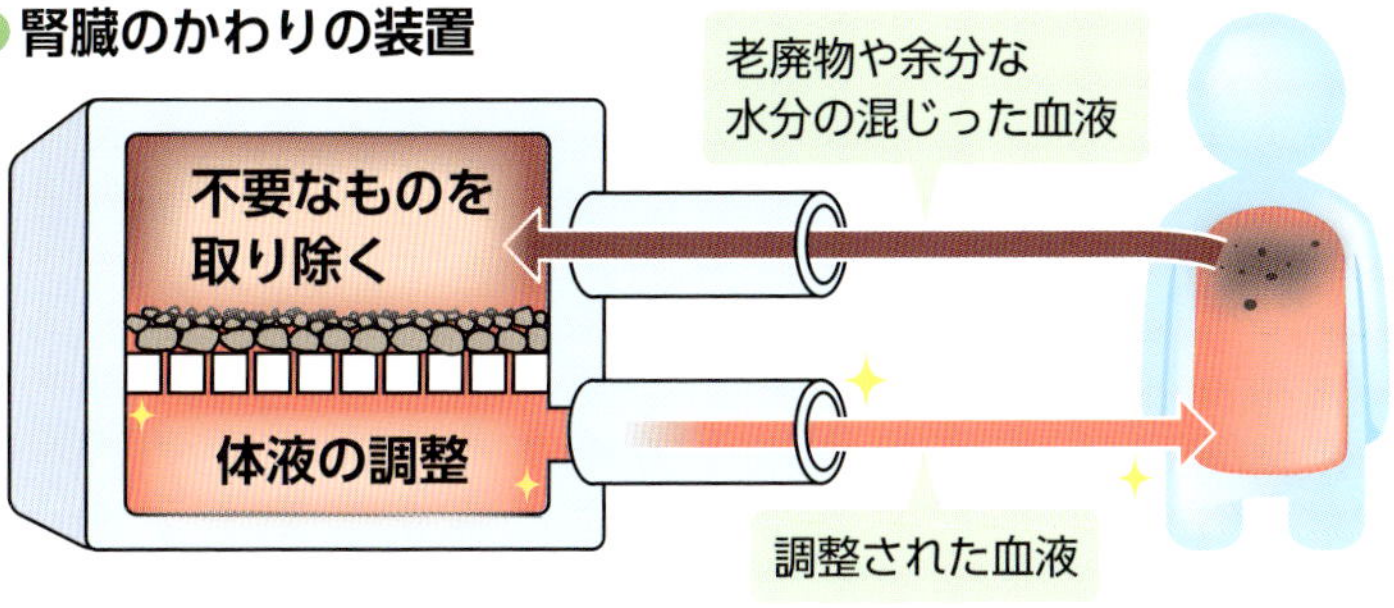

不要なものを取り除く
体液の調整
老廃物や余分な水分の混じった血液
調整された血液

病院やクリニックでおこなう透析

血液透析

- **透析前の手術**
  腕にシャント設置
- **通院回数**
  1週間に3回
- **透析にかかる時間**
  4～5時間

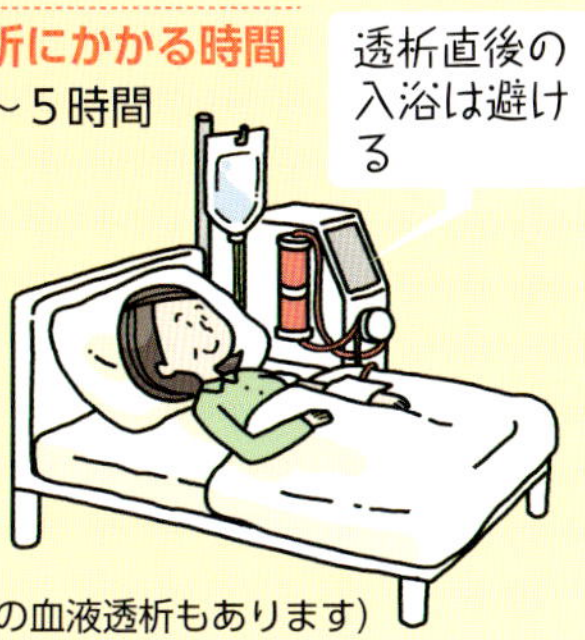

透析直後の入浴は避ける

(自宅での血液透析もあります)

自宅でおこなう透析

腹膜透析

- **透析前の手術**
  腹部にカテーテル設置
- **通院回数**
  月に1～2回
- **透析にかかる時間**
  CAPD：1回約30分を1日数回
  APD：1回8～10時間（就寝中）

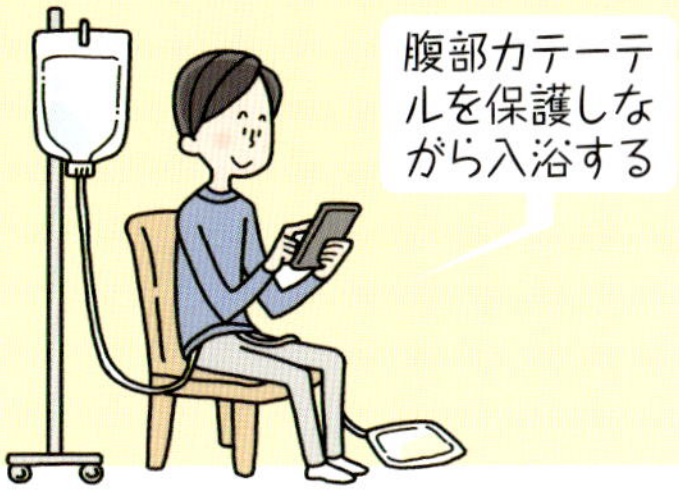

腹部カテーテルを保護しながら入浴する

血液透析　病院（透析施設）に通っておこなう透析療法

血液透析は、血液を体外に出し、ダイアライザー（人工腎臓）というからだの外にある機械を通して、血液中の老廃物を取り除き、体液量やpH、電解質のバランスを調整して再び体内に戻す治療法です。

血液透析を始めるには、バスキュラーアクセスという、動脈と静脈をつなぎ合わせて、血液の取り出し口（シャント）をつくる手術をします。通常、局所麻酔で、利き腕と反対側の腕におこないます。この手術をしてから、数週間で透析療法がおこなえるようになります。また、シャントは皮膚の下に作るので、手術痕が目立たなくなれば外見からはほとんどわからなくなります。また、シャントは一度つくれば、数年から、十年以上使うことができます。変形するなどして、治療に支障が出た場合には再度手術をおこないます。

病状に応じて、だいたい1～2日おきに、1回約4時間かけておこないます。透析中はベッドに横になり、動き回ることができません。頻繁に病院（透析施設）に行くことになるので、通いやすさなども考慮する必要があります。昼間働いている人のために、夜間におこなう、夜間透析をおこなっている病院もあります。

日常生活では、シャントのある方の手で重いものを持ったり、腕時計などを付けたり、手枕をしたりしないよう注意します。シャントから細菌が入って感染症を起こすことがあるので、なるべく清潔に保ちます。

血液透析のしくみ

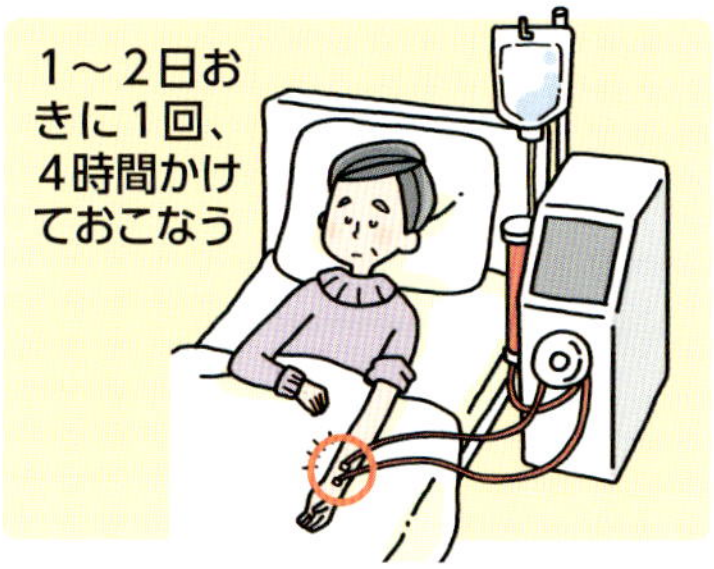
1～2日おきに1回、4時間かけておこなう

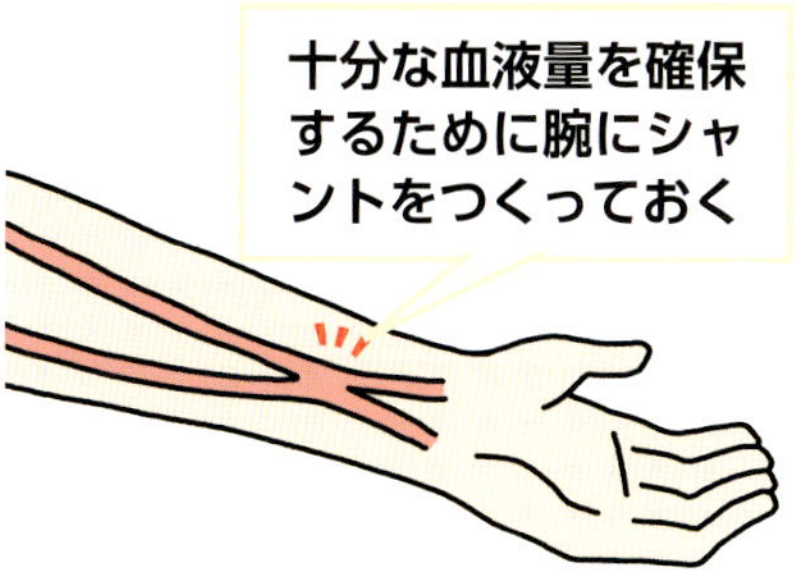
十分な血液量を確保するために腕にシャントをつくっておく

● 血液透析のしくみ ●

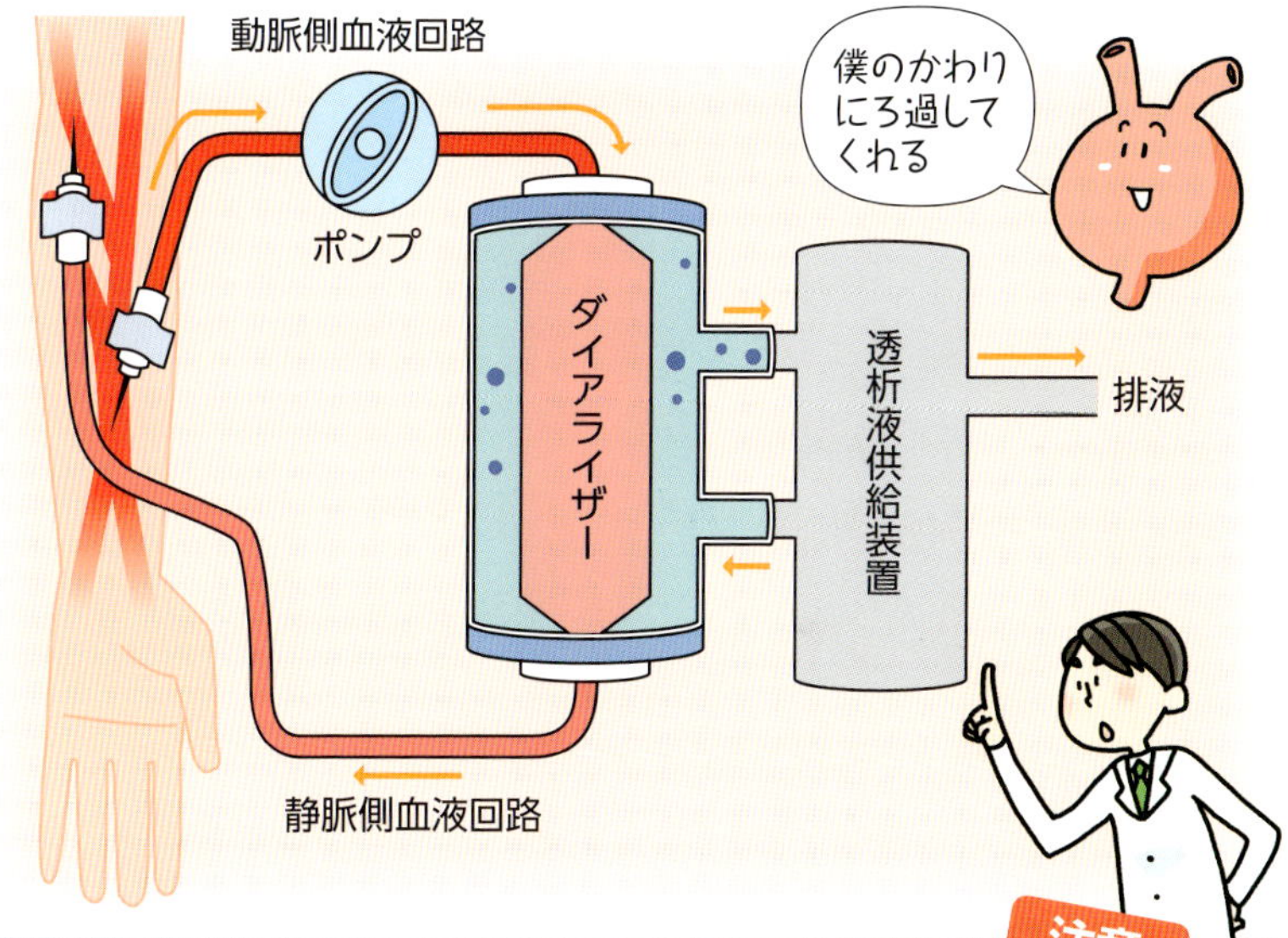
動脈側血液回路
ポンプ
ダイアライザー
透析液供給装置
排液
静脈側血液回路
僕のかわりにろ過してくれる

シャントのある方の手は注意が必要

注意

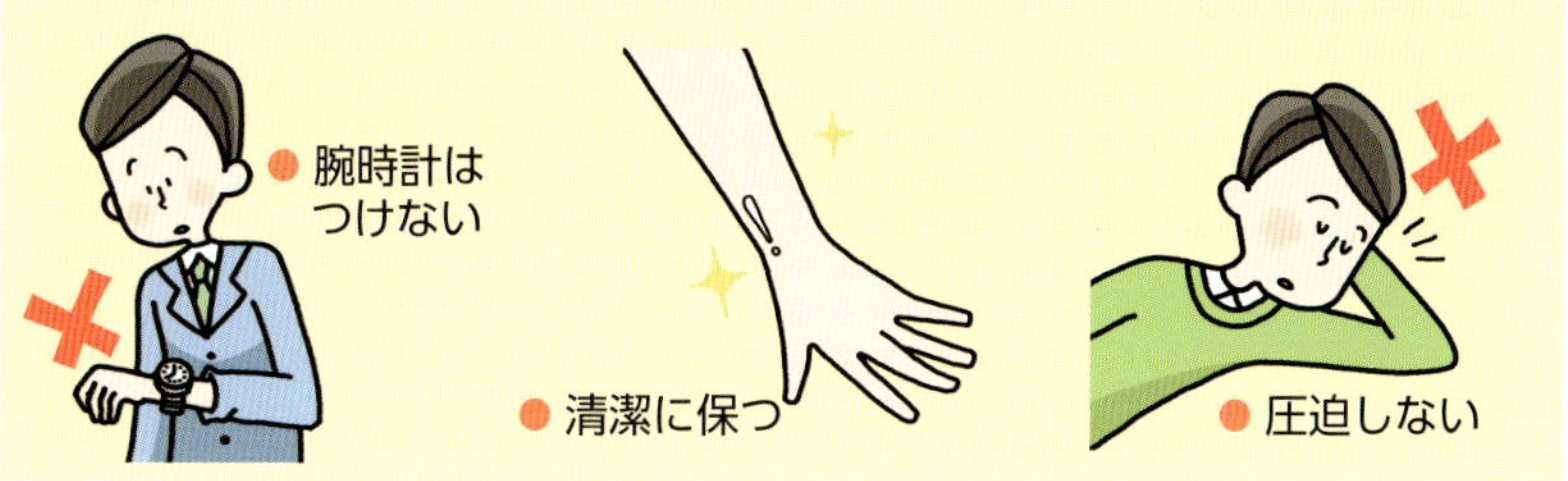
● 腕時計はつけない
● 清潔に保つ
● 圧迫しない

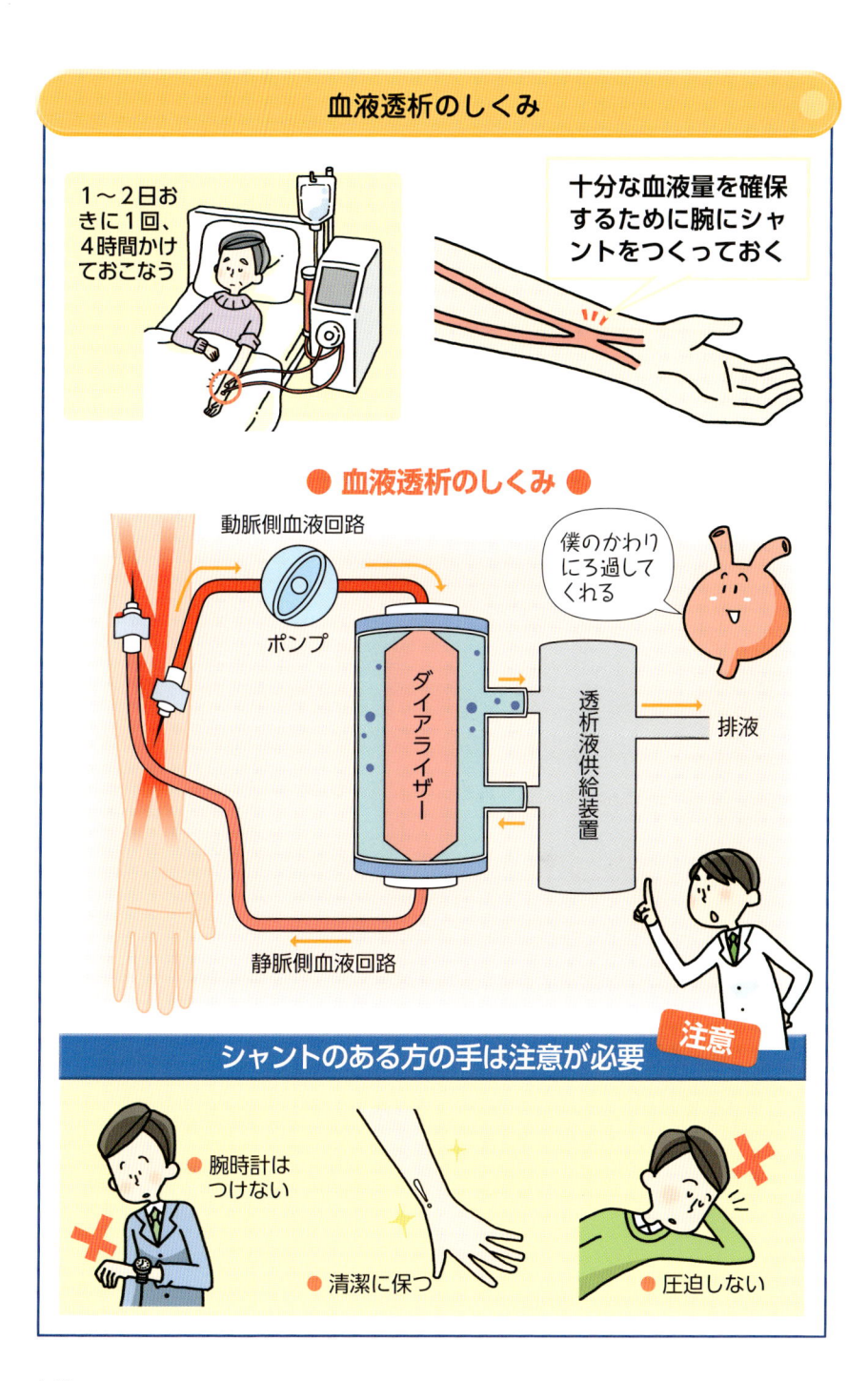

腹膜透析（ＣＡＰＤ・ＡＰＤ）自宅でもおこなえる透析療法

腹膜は、内臓をおおっている膜のことで、この腹膜の表面にあるたくさんの毛細血管を介して血液中の余分な水分と老廃物を排泄します。

腹膜透析をおこなう前に、まず、お腹に透析用のカテーテルを埋め込む手術が必要です。お腹から25cmほどカテーテルが出た状態になりますが、服を着ているときは目立ちません。

腹膜透析は、血液透析に比べ、残っている腎臓の機能をより長く保つことができる治療法です。しかし腹膜透析ができる期間は5年が目安で、その後は血液透析への移行が必要となります。

また腹膜透析は自宅でおこなうことができます。そのため血液透析に比べると、通院の回数が2週間に1度程度と少なくて済みます。

腹膜透析は24時間連続しておこない、連続携行式腹膜透析（ＣＡＰＤ）と自動腹膜透析（ＡＰＤ）があります。ＣＡＰＤは、1日平均4時間おきに4回透析液の入ったバッグの交換をおこないます。ＡＰＤは、機械を使って、夜間自動的に透析液を交換します。

腹膜透析では、とくに感染症に注意する必要があります。カテーテルから感染して、腹膜炎を起こすことがありますので、バッグ交換時や、入浴などの際の扱いには注意が必要です。

食事制限は、血液透析に比べて軽くて済みますが、塩分と水分の摂取量、またリンを多くとりすぎないようにします。

腹膜透析のしくみ

腹膜

内臓を覆っている膜

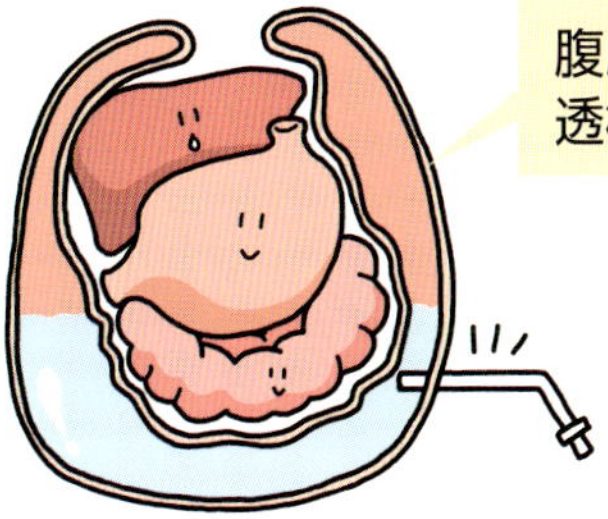

腹膜の毛細血管を利用し透析をおこなう

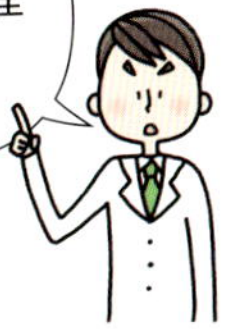
事前におなかにカテーテルを埋め込む手術をします

● 腹膜透析の方法 ●

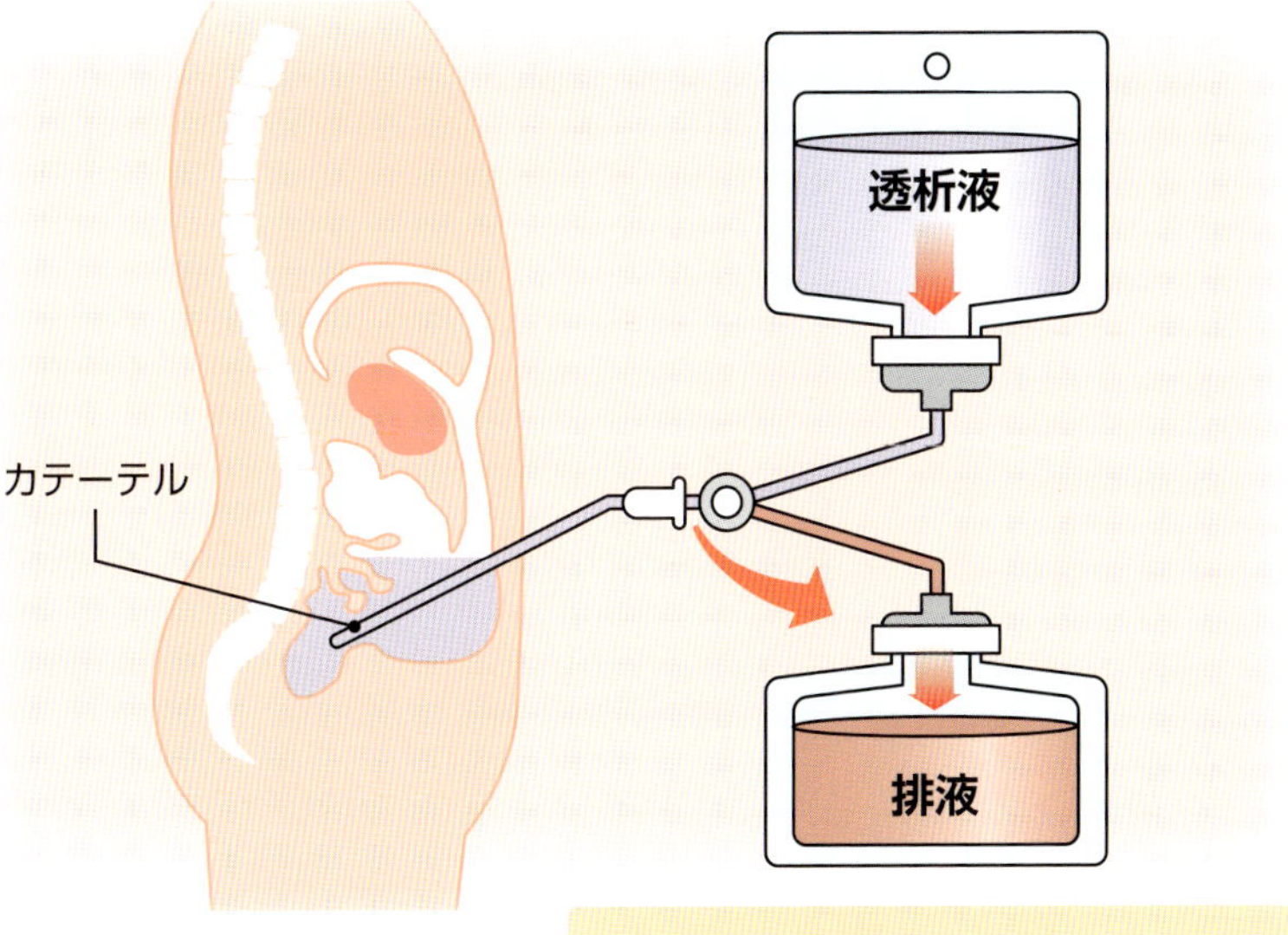

感染症に注意

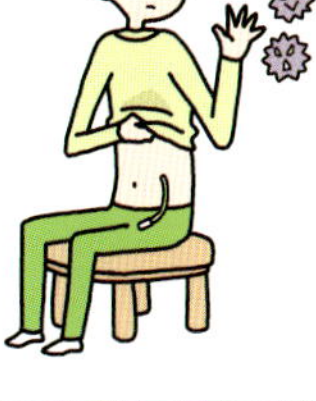

カテーテルから感染しないようにバッグ交換時や入浴時には十分注意する

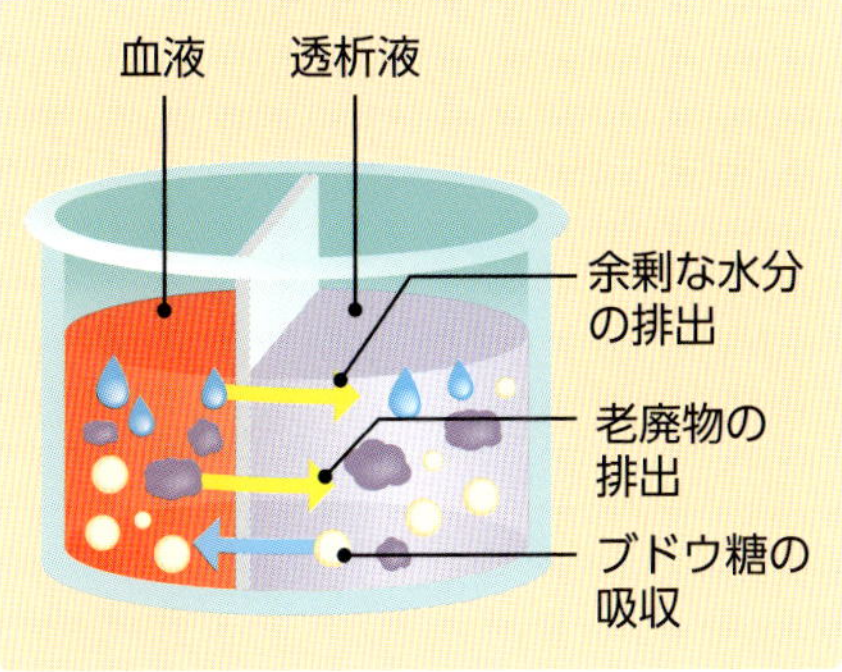

透析療法中の生活

食生活と体調管理

一般に透析導入後は、日常活動や食事制限が少し楽になります。

血液透析の人は、たんぱく質、カリウムの摂取量には注意が必要です。リンはたんぱく質に多く含まれているので、たんぱく質を控えることで、リンの摂取量も減ります。たんぱく質は、標準体重で１kgあたり１〜１・２gとします。カリウムは、生の果物などカリウムを多く含む食品をなるべく控え、あるいは茹でこぼして減らします。塩分は１日６g未満に抑えます。

透析療法をしている患者さんはほとんど尿が出ないので、食事などの水分がからだにたまりがちです。血液透析を受けている人は体重（ドライウェイト＝余分な水分のない状態の体重、基本体重）を調べ、そこから３％（中１日）〜５％（中２日）増以内を目安に水分摂取量を調節するようにしましょう。

透析療法中でも旅行は可能です。主治医と相談し、３日以上の長期で旅行する必要のある人は、旅行先の医療機関を紹介してもらい、予約を入れます。腹膜透析の人は、透析液交換に必要なものを持っていきます。海外への旅行は、主治医に英文の情報提供書を書いてもらい持参することになります。

体調が良好に管理できていれば、ジョギングやサイクリング、ゴルフなど運動もおこなえます。しかし、あまり激しい運動は避けた方が良いでしょう。また、シャントやカテーテルに衝撃が加わるようなスポーツ、球技もしない方が良いでしょう。腹膜透析の人は、腹筋を使うような運動もひかえます。

体調管理をしっかりと

食事や水分の摂取量に注意

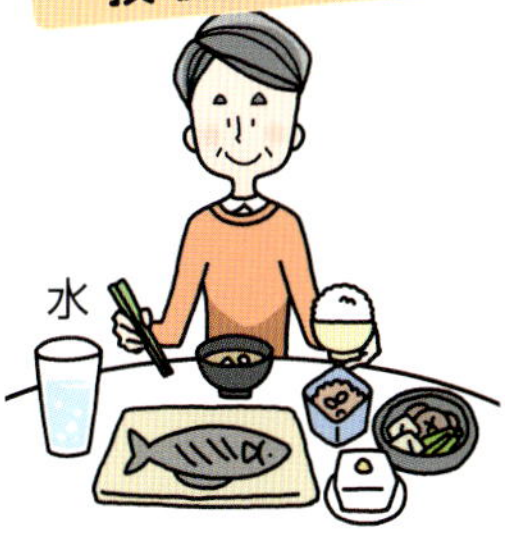

水

透析中は体内に水分がたまりやすい

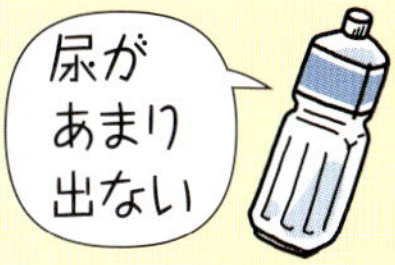
尿が
あまり
出ない

水分の摂取量に注意

食事

塩分　カリウム
リン　たんぱく質

の摂取量に注意

スポーツ・レジャー

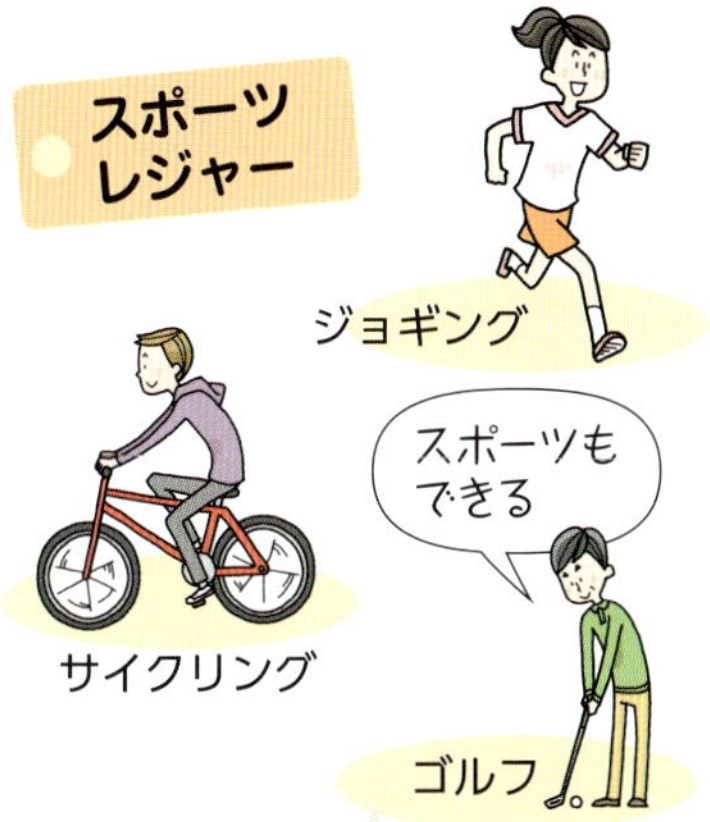
ジョギング
サイクリング
スポーツもできる
ゴルフ

● **体調の管理をしながら軽めのものを楽しめる**

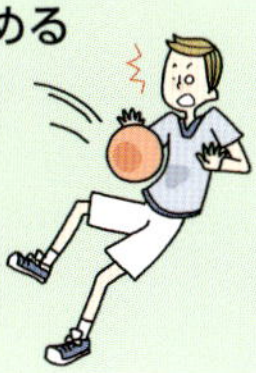

球技や激しい競技、透析用器具に危険が及ぶものは避ける

旅行

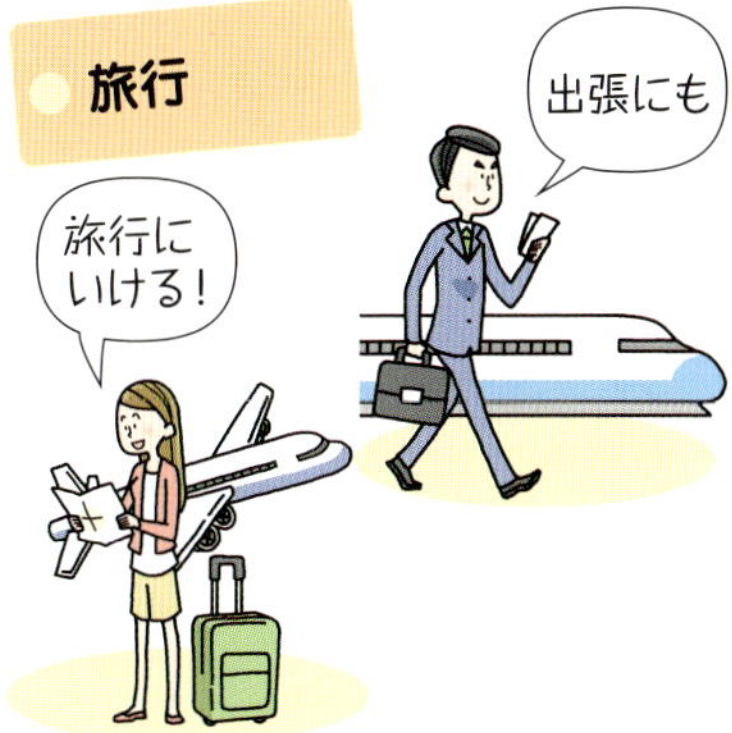
旅行にいける！
出張にも

● **忘れずに持って行く物**

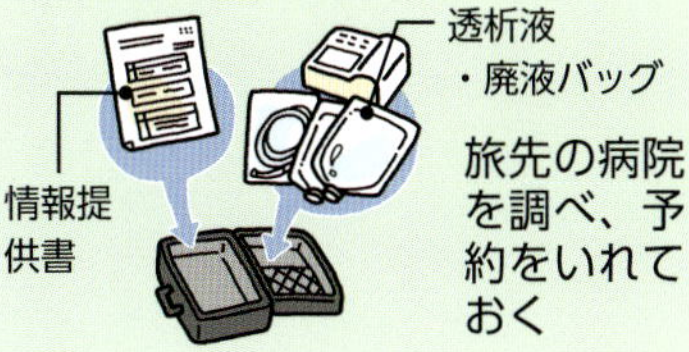

旅先の病院を調べ、予約をいれておく

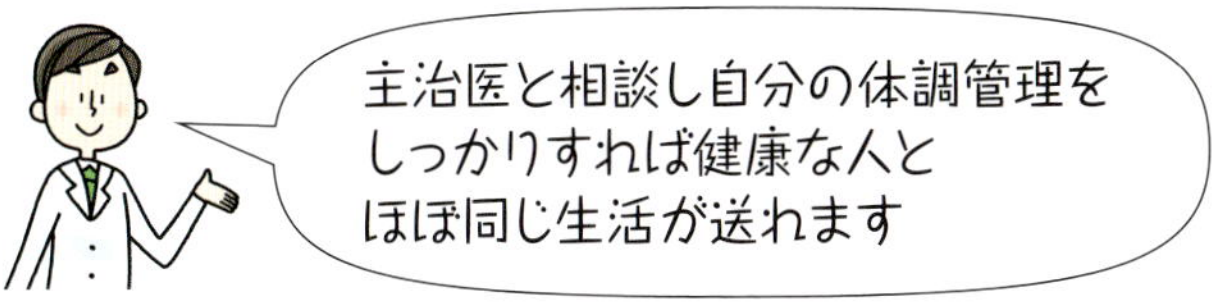

腎移植について

腎臓移植は、病気で働きを失った腎臓のかわりに、健康な腎臓を移植する治療法で、腎不全の唯一の根本的治療法です。腎臓移植をすると、透析治療もおこなわなくて済み、健康な人と同様の生活を送ることができるようになります。

腎移植には、生きている親族や配偶者などから腎臓の提供を受ける生体腎移植と、心停止や脳死など亡くなった人の臓器提供意思表示による、腎臓提供を受ける献腎《けんじん》移植《いしょく》があります。

献腎移植の提供を受けるには、臓器移植ネットワークに献腎移植登録をおこないます。登録の際には、医療機関での採血による血液型とＨＬＡ（白血球の血液型）などの検査が必要です。また登録のための費用がかかります。２０１４年９月現在、１２４６９人が登録しています。

臓器提供者（ドナー）が見つかると、血液型とＨＬＡなどの適合度の高い人が数名候補となり、移植を受ける意思を再確認されます。その後、もっとも優先順位の高い人に移植手術がおこなわれます。移植手術は早いほど成功率が高く、少なくともドナーが心停止してから48時間以内に移植手術がおこなわれます。

腎移植は、２０１２年には１６００件おこなわれ、生体腎移植が１４１７件でした。献腎移植に関しては、希望者に対して、提供されることが少ないのが実情です。

生体腎移植のドナーの条件は、６等親以内の血族、３等親以内の姻族（配偶者やその家族）です。本人の自発的な意思による提供でなければなりません。親族といえども、適合できない場合もあり、また健康状態によっては手術がおこなえない場合もあります。

移植手術後は、からだが移植された腎臓を異物ととらえることにより、拒絶反応が起こることがあります。免疫抑制薬を使用して、拒絶反応を抑えます。

また、退院して健康が回復した後も、移植をした腎臓を長持ちさせるために免疫抑制薬は毎日服用し、減塩など食事の管理は続けます。

移植後はメタボリックシンドロームになりやすいので、食生活を含めた日常の管理が非常に大切です。

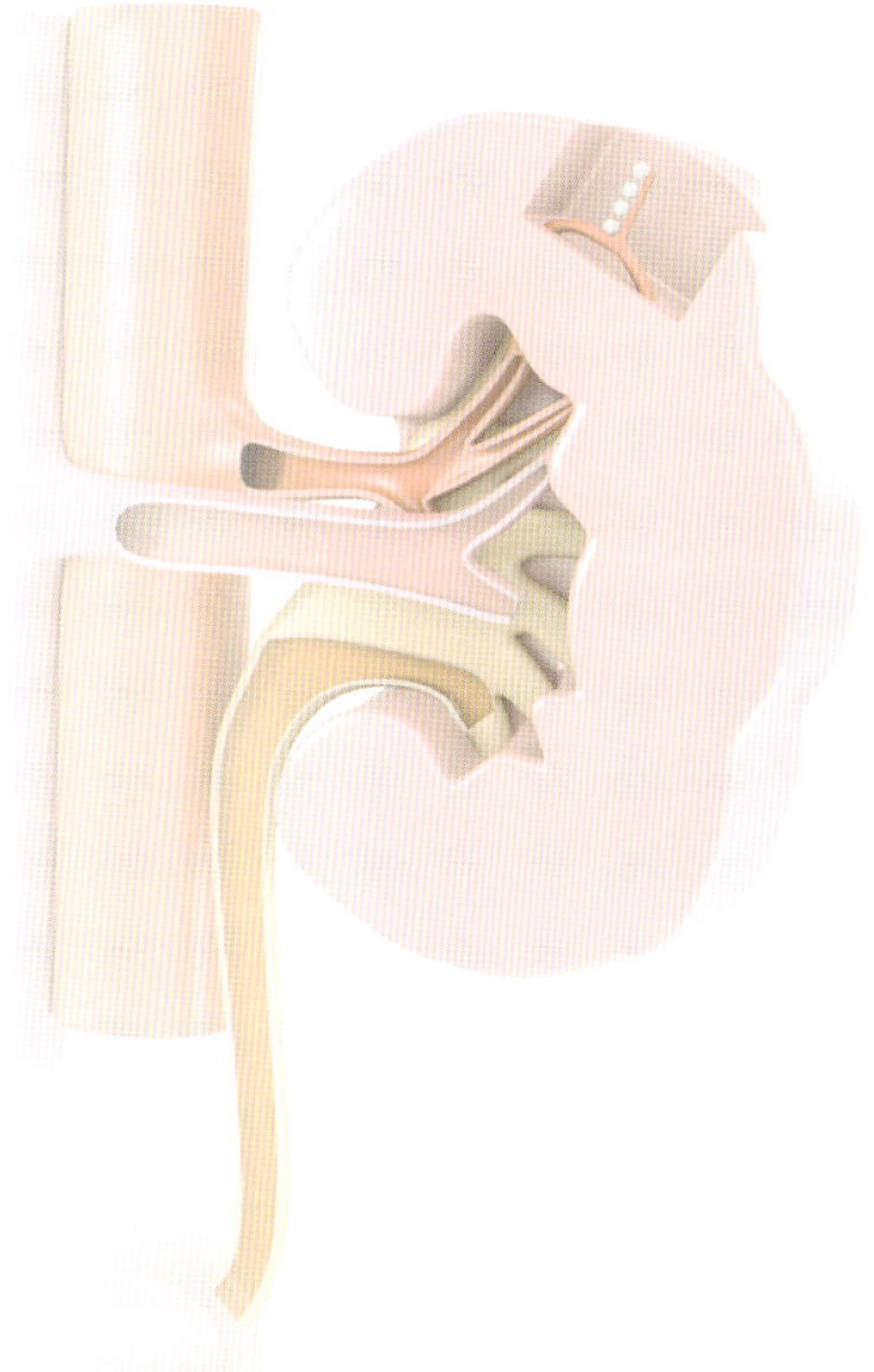

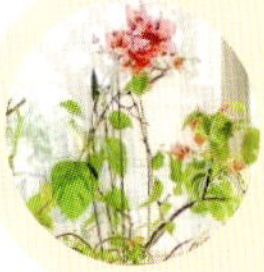

column

透析患者さんの心のケア

透析に入ると、ストレスに悩むことがあります。血液透析であれば、週３日通い数時間かけておこなう透析、腹膜透析であれば、１日数回に及ぶバッグ交換が負担になってくるでしょう。将来の生活の不安に加え、日々の食事制限、水分節制、家族や周りの人に理解されないために傷つくことがあるかもしれません。

医療・福祉面の負担は、希望すればずいぶん軽減されます。特定疾病療養受領証や身体障害者手帳の交付により、医療費は公的補助が給付されます。65歳未満であれば障害年金も受け取ることができます。もしもわからないときは、病院のソーシャルワーカーが助けてくれます。

しかし、日常生活の精神的な悩みは、個人的な環境にも左右されるので、解決しにくいむずかしい問題です。いらいらや抑うつに気づいたら、体調や透析自体が精神状態に影響しているかもしれないので、まず主治医に相談することです。あるいは看護師や介護関係者、家族、友人でもよいでしょう。同じ悩みをもつ患者会も支えになります。

とくに睡眠障害があれば、迷わず主治医に相談しましょう。だれでも気分の落ち込みや不安定はあるものです。１人で抱え込まないことが大切です。

参考文献

- 『慢性腎臓病（ＣＫＤ）進行させない治療と生活習慣』（原茂子・福島正樹 著　法研）
- 『エビデンスに基づくＣＫＤ診療ガイドライン２０１３』（日本腎臓学会 編集　東京医学社）
- 『わかりやすい　ＣＫＤ・透析テキスト』（藤田芳郎 監修　じほう）
- 『インフォームドコンセントのための図説シリーズ　慢性腎臓病（ＣＫＤ）』（松尾清一 編　医薬ジャーナル社）
- 『科学的根拠に基づく糖尿病診療ガイドライン２０１３』（糖尿病学会　南江堂）
- 『エビデンスに基づくＣＫＤ診療ガイドライン２０１３』（日本腎臓学会 編　東京医学社）
- 『コメディカルのためのＣＫＤ慢性腎臓病療養指導マニュアル』（山縣邦宏 編集　南江堂）
- 『患者を末期腎不全にしないためのＣＫＤ診療のコツ』（今井圓裕 著　文光堂）

●監修

富野 康日己（とみの・やすひこ）

順天堂大学医学部腎臓内科教授。1949 年生まれ。1974 年、順天堂大学医学部卒業後、市立札幌病院に勤務。79 年、東海大学医学部内科助手、講師を経て、87 年米国ミネソタ大学に客員講師として招聘される。88 年、順天堂大学医学部腎臓内科助教授、94 年に教授に就任。前日本腎臓学会理事、前アジア太平洋腎臓学会理事長、日本糖尿病学会評議員

スーパー図解

慢性腎臓病（CKD）

平成 26 年 11 月 19 日　第 1 刷発行

監 修 者　富野康日己

発 行 者　東島俊一

発 行 所　株式会社 **法 研**

〒 104–8104　東京都中央区銀座 1–10–1

販売 03(3562)7671 ／編集 03(3562)7674

http://www.sociohealth.co.jp

印刷・製本　研友社印刷株式会社

0123

小社は㈱法研を核に「SOCIO HEALTH GROUP」を構成し、相互のネットワークにより、〝社会保障及び健康に関する情報の社会的価値創造を事業領域としています。その一環としての小社の出版事業にご注目ください。

ISBN 978-4-86513-079-9 C0377　定価はカバーに表示してあります。